Eletroterapia Aplicada à Reabilitação

Dos Fundamentos às Evidências

Eletroterapia Aplicada à Reabilitação
Dos Fundamentos às Evidências

Richard Eloin Liebano
Fisioterapeuta Graduado pela Pontifícia Universidade Católica de Campinas (PUC-Campinas)
Mestre e Doutor em Ciências pela Universidade Federal de São Paulo (Unifesp)
Pós-Doutor em Fisioterapia e Ciência da Reabilitação pela University of Iowa, EUA

Thieme
Rio de Janeiro • Stuttgart • New York • Delhi

Dados Internacionais de Catalogação na Publicação (CIP)

L716e

Liebano, Richard Eloin
 Eletroterapia Aplicada à Reabilitação: dos Fundamentos às Evidências. Richard Eloin Liebano. – 1. Ed. – Rio de Janeiro – RJ: Thieme Revinter Publicações, 2021.

190 p.: il; 16 x 23 cm.

Inclui Índice Remissivo e Bibliografia
ISBN 978-65-5572-064-8
eISBN 978-65-5572-065-5

1. Fisioterapia. 2. Eletroterapia. 3. Reabilitação. I. Título.

CDD: 615.845
CDU: 615.841

Contato com o autor:
liebano@ufscar.br

© 2021 Thieme. All rights reserved.

Thieme Revinter Publicações Ltda.
Rua do Matoso, 170
Rio de Janeiro, RJ
CEP 20270-135, Brasil
http://www.ThiemeRevinter.com.br

Thieme USA
http://www.thieme.com

Design de Capa: © Thieme
Créditos Imagem da Capa: TENS treatment in physical therapy © microgen/istockphoto.com

Impresso no Brasil por Forma Certa Gráfica Digital Ltda.
5 4 3 2 1
ISBN 978-65-5572-064-8

Também disponível como eBook:
eISBN 978-65-5572-065-5

Nota: O conhecimento médico está em constante evolução. À medida que a pesquisa e a experiência clínica ampliam o nosso saber, pode ser necessário alterar os métodos de tratamento e medicação. Os autores e editores deste material consultaram fontes tidas como confiáveis, a fim de fornecer informações completas e de acordo com os padrões aceitos no momento da publicação. No entanto, em vista da possibilidade de erro humano por parte dos autores, dos editores ou da casa editorial que traz à luz este trabalho, ou ainda de alterações no conhecimento médico, nem os autores, nem os editores, nem a casa editorial, nem qualquer outra parte que se tenha envolvido na elaboração deste material garantem que as informações aqui contidas sejam totalmente precisas ou completas; tampouco se responsabilizam por quaisquer erros ou omissões ou pelos resultados obtidos em consequência do uso de tais informações. É aconselhável que os leitores confirmem em outras fontes as informações aqui contidas. Sugere-se, por exemplo, que verifiquem a bula de cada medicamento que pretendam administrar, a fim de certificar-se de que as informações contidas nesta publicação são precisas e de que não houve mudanças na dose recomendada ou nas contraindicações. Esta recomendação é especialmente importante no caso de medicamentos novos ou pouco utilizados. Alguns dos nomes de produtos, patentes e design a que nos referimos neste livro são, na verdade, marcas registradas ou nomes protegidos pela legislação referente à propriedade intelectual, ainda que nem sempre o texto faça menção específica a esse fato. Portanto, a ocorrência de um nome sem a designação de sua propriedade não deve ser interpretada como uma indicação, por parte da editora, de que ele se encontra em domínio público.

Todos os direitos reservados. Nenhuma parte desta publicação poderá ser reproduzida ou transmitida por nenhum meio, impresso, eletrônico ou mecânico, incluindo fotocópia, gravação ou qualquer outro tipo de sistema de armazenamento e transmissão de informação, sem prévia autorização por escrito.

DEDICATÓRIA

Este livro é dedicado a todos os meus alunos que tanto me ensinaram e motivaram a buscar e aperfeiçoar cada vez mais os conhecimentos sobre a Eletroterapia.

À minha esposa Rita e aos meus filhos Gabriela e Rafael, cujo amor, carinho, alegria, paciência e compreensão incessantes permitiram a concretização deste objetivo.

Aos meus queridos pais, Rui e Sueli, que com muito amor, sacrifício e dedicação contribuíram de maneira inestimável para que eu pudesse chegar até aqui.

Aos pacientes que, são razão precípua do nosso trabalho.

Richard Eloin Liebano

DEDICATORIA

AGRADECIMENTOS

Aos Professores, Carlos Eduardo dos Santos Castro, Nelson Fuirini Junior e Nivaldo Antônio Parizotto, pelo importante papel que tiveram para o desenvolvimento da Eletroterapia no Brasil e por terem me inspirado a trilhar esse caminho acadêmico e científico.

À Profa. Dra. Lydia Masako Ferreira pelos ensinamentos e orientação durante o mestrado e doutorado e por ter permitido o desenvolvimento de estudos associados à utilização da Eletroterapia na Cirurgia Plástica.

À Professora Kathleen Sluka, da University of Iowa, por ter me recebido em seu laboratório durante o período de pós-doutoramento, por todos os ensinamentos e por ter contribuído de forma única para o conhecimento atual sobre os mecanismos de ação das correntes elétricas analgésicas.

Aos estudantes de mestrado e doutorado, Adria Yared Sadala, Alessandra de Campos Gonçalves, Athilas Braga de Menezes, Cláudio Gregório Nuernberg Back, pela contribuição e disponibilidade para que esta obra se concretizasse.

À fisioterapeuta Isabela Piazzi pela importante participação na revisão dos capítulos.

Um agradecimento especial à doutoranda Érika Patrícia Rampazo da Silva, cuja atuação foi imprescindível para a finalização desta obra.

A todos os autores que contribuíram na elaboração dos capítulos.

À Editora Thieme Revinter pela oportunidade e por ter acreditado neste projeto.

Richard Eloin Liebano

FORWARD

Electrotherapy, as a defined term, appears to take on different meanings when employed by various professions in different countries around the world. Technically, the term should be taken to represent the application of electrical energy to the tissues as a means of generating a physiological, and therefore, a therapeutic effect. Historically it (electrotherapy) has been sometimes employed to represent any external energy application – so modalities such as ultrasound, laser and shockwave – for example – have been included under this banner, The broader term the Electrophysical Agents (or EPAs) is genuinely more encompassing and is now routinely employed as the preferred global energy application term. The Electrotherapy modalities sit comfortably within the broader EPA group and specifically represent the delivery of electrical energy – namely electrical currents – to the tissues.

The Electrotherapy modalities – which are very adequately represented in this new text – are strongly supported by high volume and high quality evidence. They have been employed as adjunct interventions for over a century in medical and therapy practice – but their modern application is, in many ways, quite different to applications in historical decades.

The content of this text represents an evidence based evaluation of the core electrotherapy modalities, presented by a group of authors who are familiar with this evidence base, but who additionally appreciate clinical application issues and real world clinical constraints. This text offers an invaluable resource for students, clinicians, academics and researchers with an interest – passing or sustained – in this field and will make a significant contribution to the available literature, and is therefore most welcomed.

Professor Tim Watson
Department of Allied Health Professions and Midwifery
School of Health and Social Work
University of Hertfordshire UK

PREFÁCIO

Eletroterapia, em sua definição, parece assumir diferentes significados quando empregada por diversas profissões em diferentes países ao redor do mundo. Tecnicamente, este termo deveria ser usado para representar a aplicação de energia elétrica aos tecidos como meio de gerar um efeito fisiológico e, consequentemente, um efeito terapêutico. Historicamente, a palavra eletroterapia tem sido usada algumas vezes para representar qualquer aplicação de energia externa – modalidades como ultrassom, *laser* e ondas de choque – por exemplo – têm sido incluídas sob esta insígnia. O termo mais amplo, Agentes Eletrofísicos (ou *EPAs – Electrophysical Agents*), é autenticamente mais abrangente e é, na atualidade, rotineiramente usado como o termo preferido para a aplicação de energia, de forma global. As modalidades de eletroterapia encaixam-se apropriadamente no grupo mais amplo de agentes eletrofísicos e representam, especificamente, a entrega de energia elétrica – nomeadamente, correntes elétricas – para os tecidos.

As modalidades de eletroterapia – que estão representadas de forma muito adequada neste novo livro-texto – são fortemente sustentadas por alto volume e alta qualidade de evidências. Elas têm sido utilizadas como intervenções auxiliares por mais de um século na prática médica e terapêutica, mas sua aplicação moderna é, em muitos aspectos, bastante diferente das aplicações em décadas históricas.

O conteúdo deste livro representa uma avaliação baseada em evidências das principais modalidades de eletroterapia, apresentada por um grupo de autores que estão familiarizados com esta base de evidências, mas que, além disso, também demonstram interesse no uso da teoria em situações clínicas, mesmo com as limitações do mundo real. Este livro oferece um recurso inestimável para estudantes, clínicos, acadêmicos e pesquisadores com um interesse – transitório ou contínuo – nesta área e fará uma contribuição significativa para a literatura disponível e, portanto, é muito bem-vindo.

Professor Tim Watson
Departamento de Profissões de Saúde Associadas e Obstetrícia
Escola de Saúde e Serviço Social
University of Hertfordshire UK

COLABORADORES

ADRIA YARED SADALA
Especialista em Fisioterapia Dermatofuncional pela Faculdade de Medicina da Universidade de São Paulo (FMUSP)
Mestre em Fisioterapia pela Universidade Cidade de São Paulo (UNICID)
Doutoranda em Fisioterapia e Desempenho Funcional na Universidade Federal de São Carlos (UFSCAr)

ALEXANDRE CAVALLIERI GOMES
Fisioterapeuta
Mestre em Fisioterapia pela Universidade Federal de São Carlos (UFSCAr)
Sócio Honorário e Especialista da Sociedade Nacional de Fisioterapia Esportiva (Sonafe)
Docente de Pós-Graduações no Brasil, Portugal e Espanha

ANA JESSICA DOS SANTOS SOUSA
Fisioterapeuta pela Universidade Federal do Ceará (UFC)
Doutoranda no Programa de Pós-Graduação em Fisioterapia na Universidade Federal de São Carlos (UFSCAr)

CARLOS EDUARDO PINFILDI
Professor-Associado da Universidade Federal de São Paulo (Unifesp)
Pós-Doutorado pela Griffith University – Austrália
Orientador do Programa de Pós-Graduação em Ciências do Movimento Humano e Reabilitação da Unifesp

CRISTIANO SCHIAVINATO BALDAN
Doutor em Ciências (Fisiopatologia Experimental) pela Universidade de São Paulo (USP)
Diretor do Instituto Imparare, SP
Coordenador Geral do Curso de Fisioterapia da Universidade Paulista (UNIP)

ÉRIKA PATRÍCIA RAMPAZO DA SILVA
Especialista em Fisioterapia do Sistema Musculoesquelético e Fisioterapia Ortopédica e Traumatológica pelo Instituto Cohen de Ortopedia, Reabilitação e Medicina do Esporte da Universidade São Marcos, SP
Mestre em Ciências da Saúde pela Universidade Federal de São Paulo (Unifesp)
Doutoranda em Fisioterapia na Universidade Federal de São Carlos (UFSCar)

JAMES W. BELLEW
Professor na Krannert School of Physical Therapy da University of Indianapolis, EUA
Doutor em Fisiologia do Exercício pela University of Kentucky, EUA
Fisioterapeuta pela Marquette University, EUA

KATHLEEN A. SLUKA
Professora de Fisioterapia e Ciência da Reabilitação na University of Iowa, EUA
Doutora em Anatomia pela University of Texas Medical Branch, EUA
Fisioterapeuta pela Georgia State University, EUA

MARIANA ARIAS AVILA VERA
Doutora em Fisioterapia pela Universidade Federal de São Carlos (UFSCAr)
Docente do Curso de Graduação e do Programa de Pós-Graduação em Fisioterapia na UFSCAr

PATRICIA DRIUSSO
Pós-Doutora em Ginecologia e Obstetrícia, Universidade de São Paulo (USP)
Docente do Curso de Graduação e do Programa de Pós-Graduação em Fisioterapia, Universidade Federal de São Carlos.
Presidente da Associação Brasileira de Fisioterapia em Saúde da Mulher (ABRAFISM) – Gestão: 2014-2017

RICARDO LUÍS SALVATERRA GUERRA
Doutorando do Programa de Ciências do Movimento Humano e Reabilitação pela Universidade Federal de São Paulo (Unifesp)
Docente da Universidade São Francisco (USF), SP
Supervisor do Serviço de Fisioterapia do Centro de Saúde da Comunidade da Universidade Estadual de Campinas (CECOM – Unicamp)

SUMÁRIO

1. HISTÓRIA DA ELETROTERAPIA – UM RELATO SOBRE OS NOSSOS ANTEPASSADOS 1
   Alexandre Cavallieri Gomes • Cristiano Schiavinato Baldan

2. PRINCÍPIOS ELÉTRICOS BÁSICOS PARA A PRÁTICA DE ELETROTERAPIA 7
   Mariana Arias Avila Vera

3. IONTOFORESE 19
   Adria Yared Sadala • Richard Eloin Liebano

4. CORRENTES DIADINÂMICAS DE BERNARD 31
   Carlos Eduardo Pinfildi • Ricardo Luís Salvaterra Guerra

5. ESTIMULAÇÃO ELÉTRICA PARA CICATRIZAÇÃO DE FERIDAS 43
   Érika Patrícia Rampazo da Silva • Richard Eloin Liebano

6. NEUROBIOLOGIA DA DOR E ANALGESIA 63
   Kathleen A. Sluka

7. ESTIMULAÇÃO ELÉTRICA NERVOSA TRANSCUTÂNEA 95
   Richard Eloin Liebano

8. CORRENTE INTERFERENCIAL 113
   Richard Eloin Liebano

9. ESTIMULAÇÃO ELÉTRICA PARA CONTRAÇÃO MUSCULAR 123
   James W. Bellew

10. ELETROESTIMULAÇÃO NAS CONDIÇÕES DE SAÚDE DA MULHER 153
    Ana Jessica dos Santos Sousa • Patricia Driusso

ÍNDICE REMISSIVO 165

Eletroterapia Aplicada à Reabilitação

Dos Fundamentos às Evidências

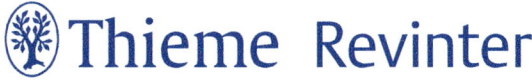

HISTÓRIA DA ELETROTERAPIA – UM RELATO SOBRE OS NOSSOS ANTEPASSADOS

CAPÍTULO 1

Alexandre Cavallieri Gomes
Cristiano Schiavinato Baldan

Escrever sobre um tema qualquer é sempre uma grande responsabilidade porque faz uma informação atingir muitos leitores. Quando o tema é associado à saúde e constitui uma paixão de quem escreve, há uma clara tendência de que este texto seja carregado de uma incrível vontade de compartilhar e contagiar a todos com essa paixão. Neste capítulo, nós, autores, não nos eximimos da responsabilidade da busca por informações científicas, tão pouco da vontade de contagiá-los com nossa paixão pela eletroterapia. A história da eletroterapia é muito vasta e abrangente e está registrada em obras científicas antigas, tão antigas como um período antes de Cristo!

Em sua obra de 1983, *Mediterranean origins of electrotherapy*, Dennis Stillings[1] fez uma busca muito abrangente sobre as origens da eletroterapia clínica e encontrou informações descritas por populações na África, Oriente Médio e Europa há mais de dois milênios. Stillings[1] traz informações precisas do uso de duas espécies de peixes elétricos, por diferentes populações, mas com os mesmos objetivos, sendo os principais o controle da dor e o controle de distúrbios de origem cerebral, como a epilepsia. Sim, nossos ancestrais já faziam uso da eletroanalgesia e da estimulação elétrica transcraniana!

Os peixes mais utilizados eram o *torpedo* (uma arraia) do Mediterrâneo e o *catfish* do Rio Nilo (Fig. 1-1), ambos com capacidade de produzir eletricidade e, por essa propriedade, eram posicionados nas regiões doloridas de pacientes com gota, lesões crônicas nos pés, dores de cabeça e dores na coluna. O sucesso terapêutico era tão grande que os "dou-

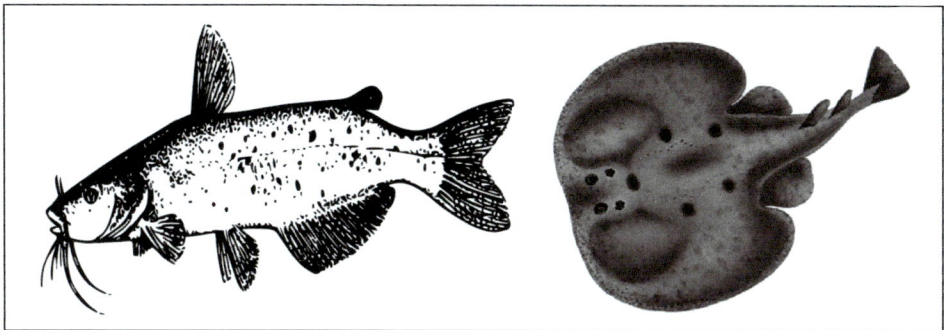

Fig. 1-1. *Catfish* e peixe torpedo: os peixes elétricos terapêuticos dos nossos ancestrais.

tores" da época tentaram criar medicamentos a partir dos peixes secos, no entanto, não há resultados descritos.[1-3]

É surpreendente ver a prescrição de um tratamento que remonta ao século I (Não está errado! Século I) e foi escrito pelo romano Scribonius Largus: *"para qualquer tipo de gota, um torpedo vivo deve ser posicionado sob o pé, quando a dor tiver início. O paciente deve estar sentado em um local molhado pelo mar e deve permanecer ali até que seu pé e perna estejam dormentes. Isso remove a dor atual e previne o retorno da dor no futuro..."*.[1]

Note-se que a prescrição tem método e critérios para utilização, algo que os professores de eletroterapia buscam ensinar e interiorizar nos acadêmicos de Fisioterapia atualmente. É curioso, também, que a qualidade dos procedimentos tem embasamento científico com o conhecimento fisiológico existente atualmente, conhecimento este que tem sido negligenciado pelos fisioterapeutas na prática clínica: respeito à remissão dos sintomas e critérios para a aplicação do recurso.

Numa outra parte do texto de Scribonius Largus, presente no artigo,[1] está descrito o que segue: *"dor de cabeça, mesmo se for crônica, é aliviada e tratada definitivamente por um torpedo colocado no local da dor, até que a dor desapareça".[1]* Mais uma vez, local de aplicação, sinais para interromper o tratamento e métodos são respeitados, e os relatos de sucesso existem desde o remoto início da era cristã, e antes dela.

No século XI, muitos séculos depois dos relatos de Scribonius, um médico muçulmano chamado Ibn-Sidah também recomendava o tratamento para dores de cabeça, enxaquecas e epilepsia. Tais usos foram relatados até o século XIX, da mesma maneira, com os mesmos peixes mencionados em populações africanas, europeias e de outras regiões do oriente médio.[4-6] Esses relatos impressionam pelo tempo que existem e pela qualidade imposta aos cuidados na execução dos tratamentos.

Entretanto, há mais informações que causam surpresa e admiração. David Schechter[6] descreveu, em seu artigo, o uso do magnetismo para fins terapêuticos em povos ancestrais, sendo sempre descritas por estes povos a capacidade de gerar algo que, hoje, denominamos eletricidade. Mil anos antes de Cristo (mil!!!!!) havia aplicações de algum tipo de eletricidade para tratamentos, pelo uso de braceletes, tornozeleiras e outros artefatos produzidos com materiais magnéticos e que eram utilizados para tratamento de dores crônicas e doenças que causavam dores e disfunções. Os relatos sempre trazem as propriedades magnéticas e elétricas em conjunto, o eletromagnetismo, notadamente produzido por eletricidade estática.[3-6]

Escreveram sobre o uso dos peixes elétricos para fins terapêuticos nada menos que Hipócrates (460-377 a.C.), Aristóteles (381-322 a.C.), Plínio (23-79 d.C.), Dioscórides (primeiro século d.C.) e Galeno (130-200 d.C.).[1-8] Definitivamente, pensar que povos que habitavam nosso planeta 9 mil anos antes de Cristo, como povos Neandertais,[6] já tentavam lidar com a eletricidade é algo que nos faz perseverar na tarefa de difundir algo que temos com tanta facilidade e qualidade nos equipamentos atuais.

Há aproximadamente 300 anos, a produção de eletricidade passou a ser mecanizada. Dessa forma, as máquinas eram responsáveis pela produção de eletricidade estática por meio do atrito. No texto de Stillings,[1] é relatada a descoberta de um objeto nos arredores de Bagdah, em 1936, chamado bateria de Khiut Rabboua. De acordo com relatos traduzidos por Wilhelm Koenig o equipamento era capaz de produzir eletricidade de forma mecânica e entre outras finalidades era utilizado na Medicina.

Mais uma vez, a eletroterapia cria túneis do tempo entre civilizações tão distantes no tempo, mas tão próximas no conhecimento: são **onze mil anos** de persistência no uso de eletricidade para fins terapêuticos, desde os Neandertais até os dias atuais.[1-8] A evolução nos estudos e descobertas na neuroanatomia e na fisiologia, além da evolução na manufatura de diferentes metais, levou a novos "peixes elétricos", desta vez em formato de máquinas com uma maneira mais fácil de controlar os impulsos.[7-9]

Luigi Galvani e Alessandro Volta tinham visões diferentes da bioeletricidade e da neurofisiologia, mas ambos acreditavam na eletricidade como forma de intervenção no corpo humano e produziram grandes feitos para a eletroterapia. Galvani observou, casualmente, contrações musculares em sapos mortos enquanto os dissecava.[1-3] No primeiro momento ele acreditava que isso havia ocorrido porque utilizava metais na dissecação. Com este achado "incrível", as contrações em um animal morto, ele passou a investigar e, depois de retirar possíveis fontes de eletricidade das proximidades de seus experimentos, ele acreditava que a eletricidade existia dentro dos animais[1,4,6,7] (Fig. 1-2).

O sobrinho de Galvani, Giovanni Aldini, também seu aluno, viajou para inúmeros lugares fazendo demonstrações do "poder da eletricidade" em cadáveres de animais e em cadáveres de prisioneiros recém-executados.[7,8] A demonstração tida como mais relevante foi realizada no *Royal College of Surgeons,* em Londres, em 7 de janeiro de 1803.[8] Aldini acumulou experiência e relatava que a eletricidade era um tratamento importante para a melancolia,[8] ou seja, para uma alteração psicológica e psicossomática. Além disso, seus estudos e demonstrações utilizando estimulação transcraniana são base fundamental para muitos estudos desenvolvidos nos dias de hoje.[9]

Estimado leitor, observe como a visão integrada de saúde era presente e consistia em uma preocupação dos profissionais da saúde. Ao mesmo tempo em que Galvani, impulsionado por seu sobrinho, ganhava inúmeros seguidores, Alessandro Volta discordava e dizia que a eletricidade era gerada externamente pelo uso de dois metais distintos nos estudos, ou seja, os bisturis e a mesa de laboratório é que criavam a eletricidade.[4-6] Isso levou Volta a criar um equipamento capaz de gerar corrente elétrica, a pilha de Volta, que é a primeira bateria metálica da história (Fig. 1-3). Com isso, muitos estudos puderam ser realizados e a eletricidade passou a produzir resultados para inúmeras doenças, como já acontecia com o uso dos peixes elétricos, mas de forma mais controlada e sem precisar dos animais.[7-9]

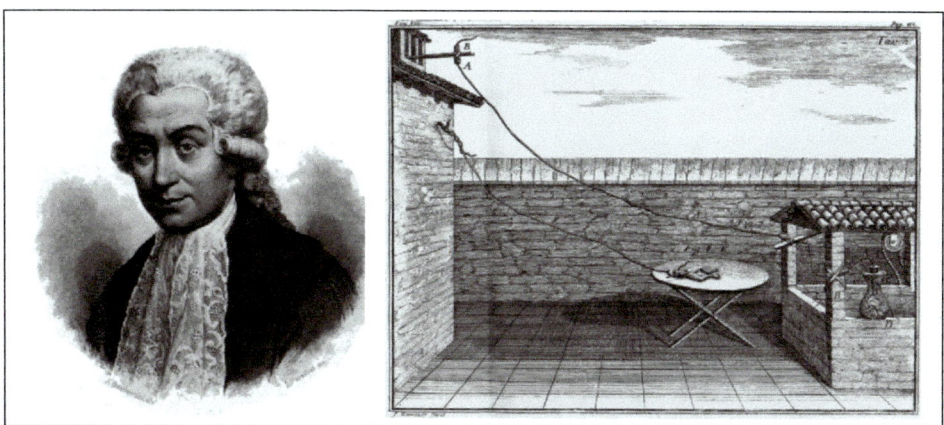

Fig. 1-2. Luigi Galvani e seus experimentos com rãs.

A discórdia entre Galvani e Volta persistiu durante muitos anos, mas hoje sabemos claramente que os dois estavam corretos, não é mesmo? As maiores demonstrações de que os dois estavam corretos foram os inúmeros estudos, apresentações e materiais criados por Aldini, que utilizava a pilha de Volta como fonte de produção de eletricidade para seus estudos.[9] Essas descobertas impulsionaram os estudos e tratamentos com a utilização da eletricidade de forma terapêutica, sendo os tratamentos muito popularizados na Alemanha, Inglaterra e França, onde Volta demonstrou a pilha Voltaica para Napoleão,[3] mas não se pode deixar Aldini ao lado da história, já que ele disseminou o uso da eletricidade por toda a Europa[9].

Claro que um equipamento destes, como a pilha de Volta, e uma crescente onda de sucessos nos tratamentos trariam um número grande de aproveitadores e charlatães, mas também houve a presença e o interesse de estudiosos fantásticos, como John Wesley, um pastor que fundou a Igreja Metodista, e um homem que tinha no seio familiar a preocupação de cuidar das pessoas pobres.[10] Wesley acreditava que o corpo e a alma precisavam ser cuidados e sempre buscava alternativas de tratamentos de baixo custo e, entre estes, acreditava imensamente na eletricidade.[10]

A pilha de Volta foi um imenso avanço em relação aos dispositivos geradores de eletricidade estática, mas no início da década de 1830, impulsionado pelas descobertas de Oersted, em 1820, a magnetoeletricidade passou a ser utilizada na geração de correntes elétricas Voltaicas, gerando a primeira corrente pulsada da história, a corrente Farádica.[7-10]

Em decorrência deste desenvolvimento, muitos avanços clínicos foram possíveis porque agora existia uma corrente pulsada, capaz de gerar outras respostas no corpo humano, como contrações e até alívio de muitas dores.[8-10] Mais um grande salto no desenvolvimento da eletroterapia ocorreu com os estudos de Duchenne de Boulogne (1806-1875), que estudou a fisiologia dos movimentos humanos usando "eletrificação" localizada.[4,5,7,8] Duchenne propôs uma miologia moderna, intitulada "Fisiologia dos Movimentos", algo

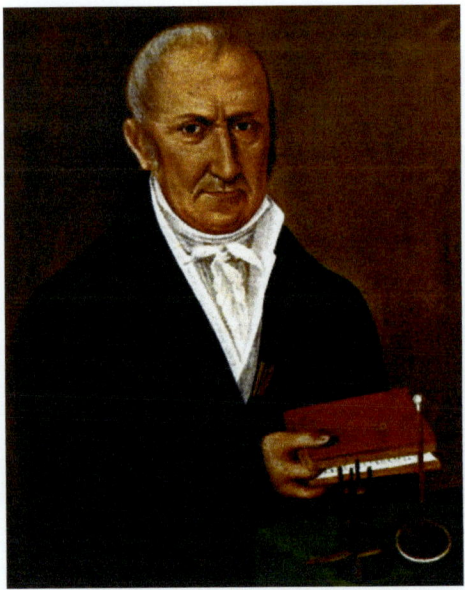

Fig. 1-3. Alessandro Volta e seu equipamento: a pilha de Volta.

que Albrecht von Haller (1708-1777) chamava de "A anatomia animada".[2,6-8] Atualmente temos muitos equipamentos e usos de correntes elétricas para estimulação muscular que remontam às propostas deste grande pesquisador[8] (Fig. 1-4).

Entretanto, a história não reside apenas na eletroanalgesia e na eletroestimulação muscular. A estimulação transcraniana tem seus relatos desde o antigo Oriente, Norte da África e outras populações mediterrâneas. Diversos historiadores relataram uso da estimulação transcraniana para o tratamento de convulsões, distúrbios do sono, alterações psiquiátricas e dores crônicas.[9,11]

Ernest Harms,[7] em 1955, escreveu um artigo relatando a história da Eletroterapia e do *eletroshock*, onde aparecem citações de estudos que utilizaram esses recursos desde o início do século XVII.[1,7,9,10] A estimulação transcraniana, que atualmente é mencionada como uma inovação, uma novidade terapêutica, já era utilizada no antigo Egito, no antigo Oriente, e continua sendo! Harms baseou grande parte de seu texto em uma obra produzida na França, que era *Histoire de L'Academie Royal des Sciences of France,* uma obra iniciada em 1744, onde o suplemento de Eletricidade e Medicina trazia muitos estudos de casos, descrevendo tratamentos que produziram excelentes resultados em pacientes epiléticos, paralisados e até com sequelas de cegueira histérica.[7]

Os estudos foram produzidos na Itália, França, Alemanha, Holanda e Inglaterra, uma linha de estudos que continuou por mais de um século, nestes diferentes países, criando discórdia entre as diferentes linhas da psiquiatria, mas demonstrando excelentes efeitos clínicos quando utilizada em pacientes com diagnóstico correto e, obviamente, com a dosagem adequada.[7,9,10]

A evolução tecnológica permitiu a criação de equipamentos mais seguros, correntes elétricas menos agressivas para os tecidos humanos, equipamentos mais "controláveis",

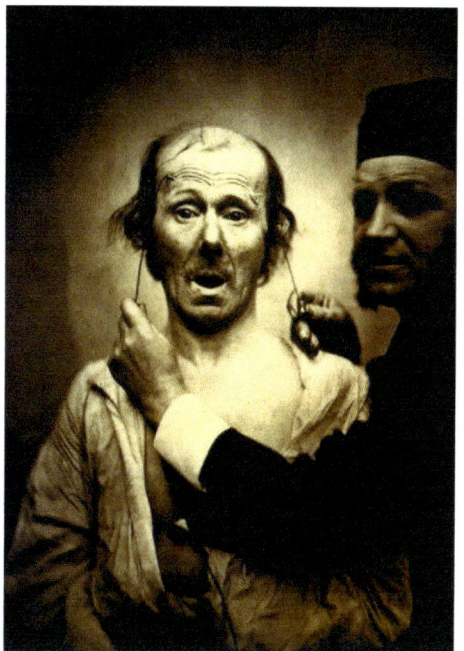

Fig. 1-4. Duchenne de Boulogne realizando estimulação elétrica facial.

mas é inegável que esta evolução ocorreu em decorrência das evidências que foram geradas pelos estudos de tantos estudiosos e "curandeiros" que já sabiam dos efeitos terapêuticos da eletricidade.[8-10]

E para onde vamos?

Parece-nos evidente que o caminho mais incrível é o da evolução profissional para o uso adequado das correntes elétricas, já que as evidências científicas sustentam, indubitavelmente, a utilização das correntes elétricas para analgesia, estimulação de músculos, tratamento de feridas agudas e crônicas, terapias transcranianas entre outros. Desta maneira, o que falta não é sustentação científica, mas competência profissional para o ensino e para o uso das correntes elétricas.

Também há o caminho da evolução tecnológica para a produção de equipamentos sem fio, controlados por resposta muscular, com aplicativos instalados em equipamentos móveis. Isso tudo já existe, mas com muitas limitações, que serão superadas.

As aplicações transcranianas continuarão em evolução, para tratamentos de alterações cerebrais decorrentes de dores crônicas, distúrbios do sono e muito mais.

E teremos os equipamentos de eletroanalgesia cada vez mais simples, acessíveis e para uso doméstico, em um caminho que os equipamentos eletrônicos serão "eletrofármacos", substituindo o uso de muitos medicamentos analgésicos.

REFERÊNCIAS BIBLIOGRÁFICAS

1. Stillings D. Mediterranean origins of electrotherapy. J Bioelectricity. 1983;2(2-3):181-6.
2. Bussel B. History of electrical stimulation in rehabilitation medicine. Ann Phys Rehabil Med 2015 Sep;58(4):198-200.
3. Kane K, Taub A. A history of local electrical analgesia. Pain 1975 Jun;1(2):125-38.
4. Dolhem R. The history of electrostimulation in rehabilitation medicine. Ann Readapt Med Phys 2008 Jul;51(6):427-31.
5. Kellaway P. The part played by electric fish in the early history of bioelectricity and electrotherapy. Bull Hist Med 1946 Jul;20(2):112-37.
6. Schechter DC. Origins of electrotherapy. II. N Y State J Med 1971 May 15;71(10):1114-24.
7. Harms E. The origin and early history of electrotherapy and electroshock. Am J Psychiatry 1955 Jun;111(12):932-3.
8. Kambouris M, Zagoriti Z, Lagoumintzis G, Poulas K. From therapeutic Electrotherapy to Electroceuticals: Formats, Applications and Prospects of Electrostimulation. Annu Res Rev Biol 2014;4(20):3054-70.
9. Parent A. Giovanni Aldini: From animal electricity to human brain stimulation. Can J Neurol Sci 2004 Nov;31(4):576-84.
10. Selcon H. The first century of mechanical electrotherapy. Physiotherapy Chartered Society of Physiotherapy; 2001;87(4):208-9.
11. Wexler A. Recurrent themes in the history of the home use of electrical stimulation: Transcranial direct current stimulation (tDCS) and the medical battery (1870-1920). Brain Stimul 2017 Mar-Apr;10(2):187-95.

PRINCÍPIOS ELÉTRICOS BÁSICOS PARA A PRÁTICA DE ELETROTERAPIA

CAPÍTULO 2

Mariana Arias Avila Vera

A estimulação elétrica terapêutica, ou eletroterapia, é a utilização de corrente elétrica, modificada por um equipamento, com objetivo terapêutico. Pode ser considerada como um dos recursos terapêuticos mais antigos de que se tem notícia[1-3] e, com o passar do tempo e a evolução do conhecimento,[4] tornou-se possível modificar a corrente em diferentes aspectos e entender quais efeitos cada modificação pode causar nos tecidos biológicos. Os principais usos da estimulação elétrica terapêutica são: analgesia,[5,6] estimulação muscular tanto de músculos com sistema neuromuscular íntegro[7] quanto músculos desnervados,[8] órteses funcionais[9] e reparação tecidual, em especial, cicatrização de feridas.[10] Outra utilização muito comum é para tratamento de disfunção do assoalho pélvico, tanto em incontinências de esforço[11,12] quanto de urgência.[13] Mais recentemente, a utilização de corrente direta para estimulação transcraniana[14] ganhou destaque na literatura, graças a seus efeitos benéficos para diferentes tipos de afecção.

A ideia de colocarmos uma corrente elétrica para estimulação tecidual é adicionarmos energia, que poderá gerar benefícios terapêuticos, a depender de sua quantidade. Assim, entender as possíveis modulações que podem ser feitas para aplicação das correntes elétricas auxilia na tomada de decisão clínica, especialmente em decorrência de efeitos fisiológicos e terapêuticos de cada alteração.

No início dos anos 1980, os geradores de corrente eram específicos para cada modulação de corrente, significando que, quando o terapeuta escolhia "Corrente Farádica", seu equipamento era apenas capaz de prover essa corrente. Com o avanço da tecnologia, os geradores de corrente passaram por grandes mudanças, se tornando cada vez menores (e até portáteis) e com a capacidade de gerar maior gama de corrente do que antigamente. Assim, torna-se cada vez mais necessário que os terapeutas conheçam as possíveis modulações de corrente para escolherem as que são mais adequadas ao objetivo terapêutico que almejam. O objetivo deste capítulo é discorrer sobre os princípios básicos da eletroterapia, comentando sobre as variáveis elétricas e seus significados clínicos.

CONCEITOS BÁSICOS DA CORRENTE ELÉTRICA

Para que a estimulação elétrica seja adequada, o primeiro conceito que deve ser esclarecido é sobre a corrente elétrica e suas caraterísticas. A **corrente elétrica** é definida como a quantidade de carga (elétrons ou íons) que flui, por segundo, em um condutor, em determinada direção, geralmente medida em ampères[15] ou miliampères (mA). Para que o fluxo ocorra, é necessário que haja uma força "impulsionando" as cargas (chamada de força eletromotriz, FEM). A FEM é dependente da carga, resistência e da voltagem do circuito.

A **carga elétrica** de um determinado átomo é dada pela soma do número de partículas com carga positiva (prótons) ou negativa (elétrons). O átomo é considerado neutro se o número de prótons e elétrons for o mesmo. Caso haja desequilíbrio, o átomo passa a ser chamado de íon, que pode ser positivo (cátion) ou negativo (ânion). A carga elétrica é medida em Coulombs (C). Já a **resistência elétrica** é a medida, em Ohms (Ω), do quanto o tecido biológico resiste à passagem de corrente, reduzindo seu efeito sobre os tecidos. Quando a corrente é uma corrente alternada, a resistência também é conhecida como **impedância**. A **voltagem** é a diferença de concentração de elétrons entre dois pontos, medida em volts (V) ou milivolts (mV), e é graças a essa diferença de potencial que a FEM é gerada, o que, consequentemente, faz os íons se movimentarem em um determinado sentido, criando a corrente elétrica.

Para que a corrente seja corretamente gerada pelo equipamento e captada pelo tecido biológico, devemos entender o circuito elétrico. O **circuito elétrico** é um conjunto formado por um gerador elétrico (que irá produzir a corrente elétrica) e pelo menos um elemento capaz de utilizar a energia produzida pelo gerador. O circuito elétrico é sempre fechado, de forma que ele começa e termina no mesmo ponto. No caso da eletroterapia, o gerador da corrente envia a energia produzida para os **canais**, onde são conectados cabos, que por sua vez são conectados a **eletrodos**. Para garantir que o circuito seja fechado, é necessário que todos os eletrodos de um canal estejam conectados corretamente ao local de estimulação. O mais comum é que um canal tenha dois eletrodos que fecham o circuito, mas outras configurações, com mais eletrodos, podem ocorrer.

POSSÍVEIS MODULAÇÕES DA CORRENTE ELÉTRICA E SEUS SIGNIFICADOS FISIOLÓGICOS E TERAPÊUTICOS

Tipo de Corrente

Quando vamos programar a utilização de uma corrente elétrica, temos um objetivo terapêutico em mente e precisamos modular a corrente para que possamos atingi-lo. Um dos primeiros parâmetros que precisamos decidir é o **tipo de corrente**, que pode ser direta, alternada ou pulsada.[16,17] Quando optamos pela **corrente direta** (ou também chamada de corrente de pulso infinito, corrente contínua ou corrente galvânica), devemos lembrar que o fluxo da corrente é unidirecional, ou seja, os elétrons migram em um único sentido. Embora tenha sido o primeiro tipo de corrente a ser utilizado para tratamento,[1] a corrente direta hoje é mais utilizada para a iontoforese,[18] estimulação transcraniana[14] e microgalvanopuntura.[19] Outro tipo de corrente que utilizamos é a **corrente alternada**, que nada mais é do que uma corrente em que há mudança constante da direção do fluxo de elétrons, que é contínuo, ou seja, não apresenta pausas (intervalos) na passagem de corrente. Dessa forma, a corrente alternada não tem polos positivo e negativo fixos, o que a caracteriza como uma corrente não polarizada. Clinicamente, pode ser modulada em *bursts* e usada para contração de músculos cujo sistema neuromuscular esteja preservado, e para estimulação sensorial. Por último temos a **corrente pulsada**, em que a corrente (seja o fluxo de elétrons unidirecional ou bidirecional) tem um intervalo entre os pulsos, ou seja, existe uma pausa na corrente que está sendo transmitida aos tecidos. Esse tipo de corrente entrega menos energia para os tecidos comparada às correntes direta ou alternada com a mesma amplitude.[17]

Polaridade da Corrente

Outro aspecto importante é a polaridade da corrente. A polaridade da corrente vai se relacionar com o fato de o fluxo de elétrons ocorrer em uma única direção (**unidirecional**) ou nas duas direções (**bidirecional**).[20] O fluxo unidirecional ocorre nas correntes contínuas e nas correntes pulsadas monofásicas, que são classificadas como **correntes polarizadas**. O fluxo bidirecional, por sua vez, acontece nas correntes alternadas e nas correntes pulsadas bifásicas, que são **correntes não polarizadas**. Se a corrente é polarizada, os efeitos fisiológicos podem gerar resultados diferentes no polo positivo (ânodo) e no polo negativo (cátodo), o que não ocorre se a corrente não for polarizada.

O tecido que fica sob o eletrodo conectado ao ânodo sofre uma reação ácida, com liberação de oxigênio, maior vasoconstrição, repulsão de moléculas de água, o que desidrata o tecido; além disso, o ânodo também tem efeito analgésico sobre o tecido. O polo negativo, por sua vez, provoca uma reação alcalina nos tecidos subjacentes (uma das causas de cautela com a utilização de correntes polarizadas), com formação de hidróxido de sódio, além de vasodilatação, atração de moléculas de água; o cátodo também é o polo estimulante para os tecidos.[21] Os efeitos polares das correntes polarizadas serão discutidos no Capítulo 4.

A corrente **não polarizada** tem o fluxo bidirecional de partículas eletricamente carregadas, ou seja, elas se movem em uma direção e, na troca de polaridade, movem-se na direção oposta. Clinicamente, essa corrente não tem efeitos polares, já que os polos mudam constantemente, diminuindo o risco de sua aplicação. Tendo isso em vista, considera-se que, para correntes não polarizadas, os únicos efeitos terapêuticos esperados referem-se à aplicação da energia elétrica e às modificações que essa aplicação gera na membrana, sem considerar os diferentes polos. A Figura 2-1 mostra diferentes tipos de corrente (em relação ao tipo, polaridade e forma).

Forma da Onda

Se desenhássemos o gráfico de voltagem *versus* tempo da corrente elétrica quando ela está sendo produzida, seria possível observar uma forma constante e de padrão repetitivo; essa é chamada de **forma geométrica da onda**. A onda pode ter diversos formatos, como retangular, quadrático, senoidal, triangular ou em dente de serra.[22]

Inicialmente, não era dada muita importância para este parâmetro, que parecia estar mais ligado ao conforto sensorial do que a melhores resultados, especialmente para estimulações elétricas neuromusculares. Um estudo conduzido por Delitto e Rose[23] comparou três diferentes formas de onda (senoidal, dente de serra e quadrática) de uma corrente com as seguintes características: 2.500 Hz de frequência portadora, 50 Hz de frequência de modulação e duração de *burst* de 10 ms, no conforto e produção de torque do quadríceps femoral em indivíduos jovens e saudáveis, concluindo que não há uma forma que seja mais ou menos confortável, e que há as questões de preferência pessoal que podem interferir na escolha da forma de onda. Estudos mais recentes refutam essa ideia. Um deles mostrou que a corrente pulsada (30 Hz para todas as formas de onda, com pulsos de durações variadas, de acordo com a forma da onda: 100 μs para as correntes senoidal e quadrática e 200 μs para a corrente Russa) com onda de forma senoidal parece ser a que produz mais torque com menor desconforto;[24] outro estudo[25] mostra que correntes pulsadas (configuradas de maneiras diferentes, como a corrente pulsada de baixa frequência, a corrente alternada modulada em *burst* – ou corrente Russa – e corrente bifásica modulada em *burst*) com formas de onda do tipo quadrática (ou retan-

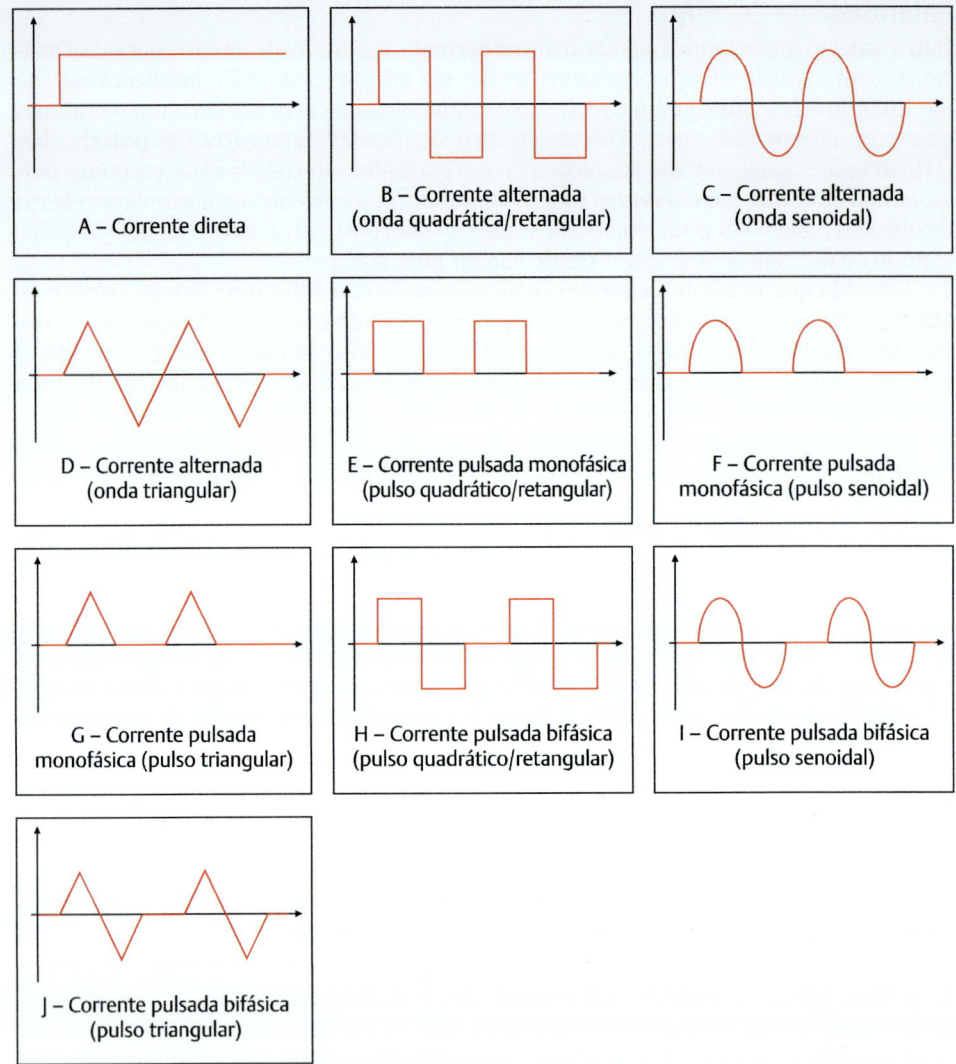

Fig. 2-1. Exemplos de representações gráficas de diferentes correntes. (Autor: Rômulo Vinícius Vera.)

gular) provocam maior consumo de oxigênio muscular durante contrações isométricas do quadríceps. Este foi o primeiro estudo que mostrou diferenças importantes no gasto energético muscular relacionado com diferentes formas de onda. Ainda assim, a literatura em relação a este parâmetro é bastante escassa, e os resultados dos estudos devem ser interpretados com cautela, especialmente considerando que não foram realizados com populações com algum tipo de afecção.

A Figura 2-2 mostra três diferentes formas de onda sobrepostas (uma quadrática/retangular, uma senoidal e uma triangular) com a mesma duração de pulso e o mesmo pico de amplitude. Para as mesmas condições, quando calculamos a área sob a curva das

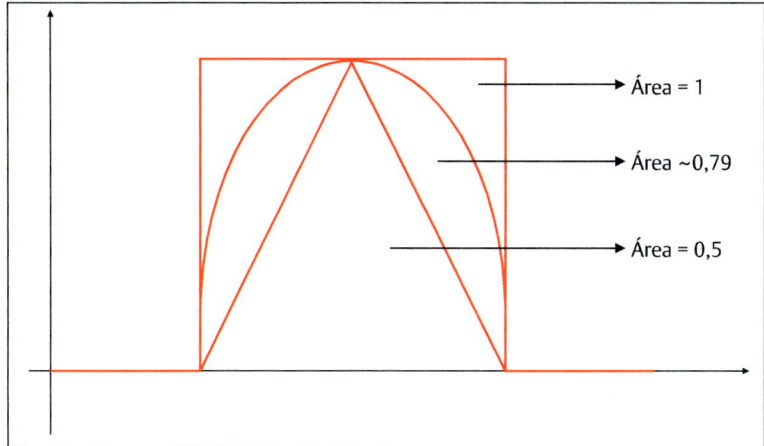

Fig. 2-2. Representação gráfica de três pulsos monofásicos (um quadrático, um senoidal e um triangular), comparando-se as áreas entre eles. Os números foram estimados para uma altura de 1 e uma base de 1. (Autor: Rômulo Vinícius Vera.)

três (utilizando as fórmulas básicas de cálculo de área da geometria, e considerando-se altura = 1 e base = 1), nota-se que as áreas diferem, sendo a área do pulso quadrado igual a 1, a área do pulso senoidal (aqui a fórmula utilizada foi a do cálculo da área da elipse e o valor foi posteriormente dividido por dois, apenas a título de estimativa) igual a 0,79, e a área do pulso triangular igual a 0,5. Assim, pode-se inferir que pulsos quadráticos sejam capazes de entregar mais energia para o tecido biológico, e, portanto, ter mais efeitos do que os outros, mas ainda faltam mais estudos que comprovem esta teoria.

Outra situação em que a forma da onda apresenta algum tipo de impacto é para as provas eletrodiagnósticas, geralmente realizadas após alguma lesão nervosa periférica para determinar a resposta e a viabilidade de tratamento com estimulação elétrica neuromuscular.[26,27] Geralmente o músculo desnervado sofre uma série de alterações em suas propriedades elétricas, e avaliar a excitabilidade contribui para a escolha adequada de parâmetros de estimulação, quando esta é possível. Para estas provas, normalmente utilizam-se duas formas diferentes de corrente: a monofásica quadrática e a monofásica exponencial de crescimento lento (configuração conhecida como corrente farádica).[26]

Amplitude

A **amplitude** é a magnitude da corrente (normalmente em mA) que passa pelos eletrodos para atingir o tecido biológico estimulado. Nos aparelhos pode ser chamada de "dose" ou "intensidade". Normalmente, é o parâmetro ajustado ao início da aplicação e que sofre ajustes ao longo do tempo de exposição. A amplitude é um componente importante da intensidade da corrente, e quanto maior a amplitude, maiores são os efeitos fisiológicos e terapêuticos da corrente,[6] como maior a ativação de motoneurônios, geração de força e de ativação da área.[28] Sugere-se que, quando determinadas a duração e a frequência do pulso, quanto maior a amplitude, mais unidades motoras são recrutadas.[29] Assim, presume-se que, quanto maior a amplitude, maior o torque produzido pela musculatura e maior a fadiga muscular causada pela estimulação. Alguns estudos, no entanto, colocam que a amplitude, isoladamente, parece exercer influência pequena sobre a porcentagem de fadiga muscular,[30,31] sugerindo que, na medida em que a amplitude da corrente é aumentada, tanto as fibras musculares de contração lenta quanto as de contração rápida são recrutadas de forma aleatória, o que aumenta a área muscular recrutada – e, portanto, o torque produzido – mas mantém a demanda metabólica por unidade motora ativada.[28] Um fator que pode afetar a amplitude é o desconforto da aplicação: quanto maior a amplitude, maior pode ser o desconforto.[29] Outro fator que pode afetar a amplitude é a camada adiposa subcutânea, já que a gordura pode atuar como um isolante elétrico, levando à necessidade de amplitudes maiores para obtenção do efeito desejado.[32] Portanto, a amplitude da corrente deve ser determinada individualmente, considerando-se as características da pessoa e do quadro a ser tratado com a eletroterapia.

Características dos Pulsos Elétricos e dos Trens de Pulso

Algumas características são fundamentais para descrever adequadamente a corrente que iremos utilizar para qualquer tipo de estimulação elétrica[16] e são inerentes a correntes pulsadas, a saber: 1) duração de pulso; 2) frequência de pulso; 3) tipo de corrente; 4) modo de estimulação; 5) modulação em rampa. Para as correntes alternadas de média frequência, ou que utilizam trens de pulso (também conhecidos como *bursts*), outras variáveis são descritas: 1) frequência portadora; 2) frequência do trem de pulso; 3) ciclo de trabalho. A Figura 2-3 ilustra cada uma dessas características. Saber o significado fisiológico e clínico de cada uma dessas características ajuda a determinar os parâmetros ideais de estimulação para cada caso, pois permite ajustar a dose de corrente que será utilizada.

A **duração de pulso** é a medida de tempo para que o pulso saia da linha de base e retorne novamente a ela. Normalmente é medida em milissegundos (ms) ou microssegundos

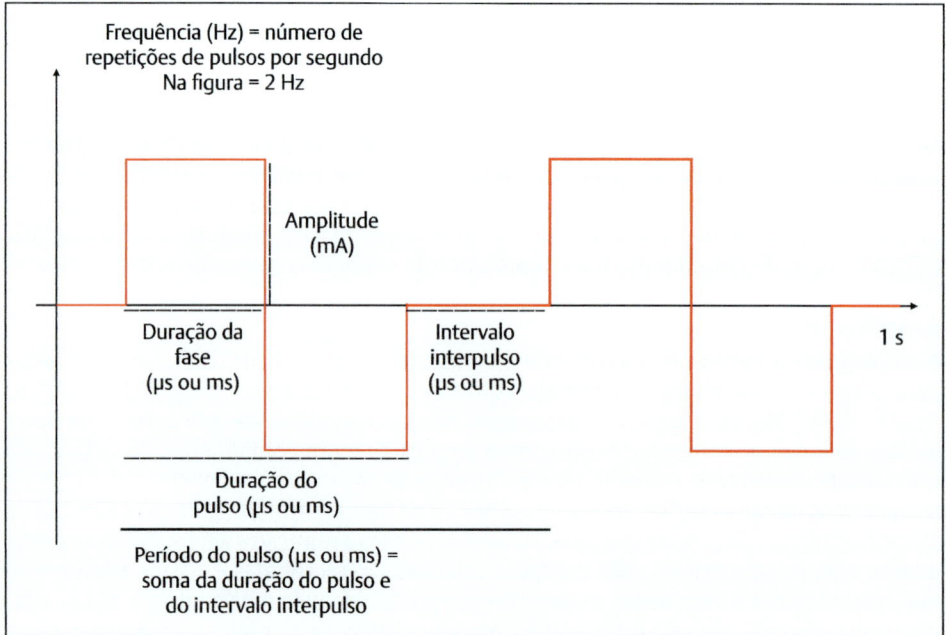

Fig. 2-3. Representação gráfica dos parâmetros da corrente. (Autor: Rômulo Vinícius Vera.)

(μs), e quanto maior a duração de pulso, maiores os efeitos da corrente. Quando pensamos em estimulação elétrica neuromuscular, pode-se considerar que durações de pulso maiores associadas a correntes com menor intensidade podem causar menos desconforto.[33] Maiores durações de pulso, independentes da duração da estimulação, têm efeitos maiores, evocando maior torque e também ativando maior área de secção transversa do quadríceps.[28,34] As durações de pulso mais comuns na literatura são de 200 a 400 μs.[35] Para analgesia, a duração de pulso afeta também a máxima amplitude tolerada; quando maior a duração de pulso, menor é a amplitude da corrente que é considerada como a máxima tolerável,[36] mas parece não afetar a analgesia que a estimulação elétrica proporciona.[36,37] A Figura 2-4 traz o gráfico das curvas i/t, em que a relação entre a duração da fase e a amplitude da corrente de pico é mostrada como fator determinante para a excitação nervosa periférica.

Pode-se calcular a carga de um pulso monofásico retangular multiplicando-se a amplitude da corrente de pico pela duração pulso ($q = I \times t$); para pulsos bifásicos, a carga é calculada para cada uma das fases do pulso ($q = 2\,(I \times t)$).[26] A carga do pulso é definida como a integral da amplitude corrente em função da duração de pulso[34,38] e determina a **força do estímulo**;[34,39,40] intensidades maiores de estimulação podem ser obtidas combinando-se maiores durações de pulso com maiores amplitudes. Essa combinação também pode ajudar em pacientes que recebam a estimulação elétrica de forma mais crônica a fim de evitar o efeito de habituação sensorial: se para determinada duração de pulso a amplitude da corrente já não chega ao limiar desejado, pode-se aumentar a duração de pulso e manter (ou até mesmo diminuir) a amplitude para conseguir o efeito desejado.

Já a **frequência dos pulsos** se refere à quantidade de pulsos produzidos por segundo (e dada em Hertz, Hz, ou em alguns casos, pulsos por segundo, pps).[40] Dependendo do objetivo da utilização da corrente, as frequências podem variar; frequências de 30 a 50 Hz são as mais utilizadas quando se pensa em estimulação elétrica neuromuscular,[41] por causarem menos desconforto e fadiga muscular. Outras frequências são utilizadas para analgesia e podem variar de 4 Hz (consideradas estimulações de baixa frequência) a frequências superiores a 10 Hz (consideradas estimulação elétrica nervosa transcutânea

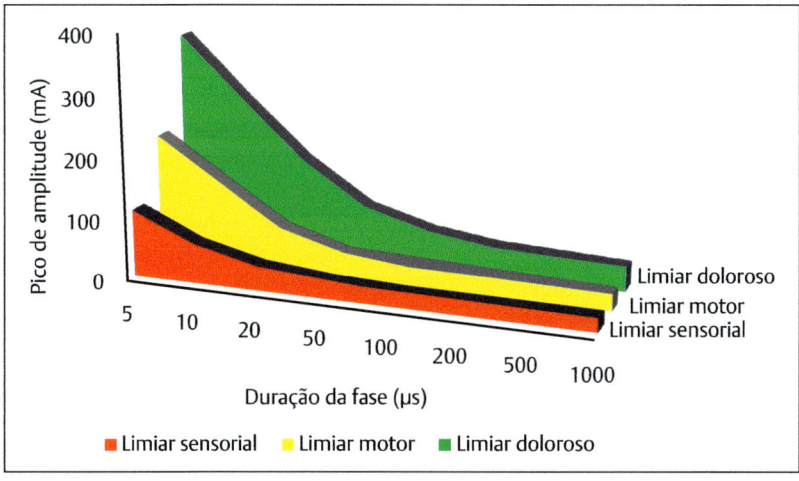

Fig. 2-4. Representação gráfica das curvas de amplitude (em mA) em relação à duração da fase (em μs), mostrando que há 3 limiares: sensorial, motor e doloroso.

de alta frequência).[6,42] Deve-se considerar que para a mesma amplitude e duração de pulso, quanto maior a frequência, mais energia estamos entregando para os tecidos, e essa energia deve ser compatível com o objetivo terapêutico desejado. Quando combinamos frequência e carga do pulso, temos a corrente RMS (definida como o valor absoluto da soma da média de todas as cargas de fase em um segundo: $I_{RMS} = q \times f$).[26,43]

Os efeitos terapêuticos da aplicação de correntes elétricas estão relacionados com a quantidade de energia entregue para os tecidos. A lógica é de que quanto maior a carga, maior a energia entregue aos tecidos e, consequentemente, maiores os efeitos da corrente. Entretanto, existe uma relação muito próxima entre frequência de pulsos e fadiga muscular quando se pensa em estimulação elétrica neuromuscular. A fadiga pode levar à queda de desempenho e comprometer os resultados esperados para determinada intervenção.

Quando falamos sobre o **modo de estimulação**, descritos como sincrônico, assincrônico, recíproco e sequencial, estamos pensando em estimulações elétricas que utilizarão mais de um canal; a seleção do modo se aplica a como deve ser a ativação dos diferentes canais que programamos. Os canais podem operar de maneira simultânea ou sequencial, a depender do objetivo. No modo sincrônico, os diferentes canais são ativados simultaneamente; no modo recíproco, os canais são ativados um de cada vez. No modo sequencial, vários canais de estimulação são usados para separar vários músculos sinergistas, de forma que os pulsos são enviados aos canais de forma sequencial, permitindo que as unidades motoras destes músculos repousem no momento em que o músculo não está ativo;[44] assim, os canais são ativados de forma sequencial, para, por exemplo, a realização de uma tarefa que exige que vários grupos musculares atuem em sequência. Já no modo assincrônico, os múltiplos canais são ativados de maneira intercalada, com estímulos de frequências mais baixas em cada canal.[44]

CORRENTES ALTERNADAS DE MÉDIA FREQUÊNCIA

Alguns parâmetros são característicos de correntes alternadas de média frequência. Estas correntes são utilizadas tanto para estimulação elétrica neuromuscular[7] quanto para analgesia.[45] Sua utilização baseia-se na teoria de que frequências mais altas da corrente, quando comparadas com corrente de baixa frequência, podem reduzir a impedância da pele e de tecidos subcutâneos, aumentando o conforto sensorial durante a estimulação e aumentando a profundidade de penetração da corrente. No entanto, essa teoria é contestada por alguns autores, que argumentam que a impedância da pele para a corrente pulsada é dependente da duração da fase, e não da frequência do pulso;[26,46] se a corrente de média frequência tiver a mesma duração de fase da corrente de baixa frequência, a impedância da pele e tecidos subcutâneos será semelhante para as duas correntes.

Como as frequências em que estas correntes são geradas são muito altas, elas devem ser "recortadas" (ou moduladas) em baixas frequências. As modulações de correntes de média frequência incluem a frequência portadora, os trens de pulso (*bursts*), a frequência dos trens de pulso (*bursts*) e o ciclo de trabalho. A **frequência portadora** é a frequência média (de 1 a 10 kHz) em que a corrente alternada é gerada. A depender da corrente, ela pode ser de 1 kHz ou 4 kHz (como a corrente popularmente conhecida como Aussie),[47,48] de 2,5 kHz (como a "corrente Russa")[49] ou variar de 1 a 10 kHz, como é o caso da corrente interferencial.[50] A escolha da frequência portadora pode ter relação com o efeito terapêutico desejado. Os **trens de pulso** são definidos como a geração de dois ou mais pulsos ou ciclos separados por um intervalo conhecido e finito da próxima série de pulsos ou ciclos consecutivos.[16] A duração dos trens de pulso tem papel na produção de torque, fadiga e desconforto. A **frequência dos trens de pulso** refere-se à frequência em que os trens de pulso são gerados; quanto maior a frequência dos trens de pulso (> 60 Hz), maior a fadiga gerada na contração muscular eletricamente induzida. O **ciclo de trabalho** refere-se à razão da duração do trem de pulso pela duração total do ciclo (somando a duração do trem de pulso e do intervalo entre os trens de pulso), e é expresso em porcentagem.[51] Liebano et al.[51] realizaram um estudo em que compararam diferentes ciclos de trabalho (20, 35 e 50%) para geração de torque e desconforto em jogadores de futebol profissionais, e concluíram que, embora o conforto tenha sido o mesmo para os diferentes ciclos, o ciclo que produziu maiores torques foi o de 20%.

NOMES DE CORRENTES

Os aparelhos geradores de corrente atuais são conhecidos como geradores multicorrentes, ou seja, podem gerar diversas configurações de corrente, o que nos permite selecionar aquela com a qual desejamos trabalhar, e assim ampliar a possibilidade de uso do equipamento. Nos aparelhos as correntes ganham nomes "fantasia", que designam, naqueles equipamentos, uma corrente com determinado tipo de configuração, como por exemplo, TENS (sigla que vem do inglês *Transcutaneous Electrical Nerve Stimulation* e significa Estimulação Elétrica Nervosa Transcutânea), FES (do inglês *Functional Electrical Stimulation* ou Estimulação Elétrica Funcional); a Corrente Russa (corrente de média frequência modulada em baixas frequências); as Correntes Diadinâmicas de Bernard (abreviadas como CDB, e que se referem a correntes monofásicas senoidais de frequência de 50 Hz ou 100 Hz e duração de pulso de 10 ms).[52] Ao longo do tempo, os terapeutas se acostumaram a chamar a corrente por esse nome fantasia, mas nem sempre a nomenclatura do aparelho corresponde à real configuração. Assim, devemos tomar cuidado quando nos referimos à determinada corrente pelo nome fantasia.

CONSIDERAÇÕES FINAIS

A eletroterapia é um recurso muito comumente utilizado na clínica. O conhecimento da configuração de cada corrente, bem como dos parâmetros ajustáveis e sua interação aumentam as chances de sucesso com o tratamento de eletroterapia. As implicações clínicas das alterações de cada um dos parâmetros também devem ser compreendidas pelo clínico que deseja aplicar a eletroterapia de forma adequada, especialmente porque se sabe que a dose é determinante para o sucesso do tratamento. Os pesquisadores também podem contribuir com seus estudos mostrando os efeitos de mudanças de diferentes parâmetros para possibilitar melhor manejo de diferentes afecções clínicas.

REFERÊNCIAS BIBLIOGRÁFICAS

1. Heidland A, Fazeli G, Klassen A, Sebekova K, Hennemann H, Bahner U, et al. Neuromuscular electrostimulation techniques: historical aspects and current possibilities in treatment of pain and muscle waisting. Clin Nephrol. 2013 Jan;79 Suppl 1:S12-23.
2. Hills A, Stebbing J. Electrotherapy: enlightening modern medicine. Lancet Oncol. 2014 Sep;15(10):1060-1.
3. Kane K, Taub A. A history of local electrical analgesia. Pain. 1975 June;1(2):125-38.
4. Watson T. Key concepts in electrotherapy. Electrotherapy. 2017:1-9.
5. Johnson MI, Paley CA, Howe TE, Sluka KA. Transcutaneous electrical nerve stimulation for acute pain. In: Johnson MI (Ed.). Cochrane Database Syst Rev Chichester, UK: John Wiley & Sons, Ltd; p. CD0061422015.

6. Vance CG, Dailey DL, Rakel BA, Sluka KA. Using TENS for pain control: the state of the evidence. Pain Manag. 2014;4(3):197-209.
7. Avila M, Brasileiro J, Salvini T. Electrical stimulation and isokinetic training: effects on strength and neuromuscular properties of healthy young adults. Rev Bras Fisioter. 2008;12(6):435-40.
8. Gordon T. Electrical stimulation to enhance axon regeneration after peripheral nerve injuries in animal models and humans. Neurotherapeutics. 2016;13:295-310.
9. Miller Renfrew L, Lord AC, McFadyen AK, Rafferty D, Hunter R, Bowers R, et al. A comparison of the initial orthotic effects of functional electrical stimulation and ankle-foot orthoses on the speed and oxygen cost of gait in multiple sclerosis. J Rehabil Assist Technol Eng. 2018 Feb 2;5:2055668318755071.
10. Huncklker J, de Mel A. A current affair: electrotherapy in wound healing. [Internet] J Multidiscip Healthc. 2017 Apr 20;10:179-194. [cited 2019 Aug 17]. Available from: http://www.ncbi.nlm.nih.gov/pubmed/28461755.
11. Schreiner L, Santos TG dos, Souza ABA de, Nygaard CC, Filho IG da S. Electrical stimulation for urinary incontinence in women: a systematic review. Int Braz J Urol. 2013;39:454-64.
12. Spruijt J, Vierhout M, Verstraeten R, Janssens J, Burger C. Vaginal electrical stimulation of the pelvic floor: a randomized feasibility study in urinary incontinent elderly women. Acta Obstet Gynecol Scand. 2003;82:1043-8.
13. Schreiner L, dos Santos TG, Knorst MR, da Silva Filho IG. Randomized trial of transcutaneous tibial nerve stimulation to treat urge urinary incontinence in older women. Int Urogynecol J. 2010;21:1065-70.
14. Lefaucheur J-P, Antal A, Ayache SS, Benninger DH, Brunelin J, Cogiamanian F, et al. Evidence-based guidelines on the therapeutic use of transcranial direct current stimulation (tDCS). Clin Neurophysiol. 2017;128:56-92.
15. Ripka P. Electric current sensors: a review. Meas Sci Technol. 2010;21(11):112001.
16. Barbosa AMP, Parizotto NA, Pedroni CR, Avila MA, Liebano RE, Driusso P. How to report electrotherapy parameters and procedures for pelvic floor dysfunction. Int Urogynecol J. 2018 Dec;29(12):1747-55.
17. Low J, Reed A. Electrotherapy explained. Principles and practice, 3rd ed. Low J, Reed A (Eds.). Oxford: Butterworth-Heinemann; 2000.
18. Oliveira AS, Guaratini MI, Castro CES. Fundamentação teórica para iontoforese. Rev Bras Fisioter. 2005;9(1):1-7.
19. Bitencourt S, Lunardelli A, Amaral RH, Dias HB, Boschi ES, de Oliveira JR. Safety and patient subjective efficacy of using galvanopuncture for the treatment of striae distensae. J Cosmet Dermatol. 2016;15:393-8.
20. Robinson AJ. Conceitos básicos em eletricidade e terminologia contemporânea na eletroterapia. In: Robinson AJ, Snyder-Mackler L. Eletrofisiologia clínica - eletroterapia e teste eletrofisiolóico. 3. ed. Porto Alegre: Ed. Artmed; 2008. p. 15-40.
21. Brocker DT, Grill WM. Principles of electrical stimulation of neural tissue. Handb Clin Neurol. 2013;116:3-18.
22. Robinson AJ, Snyder-Mackler L. Clinical electrophysiology: electrotherapy and electrophysiologic testing. Philadelphia: Lippincott Williams & Wilkins; 1995.
23. Delitto A, Rose SJ. Comparative comfort of three waveforms used in electrically eliciting quadriceps femoris muscle contractions. Phys Ther. 1986;66:1704-7.
24. Bennie S, Petrofsky J, Nisperos J, Tsurudome M, Laymon M. Toward the optimal waveform for electrical stimulation of human muscle. Eur J Appl Physiol. 2002;88:13-9.
25. Bellew JW, Cayot T, Brown K, Blair C, Dishion T, Ortman B, et al. Changes in microvascular oxygenation and total hemoglobin concentration of the vastus lateralis during neuromuscular electrical stimulation (NMES). Physiother Theory Pract. 2019 Aug 12;1-9.
26. Alon G. Os princípios da estimulação elétrica. In: Nelson RM, Hayes KW, Currier DP. Eletroterapia clínica. 3. ed. Barueri: Manole; 2003. p. 55-139.

27. Lee W-D, Kim J-H, Lee J-U, Kim M-Y, Lee L-K, Yang S-M, et al. Differences in Rheobase and Chronaxie between the Paretic and Non-Paretic Sides of Hemiplegic Stroke Patients: a Pilot Study. J Phys Ther Sci. 2013;25:717-9.
28. Gorgey AS, Mahoney E, Kendall T, Dudley GA. Effects of neuromuscular electrical stimulation parameters on specific tension. Eur J Appl Physiol. 2006;97:737-44.
29. Binder-Macleod SA, Halden EE, Jungles KA. Effects of stimulation intensity on the physiological responses of human motor units. Med Sci Sports Exerc. 1995;27:556-65.
30. Gorgey AS, Black CD, Elder CP, Dudley GA. Effects of electrical stimulation parameters on fatigue in skeletal muscle. J Orthop Sport Phys Ther. 2009;39:684-92.
31. Slade JM, Bickel CS, Warren GL, Dudley GA. Variable frequency trains enhance torque independent of stimulation amplitude. Acta Physiol Scand. 2003;177:87-92.
32. Maffiuletti NA, Morelli A, Martin A, Duclay J, Billot M, Jubeau M, et al. Effect of gender and obesity on electrical current thresholds. Muscle Nerve. 2011;44:202-7.
33. Jeon W, Griffin L. Effects of pulse duration on muscle fatigue during electrical stimulation inducing moderate-level contraction. Muscle Nerve. 2018;57:642-9.
34. Gorgey AS, Dudley GA. The role of pulse duration and stimulation duration in maximizing the normalized torque during neuromuscular electrical stimulation. J Orthop Sport Phys Ther. 2008;38:508-16.
35. Baldwin ERL, Klakowicz PM, Collins DF. Wide-pulse-width, high-frequency neuromuscular stimulation: implications for functional electrical stimulation. J Appl Physiol. 2006;101:228-40.
36. Barikroo A, Carnaby G, Bolser D, Rozensky R, Crary M. Transcutaneous electrical stimulation on the anterior neck region: The impact of pulse duration and frequency on maximum amplitude tolerance and perceived discomfort. J Oral Rehabil. 2018;45:436-41.
37. Gopalkrishnan P, Sluka KA. Effect of varying frequency, intensity, and pulse duration of transcutaneous electrical nerve stimulation on primary hyperalgesia in inflamed rats. Arch Phys Med Rehabil. 2000;81(7):984-90.
38. Herzig D, Maffiuletti NA, Eser P. The application of neuromuscular electrical stimulation training in various non-neurologic patient populations: a narrative review. PM R. 2015;7(11):1167-78.
39. Behringer M, Grützner S, Montag J, McCourt M, Ring M, Mester J. Effects of stimulation frequency, amplitude, and impulse width on muscle fatigue. Muscle Nerve. 2016;53(4):608-16.
40. Doucet BM, Lam A, Griffin L. Neuromuscular electrical stimulation for skeletal muscle function. Yale J Biol Med. 2012;85(2):201-15.
41. Glaviano NR, Saliba S. Can the use of neuromuscular electrical stimulation be improved to optimize quadriceps strengthening? Sports Health. 2016 Jan;8(1):79-85.
42. Sluka KA, Bjordal JM, Marchand S, Rakel BA. What Makes Transcutaneous Electrical Nerve Stimulation Work? Making Sense of the Mixed Results in the Clinical Literature. Phys Ther. 2013;93(10):1397-402.
43. Starkey C. Agentes elétricos. In: Starkey C. Recursos terapêuticos em fisioterapia. 2. ed. São Paulo: Manole; 2001. p. 176-276.
44. Downey RJ, Bellman MJ, Kawai H, Gregory CM, Dixon WE. Comparing the induced muscle fatigue between asynchronous and synchronous electrical stimulation in able-bodied and spinal cord injured populations. IEEE Trans Neural Syst Rehabil Eng. 2015;23:964-72.
45. Fuentes C J, Armijo-Olivo S, Magee DJ, Gross D. Does amplitude-modulated frequency have a role in the hypoalgesic response of interferential current on pressure pain sensitivity in healthy subjects? A randomised crossover study. [Internet] Physiotherapy. 2010;96(1):22-9. [cited 2017 July 20]. Available from: http://www.ncbi.nlm.nih.gov/pubmed/20113759.
46. Ward AR. Electrical stimulation using kilohertz-frequency alternating current. [Internet] Phys Ther. 2009;89(2):181-90. [cited 2017 July 19]. Available from: https://academic.oup.com/ptj/article-lookup/doi/10.2522/ptj.20080060.
47. Ward AR, Chuen WLH. Lowering of sensory, motor, and pain-tolerance thresholds with burst duration using kilohertz-frequency alternating current electric stimulation: part II. Arch Phys Med Rehabil. 2009;90:1619-27.

48. Ward AR, Lucas-Toumbourou S. Lowering of sensory, motor, and pain-tolerance thresholds with burst duration using kilohertz-frequency alternating current electric stimulation. Arch Phys Med Rehabil. 2007;88:1036-41.
49. Ward AR, Shkuratova N. Russian electrical stimulation: the early experiments. Phys Ther. 2002;82:1019-30.
50. Venancio RC, Pelegrini S, Gomes DQ, Nakano EY, Liebano RE. Effects of carrier frequency of interferential current on pressure pain threshold and sensory comfort in humans. Arch Phys Med Rehabil. 2013;94:95-102.
51. Liebano RE, Waszczuk S, Corrêa JB. The effect of burst-duty-cycle parameters of medium-frequency alternating current on maximum electrically induced torque of the quadriceps femoris, discomfort, and tolerated current amplitude in professional soccer players. J Orthop Sport Phys Ther. 2013;43(12):920-6.
52. Bélanger AY. Therapeutic electrophysical agents - evidence behind practice. 2nd ed. Lupash E, Brittain M (Eds.). Phyladelphia: Lippincott Williams & Wilkins, a Wolters Kluwer business; 2010.

PROCEDIMENTOS

Para a realização da iontoforese, alguns procedimentos básicos devem ser realizados. A Figura 3-3 demonstra o fluxograma para a tomada de decisão clínica na utilização da iontoforese.

1. Determinar o objetivo do tratamento.
2. Identificar o íon mais apropriado para o tratamento da afecção.
3. Identificar a polaridade do íon escolhido.
4. Utilizar um equipamento emissor de corrente contínua, bem calibrado e que mostre precisamente a amplitude de corrente emitida.
5. Avaliar se o paciente apresenta história de reação alérgica à substância a ser utilizada.
6. Inspecionar a pele do paciente. A presença de lesões cutâneas diminui a resistência elétrica da pele, fazendo com que a corrente se concentre neste ponto, favorecendo a ocorrência de queimaduras.
7. Testar a sensibilidade da área a ser tratada.
8. Preparar a área, realizando a limpeza adequada da pele para remoção de oleosidades e células mortas.
9. Explicar detalhadamente o procedimento e a finalidade do mesmo para o paciente.

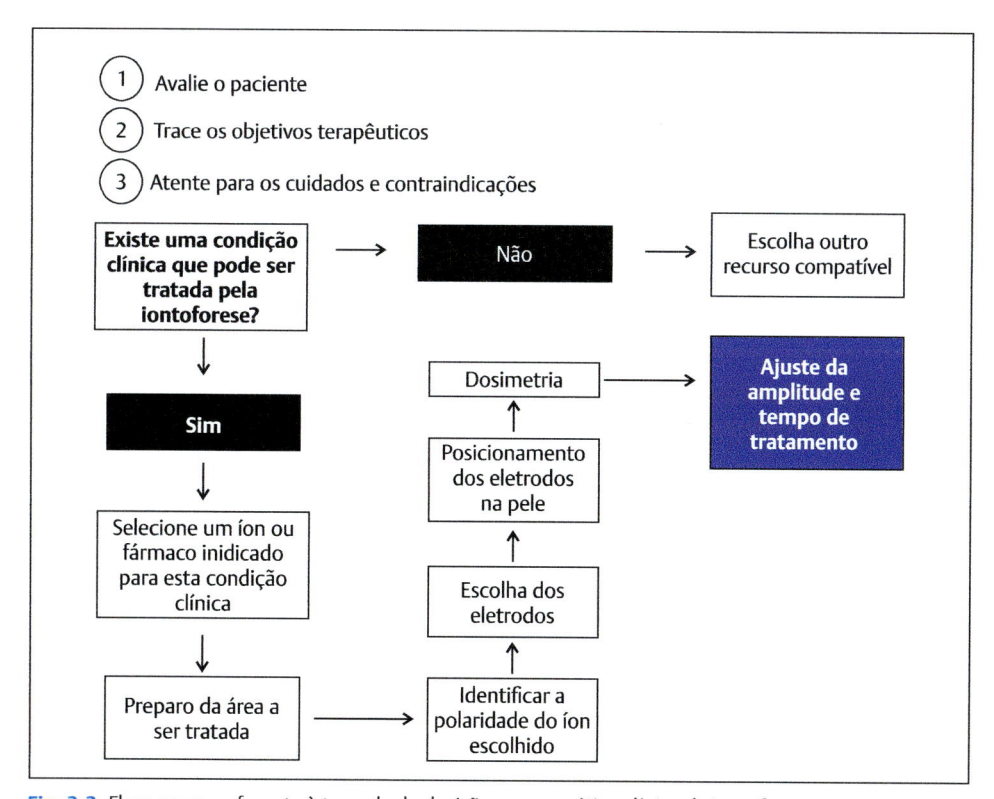

Fig. 3-3. Fluxograma referente à tomada de decisão para a prática clínica da iontoforese.

TÉCNICA DE APLICAÇÃO

Para realização da técnica se faz necessário um equipamento que forneça corrente contínua, eletrodos do tipo metálico ou borracha de silicone tratada com carbono e solução iônica, que será definida de acordo com o objetivo de tratamento. O eletrodo que contém o princípio ativo em um material absorvente (gaze, algodão ou esponja) é denominado eletrodo ativo ou de distribuição, e deverá ser colocado na área a ser tratada (área-alvo). O outro eletrodo é chamado de passivo, dispersivo, inativo ou de retorno, e deve ser acoplado na pele do paciente a 10-15 cm de distância do eletrodo ativo (com água de torneira ou solução fisiológica para fechar o circuito elétrico). A profundidade exata que os íons serão introduzidos ainda é incerta, mas estudos têm observado a presença de íons variando entre 3 a 20 mm de profundidade.[10-12] Podemos observar os tipos de eletrodos utilizados para iontoforese na Figura 3-4.

Em contrapartida, sobre a técnica de iontoforese na área da estética, os tipos de eletrodo ativo são diferenciados e contestados na literatura[5] em razão de suas particularidades de aplicação. Após a pele preparada, o eletrodo com ponteira tipo rolo ou gancho embebido com a solução eletrolítica desliza sobre toda a superfície da pele (Fig. 3-5a). O modo não estacionário do eletrodo pode interferir na dosimetria, uma vez que tal condição pode ocasionar diminuição da concentração de corrente elétrica e no tempo de repulsão iônica por área tratada, com consequente redução na introdução controlada dos íons ativos.[5]

Outra forma de aplicação da iontoforese na área da estética é baseada na utilização de eletrodo do tipo máscara. Este é considerado um método eficaz para permeação de ativos por conta de sua característica de aplicação estacionária, e facilmente adaptável em toda a região facial. A técnica de aplicação consiste, inicialmente, na aplicação do produto que será ionizado em toda a face, seguida do posicionamento da máscara após ser embebida em água, servindo como meio de condução da corrente. É constituída, comumente, por material do tipo esponja ou espuma e para sua reutilização é recomendada a higienização adequada, uma vez que não se trata de um material descartável.

Na busca da praticidade da técnica de aplicação, os estimuladores elétricos tradicionais foram adaptados em eletrodos tipo *patches* (Fig. 3-6). Estes são constituídos de

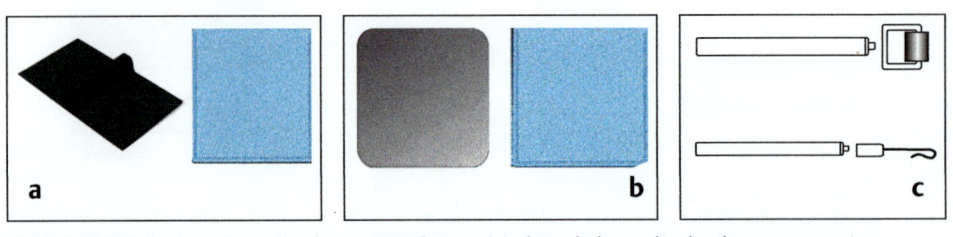

Fig. 3-4. Tipos de eletrodos utilizados na iontoforese: (a) eletrodo borracha de silicone e esponja; (b) eletrodo metálico e esponja; (c) eletrodos com ponteira rolo e gancho. (Cortesia Ibramed, Amparo-SP, Brasil.)

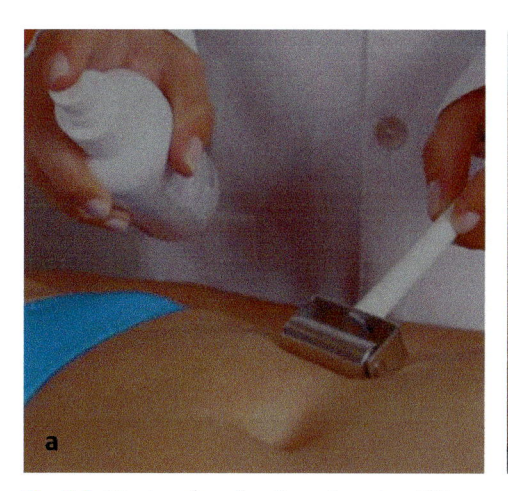

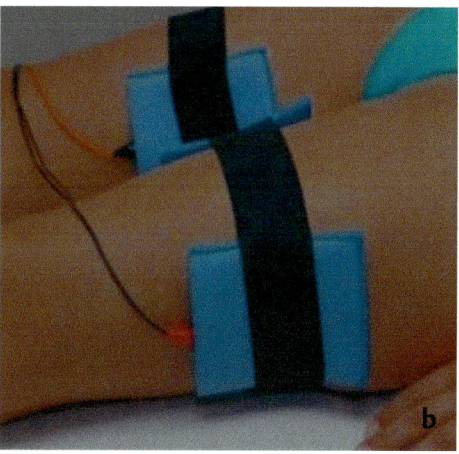

Fig. 3-5. Técnicas de aplicação na área da estética com diferentes eletrodos: (**a**) eletrodo tipo rolo na região abdominal para o tratamento de adiposidade localizada; (**b**) eletrodo metálico e esponja na região de membros inferiores para o tratamento de celulite. (Cortesia Ibramed®, Amparo, São Paulo, Brasil.)

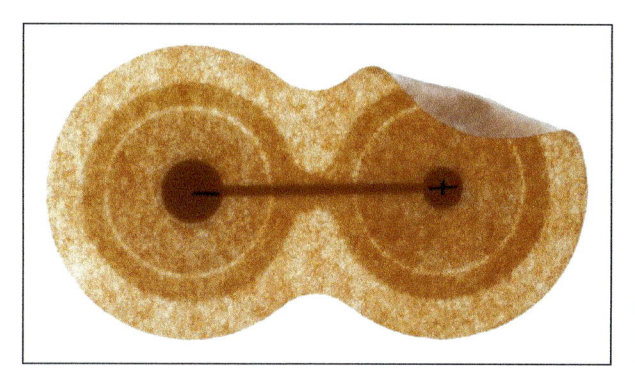

Fig. 3-6. Eletrodos tipo *patches*. (Cortesia IontoPatche™, Saint Paul, Minnesota, Estados Unidos.)

uma bateria acoplada, capaz de promover um fluxo estável de corrente para liberação transdérmica do medicamento por um período de tempo, e são facilmente adaptáveis em diversas áreas anatômicas do corpo, conforme Figura 3-7.[13] Há, ainda, alguns *patches* para fins cosmecêuticos, que funcionam como microestímulos elétricos de ação sinérgica aumentando a liberação de ativos na pele, para o tratamento de envelhecimento cutâneo, acne e clareamento, conforme Figura 3-8.[13]

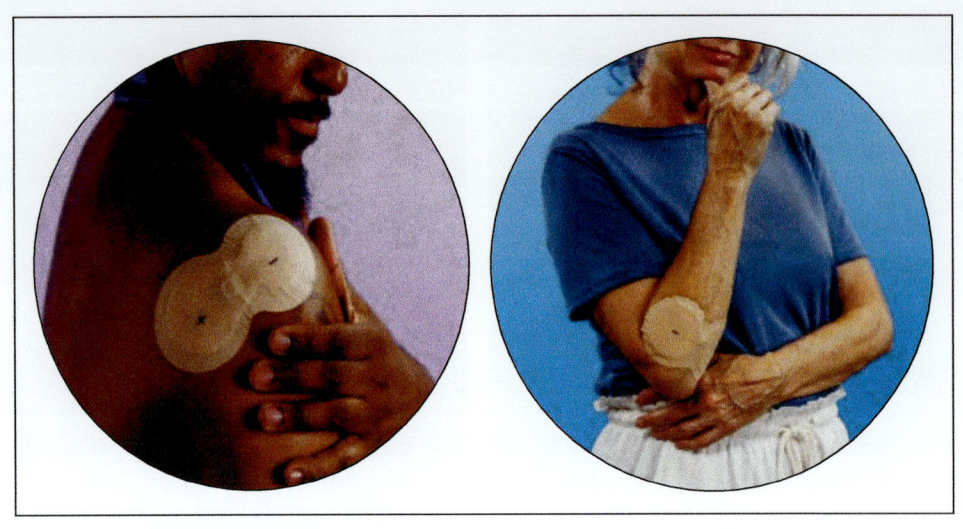

Fig. 3-7. Aplicabilidades clínicas dos *patches*. (Cortesia IontoPatche™, Saint Paul, Minnesota, Estados Unidos.)

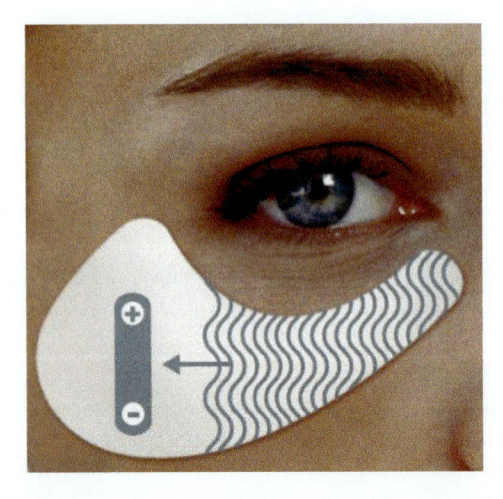

Fig. 3-8. *Patches* para fins cosmecêuticos. (PowerPaper™, Shanghai, China.)

DOSE

Um dos aspectos fundamentais para dose do tratamento com iontoforese é o tempo a ser utilizado durante a aplicação. Esse é um fator importante para dosimetria que deverá estar relacionado com a amplitude da corrente (intensidade).[14] O tempo geralmente utilizado está entre 20-40 minutos de aplicação. A relação intensidade × tempo geralmente está entre 40-80 mA.min. Isso quer dizer que devemos nos basear nesses dois aspectos que se alteram de acordo com a sensibilidade do paciente. Podemos ver nas Tabelas 3-1 e 3-2, alguns exemplos de tempo para o tratamento com iontoforese utilizando doses de 40 e 80 mA.min.

Tabela 3-1. Amplitude da Corrente (Intensidade) e Duração do Tratamento para Iontoforese com Dose de 40 mA.min

Amplitude da corrente (mA)	Tempo de tratamento (minutos)	Dose (40 mA.min)
1	40	40
2	20	40
3	13	40
4	10	40

Tabela 3-2. Amplitude da Corrente (Intensidade) e Duração do Tratamento para Iontoforese com Dose 80 mA.min

Amplitude da corrente (mA)	Tempo de tratamento (minutos)	Dose (80 mA.min)
1	80	80
2	40	80
3	27	80
4	20	80

A amplitude da corrente direta para iontoforese geralmente é utilizada entre 1-5 mA durante o tratamento. A densidade da corrente (quantidade de corrente por área) poderá atingir até 0,5 mA/cm^2 para o eletrodo com polaridade negativa e 1,0 mA/cm^2 para o eletrodo com polaridade positiva. Por exemplo, se a amplitude da corrente entregue for 3 mA usando um eletrodo de 7 cm^2 de área, teremos uma densidade de corrente de 0,43 mA/cm^2, podendo esta ser utilizada com segurança nos polos negativo e positivo.

No contexto da dimensão dos eletrodos, sugere-se que o eletrodo ativo (com medicamento) seja menor do que o eletrodo passivo, para que possa ocorrer maior densidade de corrente no eletrodo que fará a entrega do medicamento, enquanto o eletrodo passivo servirá para fechar o circuito da corrente. Porém, devemos lembrar que quando utilizamos o eletrodo negativo como polo ativo, este pode ser mais irritativo em decorrência dos efeitos polares. Nesse caso, pode-se utilizar o eletrodo negativo com as mesmas dimensões do polo positivo.

Comercialmente existem equipamentos dedicados somente à iontoforese, que trazem, em alguns casos, a dose de 40-80 mA.min e eletrodos específicos para repelir o medicamento proposto. No entanto, na ausência desses equipamentos, o tratamento pode ser realizado normalmente, utilizando qualquer equipamento que emita corrente do tipo contínua.

INDICAÇÕES

A iontoforese é comumente indicada para analgesia local, efeitos anti-inflamatório e antiedematoso, relaxamento muscular, cicatrização e no que tange aos tratamentos na área da estética, é indicada para controle do pH e rejuvenescimento cutâneo. Para o alcance dos efeitos terapêuticos, faz-se necessário ter conhecimento dos íons de cada substância. A tomada de decisão estará na clareza do objetivo terapêutico proposto. Alguns dos íons mais utilizados na literatura e no ambiente clínico estão descritos na Tabela 3-3.

Tabela 3-3. Íons mais comumente Utilizados em Iontoforese, Fonte, Polaridade, Indicações e Concentração

Íon	Fonte	Polaridade	Indicações	Concentração (%)
Acetato	Ácido acético (H_3CCOOH)	Negativa (−)	Depósitos de cálcio	2-5
Cloreto	Cloreto de sódio (NaCl)	Negativa (−)	Aderências, amolecimento de cicatrizes	2
Atropina	Sulfato de atropina ($C_{17}H_{23}NO_3$)	Positiva (+)	Hiperidrose	0,1-0,25 mg/mL
Cobre	Sulfato de cobre ($CuSO_4$)	Positiva (+)	Infecção fúngicas, ex.: pé de atleta	2
Dexametasona	Decadron ($DexNa_2PO_3$)	Negativa (−)	Inflamações musculoesqueléticas	0,4
Hialuronidase	Wydase	Positiva (+)	Redução de edema Celulite	Reconstituir com 0,9% de cloreto de sódio para fornecer uma solução de 150 mg/mL
Magnésio	Sulfato de magnésio ($MgSO_4$)	Positiva (+)	Relaxamento muscular, vasodilatação	2
Salicilato	Salicilato de sódio (NaSal)	Negativa (−)	Inflamação	2
Lidocaína	Xilocaína	Positiva (+)	Analgesia local	4-5
Zinco	Óxido de zinco (ZnO_2)	Positiva (+)	Úlceras cutâneas, feridas	20
Cálcio	Cloreto de cálcio ($CaCl_2$)	Positiva (+)	Espasmos musculoesqueléticos	2
Iodo	Iodeto de potássio (KI)	Negativa (−)	Capsulite adesiva e outras adesões de tecidos moles Infecções microbianas Fibroses e aderências	5-10 100 mg/mL

APLICAÇÕES CLÍNICAS
Afecções do Sistema Musculoesquelético

Há diferentes estratégias terapêuticas disponíveis que buscam facilitar a entrega de medicamentos ao tecido, como: iontoforese, eletroporação, magnetoporação, termoporação, sonoforese ou terapia fotodinâmica.[15] No entanto, a iontoforese se destaca pela sua vasta aplicabilidade nas diversas afecções relacionadas com o sistema musculoesquelético.

Lesões Agudas

A utilização da iontoforese no tratamento de lesões agudas não é empregada com frequência. A técnica pode ser utilizada pelos terapeutas no ambiente clínico, no entanto, tradicionalmente não é a primeira terapia de escolha.

Lesões Crônicas

As aplicabilidades clínicas mais comuns da iontoforese estão relacionadas com a cronicidade do tecido, como: tendinopatia calcária de ombro, miosite ossificante, fascite plantar crônica, esporão de calcâneo, tendinopatias de difícil evolução e epicondilite (epicondilagia) lateral do cotovelo.[16-18]

Alguns estudos mostram resultados satisfatórios quando relacionam a iontoforese com a analgesia e a capacidade funcional. Leduc *et al.* (2003) estudaram a iontoforese com ácido acético a 5% em pacientes com tendinopatia calcária do ombro e associaram a um protocolo de reabilitação.[19] Os grupos apresentaram melhora em todos os aspectos avaliados como dor, capacidade funcional e amplitude de movimento apesar de não ter havido alteração nos sinais radiológicos. Nesse estudo foi utilizado o tempo de 15-20 min com amplitude de 5mA, alcançando a dose 75-100 mA.min.

Baskurt *et al.* (2003) compararam a fonoforese e a iontoforese no tratamento de pacientes com epicondilite (epicondilagia) lateral utilizando naproxeno (10%), mostrando que ambos os tratamentos apresentaram resultados significativos em relação à analgesia e à força de preensão palmar.[16]

McPoilet *et al.* (2008) realizaram um levantamento da literatura para o desenvolvimento das diretrizes de prática clínica da *American Physical Therapy Association* para o tratamento de dor no calcâneo e fascite plantar.[20] Dentre diversas modalidades terapêuticas foi observado e recomendado que a iontoforese com dexametasona a 0,4% ou ácido acético a 5% pode ser utilizada para alívio de dor e melhora da função em períodos de 2 a 4 semanas. Vale ressaltar que a iontoforese tende a apresentar melhores resultados em tecidos superficiais em razão da pouca relação de profundidade da corrente direta com o tecido.

Michlovitz (2005), em uma revisão sobre a importância do uso de alguns agentes eletrofísicos como o ultrassom terapêutico e correntes elétricas (mais especificamente a iontoforese com corrente direta) nas lesões tendíneas e nervosas, mostrou que a utilização da iontoforese com dexametasona a 0,4% pode diminuir a dor de pacientes com epicondilite (epicondilagia) lateral aguda, facilitando assim a função desses pacientes.[21]

Em relação à tendinopatia do tendão do calcâneo, Neeter *et al.* (2003) utilizaram iontoforese com dexametasona em um grupo e solução salina em outro grupo, ambos associados a um programa de reabilitação de 10 semanas durante um ano de acompanhamento.[22] Pôde-se observar que os pacientes submetidos à iontoforese com dexametasona por 20 minutos, obtiveram melhores resultados com relação à dor durante e após as atividades físicas, o que não ocorreu no grupo-controle.

Outra afecção de tecido mole que geralmente pode ser tratada com iontoforese é a miosite ossificante, que com a utilização de ácido acético pode levar à melhora do quadro funcional do paciente, como visto no estudo de Gard *et al.* (2010), que utilizaram a iontoforese com ácido acético a 2% de concentração com dose de 80 mA.min em um atleta de *hockey* com miosite ossificante no músculo bíceps braquial.[23] A iontoforese, nesse caso, pode ser considerada uma intervenção importante que auxilia na otimização de inúmeras atividades funcionais.

Afecções do Sistema Tegumentar

Além das afecções do sistema musculoesquelético, a iontoforese vem sendo amplamente utilizada na prevenção e tratamento de diversas afecções da pele e para fins estéticos, através da administração transdérmica de uma variedade de cosmecêuticos, como antioxidantes e anticancerígenos.[24]

Dentre as aplicações da iontoforese, Kavanagh e Shamis (2004) demonstraram, *in vivo*, em um estudo controlado para o tratamento da hiperidrose palmar, a liberação de toxina botulínica em quantidades terapêuticas utilizando uma unidade pequena de iontoforese. Observou-se a redução da sudorese das mãos em 70% dentro de 72 horas, e 73% por 2 semanas.[25]

No âmbito da estética, Ebihara *et al.* (2003) estudaram *in vitro* a liberação tópica de ácido ascórbico através da pele de rato, e foi possível concluir que o tratamento tópico pode ser viabilizado com o uso da iontoforese.[26] O ácido ascórbico é um ativo comumente utilizado no tratamento do envelhecimento cutâneo, conhecido por sua atividade antioxidante, sendo possível observar sua ação no aumento do ácido ribonucleico mensageiro (RNAm) para colágenos I e III, das enzimas relacionadas com a síntese de colágeno e nos inibidores teciduais de metaloproteases da pele.[27,28] Além disso, sabe-se que atua na proteção da pele contra radiação ultravioleta em decorrência de sua ação inibidora da melanina.[5]

Pacini *et al.* (2006) demonstraram que o ácido hialurônico é utilizado no tratamento de diversas afecções cutâneas, podendo atingir grandes concentrações na derme quando liberado por iontoforese, sendo este método uma alternativa segura para substituir as injeções, comumente indicadas para melhora da qualidade da pele e tratamento de linhas de expressão.[29]

Nas últimas décadas, o alívio temporário da dor associada a procedimentos ablativos como epilação a *laser*, injeções subcutâneas e aplicação de toxina botulínica é realizado por meio da utilização dos anestésicos locais. No entanto, para o alcance da anestesia efetiva, faz-se necessário superar as barreiras físicas da pele em razão da impermeabilidade do estrato córneo. Pesquisas evidenciam anestesia induzida por iontoforese de lidocaína, demonstrando ser efetiva na redução da dor associada ao exame eletromiográfico,[30] canulação venosa, curetagem, biópsia por *shaving* ou *punch* em crianças e adultos, entre outros.[31,32]

Atualmente, no intuito de aprimorar a administração tópica de medicamentos através da pele, estudos investigam aplicação simultânea das técnicas de sonoforese e iontoforese, sendo possível observar um aumento na absorção de vitamina B12, na administração transdérmica de heparina e, no tocante à permeação de cosmecêuticos, como o ácido glutâmico, promoveu aumento da permeabilidade da pele em 240% quando comparado com a utilização isolada de ambas as técnicas.[33]

Na área da Fisioterapia dermatofuncional e estética, o manejo da iontoforese na prática clínica é diversificado, sendo eleita para o tratamento de disfunções estéticas, como: redução de adiposidade localizada, celulite, flacidez tissular e afecções estéticas faciais, para fins de hidratação e revitalização. O fator limitante para sua utilização na área da estética está na escassez de fundamentação sobre os íons para fins cosmecêuticos, dosagens, e tipos de eletrodos disponíveis por inúmeros fabricantes. Com o avanço da cosmetologia foram desenvolvidos produtos que fornecem substâncias com íons de ambas as polaridades, sendo sua eficácia ainda desconhecida. Além disso, atualmente estão disponíveis cosméticos do tipo lipossomados (vesículas lipídicas), que dispensam o uso da corrente direta, provocando menos efeitos colaterais.[34]

CONTRAINDICAÇÕES E PRECAUÇÕES

A iontoforese é contraindicada se houver lesões na pele, alteração de sensibilidade na área a ser tratada, história de reação alérgica ao medicamento ou situações em que a substância seja contraindicada (por exemplo, corticosteroides na gravidez). Devem-se respeitar, também, as restrições ao uso da corrente elétrica contínua, como: região abdominal, pélvica ou lombar de grávidas, presença de metais na área a ser tratada, marca-passo cardíaco, sobre tumores malignos, áreas infectadas (a menos que o tratamento tenha por finalidade a melhora da infecção), presença de trombose ou tromboflebites, sobre o seio carotídeo e nervo vago.

CONSIDERAÇÕES FINAIS

A iontoforese é mais um dos recursos que podem ser utilizados com o objetivo de melhorar a capacidade funcional, dor e potencializar a ação de cosmecêuticos. Porém, devemos sempre nos perguntar se o quadro clínico do paciente necessita da utilização de um procedimento com uso de medicamento. A literatura científica, até o presente momento, nos mostra resultados positivos e outros inconclusivos de acordo com a afecção a ser tratada. Por isso, sempre que for pensar em utilizar a iontoforese, pesquise e veja se há suporte para esse tipo de tratamento.

REFERÊNCIAS BIBLIOGRÁFICAS

1. Belanger A-Y. Therapeutic electrophysical agents: evidence behind practice. 2nd ed. Philadelphia: Lippincott Williams & Wilkins; 2010.
2. Oliveira AS, Guaratini, Castro E. Fundamentação teórica para iontoforese. Rev Bras Fisioter. 2005;9:1-7.
3. Knight K, Draper D. Therapeutic modalities: the art and science. Baltimore, Maryland: Lippincott Williams & Wilkins; 2008.
4. Prausnitz MR, Langer R. Transdermal drug delivery. Nat Biotechnol. 2009;26:1261-8.
5. Gratieri T, Martins G, Fonseca R, Lopez V. Princípios básicos e aplicação da iontoforese na penetração cutânea de fármacos. Quím Nova. 2008;31(6):1490-8.
6. Barry BW. Drug delivery routes in skin: a novel approach. Adv Drug Deliv Rev . 2002 Nov 1;54 Suppl 1:S31-40.
7. Chen T, Langer R, Weaver JC. Skin electroporation causes molecular transport across the stratum corneum through localized transport regions. J Investig Dermatol Symp Proc. 1998 Aug;3(2):159-65.
8. Li LC, Scudds RA. Iontophoresis: An overview of the mechanisms and clinical application. Arthritis Care Res. 1995 Mar;8(1):51-61.
9. Bélanger AY. Therapeutic Electrophysical Agents - Evidence behind practice. 2nd ed. Lupash E, Brittain M (Eds.). Phyladelphia: Lippincott Williams & Wilkins, a Wolters Kluwer business; 2010.
10. Glass JM, Stephen RL, Jacobson SC. The quantity and distribution of radiolabeled dexamethasone delivered to tissue by iontophoresis. Int J Dermatol. 1980;19:519-25.
11. Lai PM, Anissimov YG, Roberts MS. Lateral iontophoretic solute transport in skin. Pharm Res Pharm Res. 1999;16:46-54.
12. Singh P, Roberts MS. Iontophoretic transdermal delivery of salicylic acid and lidocaine to local subcutaneous structures. J Pharm Sci. 1993;82:127-31.
13. Krueger E, Neves EB, Mulinari E, Nohama P. Iontophoresis: principles and applications . 2014;27(3):469-81.
14. Harris PR: Iontophoresis: Clinical research in musculoskeletal inflammatory conditions. J Orthop Sports Phys Ther. 1982;4:109-12.

15. Lakshmanan S, Gupta GK, Avci P, Chandran R, Sadasivam M, Jorge AES, et al. Physical energy for drug delivery; poration, concentration and activation. Adv Drug Deliv Rev. 2014 May;71:98-114.
16. Başkurt F, Özcan A, Algun C. Comparison of effects of phonophoresis and iontophoresis of naproxen in the treatment of lateral epicondylitis. Clin Rehabil Clin Rehabil. 2003;17:96-100.
17. Peplinski S, Irwin K. The clinical reasoning process for the intervention of chronic plantar fasciitis. J Geriatr Phys Ther. 2010;33:141-51.
18. Runeson L, Haker E. Iontophoresis with cortisone in the treatment of lateral epicondylalgia (tennis elbow) - A double-blind study. Scand J Med Sci Sports. 2002;12(3):136-42.
19. Leduc BE, Caya J, Tremblay S, Bureau NJ, Dumont M. Treatment of calcifying tendinitis of the shoulder by acetic acid iontophoresis: A double-blind randomized controlled trial. Arch Phys Med Rehabil. 2003;84(10):1523-7.
20. Mcpoil TG, Martin RL, Cornwall MW, Wukich DK, Irrgang JJ, Godges JJ. Heel pain - Plantar fasciitis: Clinical practice guidelines linked to the international classification of function, disability, and health from the Orthopaedic Section of the American Physical Therapy Association. J Orthop Sports Phys Ther. 2008 Apr;38(4):A1-A18.
21. Michlovitz SL. Is there a role for ultrasound and electrical stimulation following injury to tendon and nerve? J Hand Ther. 2005;18(2):292-6.
22. Neeter C, Thomeé R, Silbernagel KG, Thomeé P, Karlsson J. Iontophoresis with or without dexamethazone in the treatment of acute Achilles tendon pain. Scand J Med Sci Sport. 2003;13:376-82.
23. Gard K, Ebaugh D. The use of acetic Acid iontophoresis in the management of a soft tissue injury. N Am J Sports Phys Ther. 2010;5:220-6.
24. Wang Y, Thakur R, Fan Q, Michniak B. Transdermal iontophoresis : combination strategies to improve transdermal iontophoretic drug delivery. Eur J Pharm Biopharm. 2005 July;60(2):179-91.
25. Kavanagh GM, Oh C, Shams K. BOTOX® delivery by iontophoresis. Br J Dermatol. 2004;151:1093-5.
26. Ebihara M, Akiyama M, Ohnishi Y, Tajima S, Komata KI, Mitsui Y. Iontophoresis promotes percutaneous absorption of L-ascorbic acid in rat skin. J Dermatol Sci. 2003;32(3):217-22.
27. Humbert P. Topical vitamin C in the treatment of photoaged skin. Eur J Dermatol. 2001;11:172-3.
28. Nusgens BV, Humbert P, Rougier A, Colige AC, Haftek M, Lambert CA, et al. Topically applied vitamin C enhances the mRNA level of collagens I and III, their processing enzymes and tissue inhibitor of matrix metalloproteinase 1 in the human dermis. J Invest Dermatol. 2001;116:853-9.
29. Pacini S, Punzi T, Gulisano M, Ruggiero M. Pulsed current iontophoresis of hyaluronic acid in living rat skin. J Dermatol Sci. 2006 Dec;44(3):169-71.
30. Annaswamy TM, Morchower AH. Effect of lidocaine iontophoresis on pain during needle electromyography. Am J Phys Med Rehabil. 2011;90:961-8.
31. Moppett IK, Szypula K YP. Comparison of EMLA and lidocaine iontophoresis for cannulation analgesia. Eur J Anaesthesiol. 2004;21:210-3.
32. Yarrobino TE, Kalbfleisch JH, Ferslew KE PP. Lidocaine iontophoresis mediates analgesia in lateral epicondylalgia treatment. Physiother Res Int. 2009;14:30-41.
33. Park J, Lee H, Lim GS, Kim N, Kim D, Kim YC. Enhanced transdermal drug delivery by sonophoresis and simultaneous application of sonophoresis and iontophoresis. AAPS PharmSciTech. 2019 Jan 29;20(3):96.
34. Redziniak G. Liposomes and skin: past, present, future. Pathol Biol (Paris). 2003 July;51(5):279-81.

CORRENTES DIADINÂMICAS DE BERNARD

CAPÍTULO 4

Carlos Eduardo Pinfildi
Ricardo Luís Salvaterra Guerra

INTRODUÇÃO

As correntes diadinâmicas de Bernard (CDBs) foram criadas na França, no início da década de 1950, pelo dentista Pierre Bernard, com o objetivo de promover analgesia por meio da estimulação elétrica. São correntes produzidas por retificações em semiondas ou ondas completas da corrente elétrica alternada sinusoidal da rede, tornando-a de fluxo unidirecional. Essas correntes também são descritas como pulsos galvanofarádicos, pois foram desenvolvidas utilizando pulsos farádicos (corrente monofásica triangular), com duração de fase de 10 ms, sobre uma base galvânica (corrente contínua).

Existem 5 tipos diferentes de CDBs: difásica fixa (DF), monofásica fixa (MF), modulação em curtos períodos (CP), modulação em longos períodos (LP) e ritmo sincopado (RS). Na realidade, as correntes geradas pelo estimulador são apenas duas: DF e MF, sendo que as demais são apenas modulações geradas pela composição entre essas correntes.

Corrente Difásica Fixa (DF)

A corrente difásica fixa (DF) consiste em uma retificação em ondas completas de 100 Hz, com duração de fase de 10 ms sem intervalo entre os pulsos. A separação dos pulsos ocorre apenas nas cristas das fases (Fig. 4-1). Essa corrente provoca, inicialmente, uma forte sensação de formigamento ou parestesia, no entanto, essa sensação diminui drasticamente em poucos minutos em razão da habituação sensorial ao estímulo.

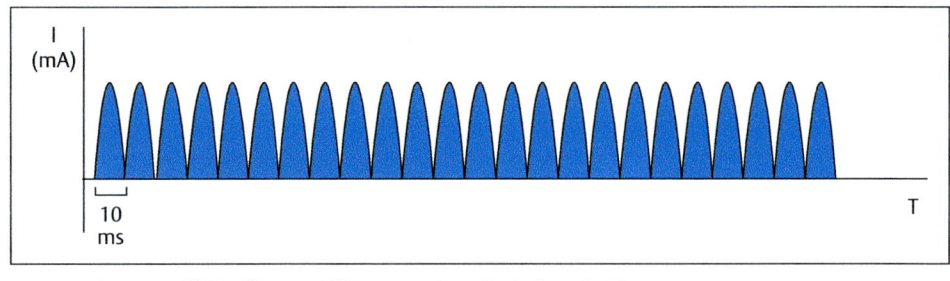

Fig. 4-1. Corrente difásica fixa em 100 Hz com duração de fase de 10 ms.

Corrente Monofásica Fixa (MF)

A corrente monofásica (MF) consiste em uma retificação monofásica fixa em 50 Hz, com duração de fase de 10 ms e intervalo também de 10 ms entre os pulsos (Fig. 4-2). Diferente da corrente DF, a aplicação dessa corrente promove uma sensação de vibração ou, dependendo da intensidade, de leve câimbra gerada eletricamente.

Modulação em Curtos Períodos (CP)

Na modulação em curtos períodos (CP), o equipamento gera uma modulação na frequência de pulsos da corrente, alternando a cada 1 s entre as correntes DF (100 Hz) e MF (50 Hz), sem interrupção do estímulo (Fig. 4-3). A alternância de correntes dessa modalidade é claramente percebida por quem recebe a aplicação.

Modulação em Longos Períodos (LP)

A modulação em longos períodos (LP) consiste em uma corrente MF fixa, que mantém a amplitude (intensidade) constante em 100% do que foi programado pelo terapeuta. Durante 10 s o equipamento emite apenas essa corrente e, na sequência, gera uma segunda corrente MF ocupando o intervalo interpulsos da corrente MF fixa, elevando e reduzindo sua amplitude gradualmente de 0 até 100%, no tempo de 5 s, repetindo esse ciclo sem a interrupção do estímulo (Fig. 4-4).

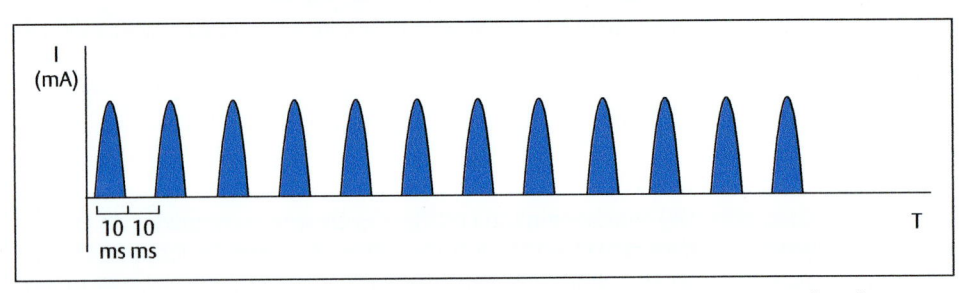

Fig. 4-2. Corrente monofásica fixa em 50 Hz, com duração de fase e intervalo entre os pulsos de 10 ms cada.

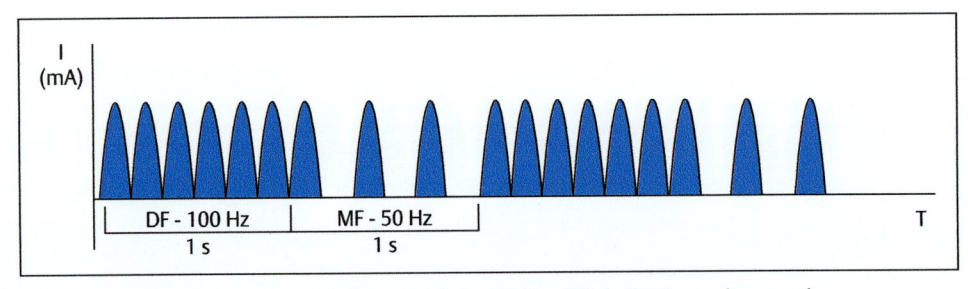

Fig. 4-3. Modulação em curtos períodos com DF de 100 Hz e MF de 50 Hz a cada segundo.

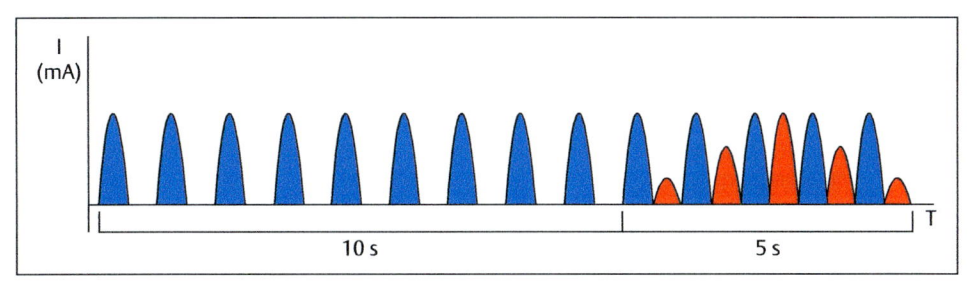

Fig. 4-4. Modulação em longos períodos. Em azul os pulsos da corrente MF com amplitude fixa (10 s), em vermelho a corrente MF com modulação da amplitude (5 s).

Ritmo Sincopado (RS)

A ritmo sincopado consiste em uma corrente MF com 100% de amplitude durante 1 s e 0% de amplitude em 1 s. A sensação do paciente é a mesma descrita para a corrente MF, com interrupções cíclicas do estímulo (Fig. 4-5).

EFEITOS FISIOLÓGICOS DAS CDBS

Os efeitos fisiológicos promovidos pelas CDBs podem ser divididos em três vias: galvanismo, estimulação de vias sensitivas e estimulação de vias motoras. O galvanismo é decorrente do fluxo unidirecional da corrente elétrica e as alterações eletroquímicas que ocorrem nos tecidos dependem do polo da corrente posicionado sobre a lesão. As excitações, sensitiva e motora são decorrentes da estimulação gerada pelos pulsos elétricos sobre os neurônios aferentes e eferentes, respectivamente.

Galvanismo

O galvanismo, também conhecido como efeito polar, é definido como o uso de corrente direta (galvânica) para gerar um campo eletrostático unidirecional constante. As CDBs, por terem fluxo unidirecional de corrente sobre uma base galvânica, também têm a capacidade de gerar o galvanismo e, consequentemente, as alterações eletroquímicas decorrentes desse fenômeno. As correntes elétricas de fluxo unidirecional também são chamadas de correntes polarizadas. Essa denominação é dada, pois nessa modalidade os cabos de saída da corrente do equipamento são identificados como polos, positivo (ânodo) e negativo (cátodo), diferentemente das correntes de fluxo bidirecional, como as utilizadas nos equipamentos de estimulação elétrica nervosa transcutânea (TENS), corrente interferencial, corrente Russa etc.

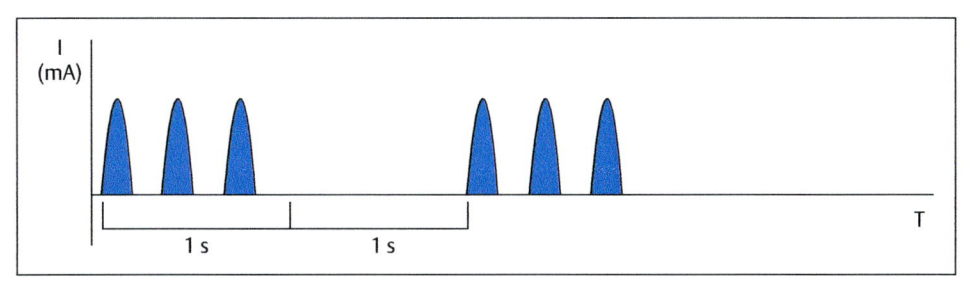

Fig. 4-5. Ritmo sincopado com variação da amplitude com 1 s de tempo entre elas.

Os tecidos orgânicos são formados por soluções e suspenções químicas, nos quais íons, ou seja, átomos carregados eletricamente geram reações químicas constantemente. Ao se aplicar um campo elétrico unidirecional, com intensidade superior a interação elétrica entre os íons nas moléculas, pode-se gerar dissociações moleculares e formação de novos compostos. Assim, o galvanismo tem como principal efeito sobre tecidos a produção de eletrólise, com consequentes efeitos teciduais eletrolíticos.

Outro efeito conhecido do galvanismo sobre os tecidos orgânicos é a galvanotaxia. Essa é definida como o transporte ou migração de células específicas por atração elétrica. A eletrólise e a galvanotaxia ocorrem de formas distintas entre ânodo e cátodo, descritas como atividades anódicas e catódicas. As indicações terapêuticas de cada polo serão descritas mais adiante, de acordo com os objetivos terapêuticos da estimulação elétrica com as CDBs.

Eletrólise

Quando um campo elétrico unidirecional é aplicado sobre uma solução aquosa, como o líquido intersticial dos tecidos corporais, os íons desta solução mover-se-ão através da solução. Sendo assim, os íons negativos (ânions) serão atraídos pelo eletrodo conectado ao ânodo do equipamento, e os íons positivos (cátions) atraídos pelo eletrodo conectado ao cátodo.

Pelo processo de eletrólise, as moléculas de água (H_2O) e de cloreto de sódio (NaCl) são quebradas e liberam íons: $NaCl = Na^+ + Cl^-$ e $H_2O = H^+ + OH^-$. Esses íons livres são atraídos pelos polos da corrente e ao atingirem os eletrodos perdem suas cargas e consequentemente são neutralizados, eletricamente, tornando-se átomos e passam a agir quimicamente no tecido.

No ânodo (polo positivo) ocorre uma reação ácida com a formação de ácido clorídrico (HCl) e liberação de gás oxigênio.

$$2Cl_2 + 2H_2O = 4HCl + O_2$$

No cátodo (polo negativo) ocorre uma reação alcalina com a formação de hidróxido de sódio e liberação de gás hidrogênio (a concentração de íon hidrogênio diminui, elevando o valor do pH).

$$2Na + 2H_2O = 2NaOH + H_2$$

São descritos dois efeitos fisiológicos importantes, secundários aos efeitos da eletrólise e do galvanismo, a eletro-osmose e a alteração metabólica celular.

Na eletro-osmose, também conhecida como endosmose, ocorre o transporte passivo da água, gerado pelas alterações de concentrações iônicas geradas pelo campo elétrico. Esse transporte ocorre pela pressão osmótica gerada, sendo que a água se movimenta a partir do ânodo em direção ao cátodo (maior pressão iônica). Com isso, ocorre uma liquefação do tecido próximo ao polo negativo e uma coagulação tecidual próximo ao polo positivo.

Em relação às alterações do metabolismo celular, sabe-se que nas células que estão sob o eletrodo negativo ocorre um aumento das reações metabólicas, explicado pela hipopolarização da membrana plasmática. O efeito contrário ocorre sob o ânodo, onde as reações metabólicas são reduzidas pela hiperpolarização da membrana plasmática.

Sabe-se que esses efeitos eletrolíticos ocorrem na interface da pele com o eletrodo, pois é nessa área que os íons recebem ou doam os elétrons formando os átomos. Acredita-se que essa reação se propaga para os tecidos subcutâneos adjacentes, mas não é conhecida a real extensão dessa propagação.

Galvanotaxia

Algumas células específicas, como neutrófilos, macrófagos, linfócitos, fibroblastos, queratinócitos e células epidérmicas carregam cargas elétricas, podendo ser mobilizadas dentro de um campo elétrico. Esse transporte celular é denominado galvanotaxia e as células são atraídas pelo polo oposto da corrente elétrica à carga carreada por elas. Os macrófagos e neutrófilos, células responsáveis pelo processo de fagocitose, são atraídos pelo ânodo, assim como as células epidérmicas. Já os linfócitos ativados, presentes quando há infecção, os fibroblastos, mastócitos, plaquetas e queratinócitos são atraídos pelo cátodo.

Nishimura, Isseroff e Nuccitelli, em 1996, demonstraram o efeito de galvanotaxia em um meio de cultura de queratinócitos humanos.[1] Foi observado que a partir de 10 mV/mm ocorreu a atração das células para o cátodo, e conforme a tensão no campo elétrico foi aumentada, a migração dos queratinócitos se tornou mais expressiva. O estudo foi realizado com uma corrente galvânica, no entanto, é importante ressaltar que se o estudo tivesse sido realizado com as CDBs, provavelmente, o efeito seria semelhante, uma vez que ambas são correntes polarizadas.

Estimulação Sensitiva e Motora

As CDBs, por suas frequências de pulso de 50 e 100 Hz, são capazes de disparar potenciais de ação em vias nervosas sensitivas e motoras, o que proporciona sedação dolorosa (analgesia) e outros efeitos neurovegetativos. Por meio da estimulação de vias aferentes mielinizadas, as CDBs promovem analgesia uma vez que ativam o sistema da comporta medular da dor (de forma semelhante ao que ocorre na estimulação com a TENS), e também por ativar centros encefálicos moduladores da dor.

Assim como em todo estímulo sensitivo, o sistema nervoso apresenta habituação sensorial a estímulos elétricos constantes, portanto o paciente passa a percebê-los cada vez mais fracos. No entanto, para melhor efeito analgésico por estimulação elétrica, é necessário que o paciente perceba uma estimulação forte e constante por todo o tempo de aplicação. Nas aplicações de correntes de fluxo bidirecional a habituação sensorial é reduzida com o aumento progressivo da intensidade da corrente durante a aplicação. Porém, por conta dos efeitos eletrolíticos, gerados pelo galvanismo, a utilização de intensidade elevada e tempo prolongado das CDBs aumenta-se o risco de queimadura química da pele sob os eletrodos. Assim, considera-se que as modulações CP e LP são mais indicadas para o controle da dor, pois a variação da frequência de pulso gerada faz com que a habituação sensorial seja minimizada, melhorando a percepção do estímulo com intensidades mais baixas de corrente.

A estimulação com CDBs também pode atingir o limiar de excitação de fibras eferentes motoras, gerando leves contrações musculares. O principal efeito fisiológico desta estimulação motora é um aumento no fluxo sanguíneo local, proporcionando maior oferta de nutrientes ao tecido. Além disso, favorece a drenagem de mediadores químicos da inflamação e a reabsorção de edemas e hematomas, com consequente redução da dor.

É importante observar que o limiar de excitação elétrica das vias sensitivas é mais baixo que o das vias motoras, ou seja, é necessária maior intensidade de corrente para se obter contração muscular, do que para o paciente sentir a corrente. Assim, nos casos onde a contração muscular não é interessante, como por exemplo, em uma lesão muscular aguda, é necessário um posicionamento adequado dos eletrodos e o controle da intensidade da corrente para que haja bom estímulo sensitivo, sem gerar excitação das vias motoras.

APLICABILIDADE E EVIDÊNCIAS CIENTÍFICAS

O uso das CDBs varia muito entre os diferentes países. Em alguns países como Estados Unidos e Reino Unido, por exemplo, essas correntes são praticamente desconhecidas, enquanto em alguns países europeus são mais populares. No Brasil, as CDBs foram uma das correntes mais utilizadas pelos fisioterapeutas no ambiente clínico nos anos 1990, porém com o passar do tempo houve uma diminuição do uso. Isso se deve a diversos fatores dentre eles: a polarização da corrente, leves queimaduras químicas na pele do paciente pelo aumento excessivo de amplitude da corrente (intensidade) e pela inabilidade do terapeuta com o equipamento, pela escassez de literatura científica e diminuição da fabricação das correntes pelas empresas. Esse conjunto de fatores fez com que cada vez menos as CDBs fossem utilizadas e comercializadas.

Na última década, a literatura vem apresentando um aumento no número de estudos científicos com o uso das CDBs, principalmente sobre efeitos analgésicos em dores crônicas. Porém, a literatura em língua inglesa é pequena e ainda com fracas evidências.

Em um estudo realizado por Ratajczak *et al.* (2011) foi comparada a efetividade das CDBs *versus* TENS aplicadas por um período de 2 semanas em pacientes com dor lombar crônica.[2] Para as CDBs foram escolhidas a DF como primeira corrente por ser a mais rápida para superar a resistência da pele e pelo seu efeito analgésico. Em seguida, a MF foi a corrente de escolha para preservar a sensação de anestesia. As correntes LP e CP também foram utilizadas em razão do seu efeito analgésico.[2] O tempo total das CDBs foi de 10 minutos sendo: DF 2 minutos, MF 3 minutos, LP 3 minutos, e CP 2 minutos. A intensidade era dependente da sensibilidade do paciente, porém a média utilizada foi de 15 mA. Como pode-se observar, a intensidade da corrente deve ser ajustada até que o paciente relate uma sensação de parestesia clara e tolerável, porém confortável. Na aplicação dessas correntes, a intensidade não deve ser aumentada até a sensação máxima tolerada, visto que há risco de queimaduras químicas na pele. Nesse caso, os eletrodos foram colocados em pontos de dor típicos da dor lombar crônica, segundo os autores.[2] Já a TENS foi utilizada na modalidade convencional por 30 minutos com alternância da frequência de 10 Hz nos primeiros 10 minutos para 100 Hz nos últimos 20 minutos. Ambos os grupos de tratamento apresentaram melhora significativa da dor, porém não houve diferença na comparação entre os grupos. Esse estudo mostrou que o efeito analgésico foi em média de 2,5 pontos na escala de dor.[2] Deve-se levar em consideração que o tempo de aplicação de ambos os recursos são diferentes em 20 minutos (10 min CDBs e 30 min TENS).

Outro estudo realizado em 2017 pelos autores Sayilir e Yildizgoren também comparou a TENS *versus* CDBs em pacientes com dor lombar crônica.[3] Como podemos observar, as comparações entre TENS e CDBs são frequentes, pelo fato de ambas as formas de estimulação elétrica apresentarem efeito analgésico. Porém, a literatura científica apresenta uma lacuna importante em relação à eficácia analgésica das CDBs. Dessa forma, os autores estudaram 55 pacientes em dois grupos com terapias das correntes citadas acima. Os tratamentos foram realizados durante 10 sessões em 2 semanas (5 dias por semana). A TENS foi utilizada com 100 Hz de frequência, 60 microssegundos de duração do pulso, limiar sensorial e por 30 minutos. Dois eletrodos foram posicionados transversalmente sobre a região paravertebral. As CDBs foram utilizadas com DF 2 min, CP 3 min e LP 3 min. Os resultados mostraram que tanto a TENS quando as CDBs melhoraram a dor dos pacientes em repouso ou durante as atividades que causavam a pior dor. Um dos pontos críticos desse estudo foi que ambos os grupos receberam *hot packs* por 30 minutos e ultrassom por 5 minutos em todas as sessões.[3] Esse viés é relatado pelos autores como um possível confundidor para resultados de dor.

Heggannavar *et al.* (2015) também observaram efeitos positivos para CDBs quando comparada a estimulação elétrica nervosa por microcorrente *"Microcurrent electrical nerve stimulation"* (MENS) em pacientes com dor calcânea.[4] Os autores relataram que o uso das CDBs é efetivo para redução da dor e deveria ser utilizado com mais frequência no manejo da dor.

Como se pode observar, não há um consenso sobre quais modalidades das CDBs utilizar. A sequência das correntes geralmente varia entre a DF, CP e LP e em alguns casos a MF. Essa liberdade em relação à escolha das correntes é favorável ao fisioterapeuta, que pode considerar o *feedback* do paciente em relação à dor. A única predominância observada na literatura é que a corrente DF é a primeira corrente de escolha para iniciar a sessão.

Em um estudo comparativo e duplo cego realizado por Ebadi *et al.* (2018) foi demonstrado que o uso das CDBs quando comparado à TENS, em pacientes com dor lombar crônica não específica, não apresentou resultados significantes em relação a dor.[5] Os autores tinham como objetivo avaliar qual das correntes poderia levar à analgesia de forma rápida nos primeiros 20 minutos e 48 horas após a intervenção. Os pacientes do grupo CDB receberam 5 min de LP seguidos de 5 min de CP. A TENS foi utilizada por 15 min, com frequência de 120 Hz e 100 microssegundos de duração de pulso. Ao se avaliar o limiar de dor por pressão, pôde-se notar que tanto o grupo TENS quanto CDBs aumentaram o limiar de dor, porém a TENS continuou com o aumento do limiar de dor por pressão até 48 h.[5]

As aplicações das CDBs estão relacionadas com a dor e com o reparo tecidual como, por exemplo, em casos de braquialgia, ciatalgia, síndrome do túnel do carpo, epicondilalgia e tendinopatias. As lesões com comprometimento nervoso respondem positivamente às CDBs e as lesões tendíneas podem evoluir no processo analgésico e com algumas dúvidas quanto à resposta em relação ao reparo tecidual. Os efeitos das CDBs estão relacionados com o galvanismo (explicado anteriormente) e aos efeitos sob cada polo utilizado no local da lesão.

As diferentes CDBs permitem que as frequências variem, o que interfere diretamente na escolha das correntes para terapia. Por isso, os estudos não apresentam uma sequência predominante e sim o uso de acordo com o entendimento de cada terapeuta. Por exemplo: se utilizarmos o eletrodo positivo como eletrodo ativo e o negativo como dispersivo, a escolha inicial se dará pela polaridade e depois pelo tipo das CDBs. Dessa forma, após a escolha da polaridade define-se a frequência mais adequada ao caso clínico. Os estudos com CDBs não vêm buscando o entendimento nas comparações entre as diferentes CDBs e sim o efeito da combinação entre elas. Com isso, podemos ressaltar que a resposta do paciente mediante a aplicação é fundamental na manutenção ou alteração da composição das CDBs.

Sob a ótica dos efeitos polares, historicamente o polo positivo é utilizado para analgesia (sedativo) e o polo negativo para estimular ou excitar o tecido alvo. Porém, ainda é questionável se somente o polo positivo geraria efeito sedativo. Os estudos não têm demonstrado interesse nesse tópico ao comparar as CDBs com outras terapias. Como visto, as CDBs possuem um efeito analgésico importante e aumento do fluxo sanguíneo, tanto para o polo positivo quanto para o negativo, sendo o aumento de fluxo mais pronunciado no polo negativo. Esse fato pode contribuir para a analgesia por meio da remoção de substâncias algogênicas e pelo estímulo do reparo tecidual.

O polo positivo em dor aguda (lesão inicial) é recomendado, segundo os livros que abordam as CDBs, utilizando DF, CP, MF e LP. Segundo Martín (2008), o polo positivo pode reduzir o metabolismo, nível de líquidos, reduzir a sensibilidade nervosa, gerando analgesia em momentos que o metabolismo se encontra exacerbado.[6] O polo negativo estimula o local da lesão produzindo, também, analgesia em casos de tecidos cronificados e com origem de dor química por acúmulos de catabólitos.

Dibai-Filho *et al.* (2017) estudaram o efeito das CDBs e do ultrassom estático associado à terapia manual em pacientes com *trigger points* miofasciais no pescoço.[7] As avaliações foram 48 horas após a primeira sessão e 48 horas após a décima sessão por meio de limiar de dor por pressão. O uso das CDBs foi de 4 minutos para DF e 6 minutos para CP com eletrodo negativo sobre o ponto miofascial de dor e o positivo entre as escápulas. Foi visto que a adição tanto do ultrassom quanto das CDBs não trouxe melhora adicional à terapia manual nesses pacientes.[7]

APLICABILIDADE PRÁTICA DAS CDBs

Alguns aspectos práticos são importantes para se obter um resultado satisfatório na estimulação por CDBs, como: eletrodos, locais de aplicação, intensidade da corrente, tempo de aplicação e frequência do tratamento.

Eletrodos

Para a aplicação das CDBs pode-se utilizar eletrodos metálicos (alumínio ou malha de aço) ou de liga de silicone-carbono. Porém, como as CDBs são correntes de fluxo unidirecional e geram alterações eletroquímicas nos tecidos, como já visto anteriormente, exigem que os eletrodos não sejam aplicados diretamente sobre a pele. Recomenda-se, portanto, o posicionamento de uma esponja vegetal ou uma compressa de gaze umedecida em água ou solução fisiológica sobre o local da aplicação, e em seguida o eletrodo sobre essa compressa.

A água ou a solução fisiológica contém eletrólitos que participam das reações de neutralização dos íons sobre a pele, minimizando o risco de queimaduras químicas. A esponja ou compressa de gaze deve ser ao menos 1 cm maior que o eletrodo em todos os lados, conforme mostrado na Figura 4-6, para que não haja risco de as bordas do eletrodo encostarem-se à pele.

Pela ocorrência do galvanismo, o desgaste dos eletrodos durante o uso das CDBs é mais significativo quando comparado com o uso de correntes de fluxo bidirecional. Os íons dos eletrodos são transferidos para as áreas de aplicação por atração elétrica, assim, eletrodos desgastados se tornam cada vez mais resistentes ao fluxo elétrico, criando áreas de menor condutibilidade e aumentando o risco de lesões na pele. É necessário, portanto, avaliar periodicamente a resistência do eletrodo e substituí-lo sempre que necessário. Recomenda-se que não se utilizem eletrodos que apresentem resistência superior a 400 Ohms.

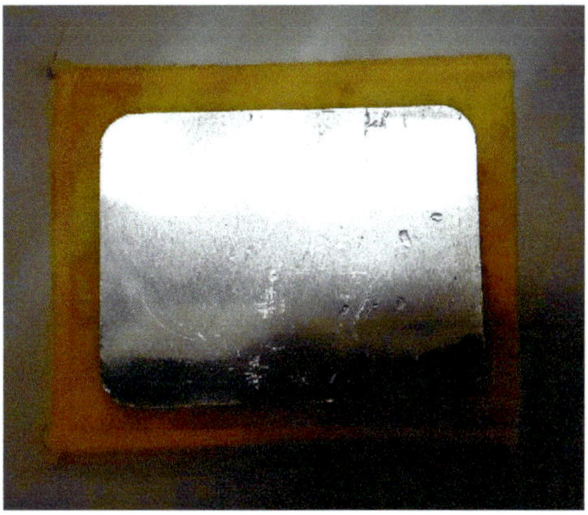

Fig. 4-6. Esponja vegetal úmida sobressaindo 1 cm em todos os lados do eletrodo de alumínio. (Fonte: próprio autor.)

Os eletrodos metálicos, apesar de geralmente serem mais caros, são mais vantajosos para esse tipo de corrente, pois sua durabilidade é muito superior à dos eletrodos de silicone-carbono. A Figura 4-7 mostra a resistência apresentada pelos dois tipos de eletrodos, tanto novos, quanto já com determinado tempo de uso. A Figura 4-7a apresenta um eletrodo de silicone-carbono novo. Nesse, é verificada uma resistência de 70 Ohms (escala do multímetro até 20 kOhms). Já a Figura 4-7c apresenta um eletrodo novo de alumínio em que a resistência apresentada é de 1,3 Ohms (escala do multímetro até 200 Ohms). Na Figura 4-7b observamos um eletrodo de silicone-carbono já muito desgastado, com resistência de 1.440 Ohms, devendo ser descartado. A Figura 4-7d apresenta a verificação de um eletrodo de alumínio já utilizado em várias aplicações, mas mesmo assim apresenta apenas 3,1 Ohms, resistência ainda muito inferior à do eletrodo de silicone carbono novo.

Outro aspecto importante para minimizar o risco de queimaduras químicas é a correta fixação dos eletrodos, utilizando fitas adesivas ou elásticas. Toda a área dos eletrodos deve estar em contato com a pele, pois em áreas de mau contato não há boa transmissão da corrente, diminuindo a área efetiva do eletrodo. Seguindo essa recomendação, deve-se tomar cuidado com as proeminências ósseas, pois dificultam a correta fixação dos eletrodos.

Locais de Aplicação

Como será visto mais a frente, o tamanho dos eletrodos influencia na distribuição da corrente e consequentemente na produção dos efeitos fisiológicos. Assim, as aplicações de estimulação elétrica podem ser realizadas de forma bipolar (dois eletrodos de mesmo tamanho que são considerados ativos), ou de forma monopolar (eletrodos de tamanhos diferentes, sendo que o menor é considerado ativo e o maior dispersivo). O local onde é feita a aplicação dos eletrodos e a escolha do polo da corrente que é conectado ao eletrodo, que se encontra na área de tratamento (eletrodo ativo), dependem do objetivo da terapia. Para obter efeito de analgesia é recomendada a aplicação bipolar, com ambos os eletrodos localizados nas regiões dolorosas, aumentando-se assim a efetividade da estimulação. Apesar do princípio do galvanismo descrever uma redução da atividade metabólica e elétrica das terminações nervosas submetidas à estimulação do ânodo, o que sugeriria maior efeito analgésico deste polo, a literatura apresenta boa efetividade analgésica de ambos os polos, o que, possivelmente, está relacionado com a estimulação sensitiva das

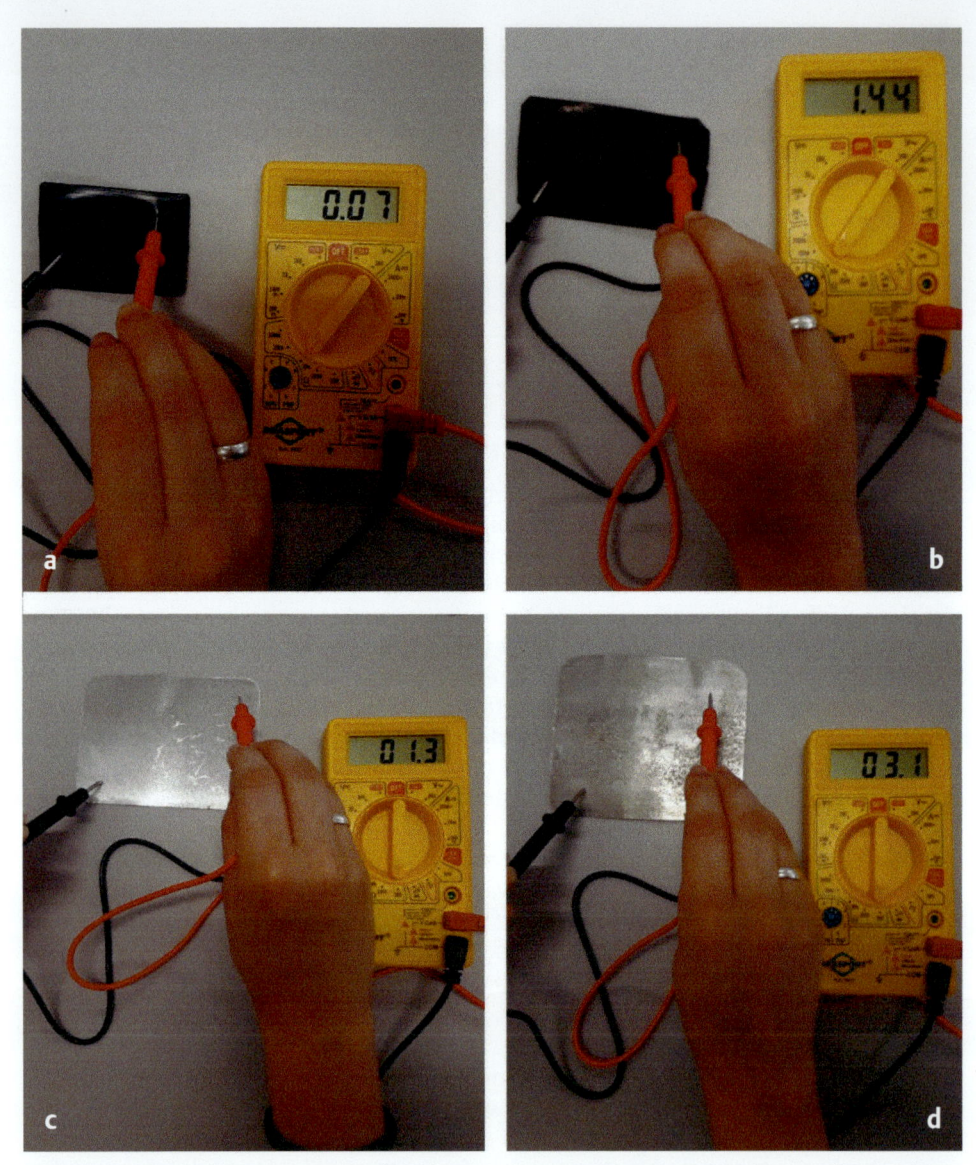

Fig. 4-7. Verificação da resistência dos eletrodos: (**a**) silicone-carbono novo, (**b**) silicone carbono usado, (**c**) alumínio novo e (**d**) alumínio usado.

fibras mielinizadas e não às alterações eletroquímicas. Para analgesia, a maioria dos trabalhos utilizam as correntes DF, CP e LP, mas não apresentam uma justificativa para a escolha. Para isso, o *feedback* do paciente sempre será crucial para mudanças na tomada de decisão sobre a corrente que desejamos utilizar. Lembre-se que por mais que a literatura mostre que a analgesia ocorre com os três tipos de correntes citadas acima, nem sempre todos os pacientes responderão com efetividade a todas elas.

Nos casos de processo inflamatório agudo, em que se deseje a redução do exsudato, recomenda-se a aplicação monopolar, com o eletrodo ativo sobre a região afetada, conectado ao polo positivo da corrente, e o eletrodo dispersivo fixado na região proximal ao eletrodo ativo, conectado ao polo negativo, seguindo a corrente de retorno vascular. Pelo princípio da eletro-osmose o líquido será drenado do ânodo em direção ao cátodo.

Para a estimulação de lesões crônicas, tanto para fazer liquefação do tecido reduzindo aderências, quanto para estimular o reparo tecidual, está indicado o uso do polo negativo da corrente, pois com o cátodo se consegue atração da água e aumento nos níveis de íons Na^+, K^+ e Ca^{++}, aumentando a atividade elétrica dos tecidos. Porém, vários trabalhos de reparo de úlceras cutâneas utilizando correntes de fluxo unidirecional (não especificamente as CDBs) recomendam a utilização do polo positivo a partir do quarto dia de tratamento, considerando que pela galvanotaxia realiza-se a atração de células epidérmicas com o ânodo.

Intensidade da Corrente

Não existe valor de referência para a intensidade da corrente, pois existem dois fatores que influenciam na intensidade utilizada: o tamanho dos eletrodos e a sensibilidade do paciente.

Um dos fatores determinantes para a efetividade do tratamento é a densidade de corrente, ou seja, a intensidade da corrente dividida pela área do eletrodo, medida em mA/cm^2.

A literatura apresenta que densidades de corrente entre 0,1 e 0,3 mA/cm^2 são efetivas para gerar os efeitos fisiológicos decorrentes do galvanismo. Assim, se utilizarmos, por exemplo, um eletrodo ativo retangular de dimensões 7 × 7 cm, sua área é de 49 cm^2, sendo necessário intensidade média da corrente (I_{RMS}) variando entre 4,9 e 14,7 mA.

Quando se pensa em efeito analgésico, o fator mais importante é a estimulação das vias sensitivas mielinizadas. A intensidade da corrente dependerá da sensibilidade do paciente, que deverá referir um estímulo forte, porém confortável. Contudo, por se tratar de corrente de fluxo unidirecional, que gera alterações eletroquímicas nos tecidos, com o risco de queimadura química, recomenda-se que para o ânodo a densidade de corrente não ultrapasse 1 mA/cm^2, e para o cátodo não ultrapasse 0,5 mA/cm^2 (esses valores de densidade devem ser calculados considerando-se a intensidade média de corrente [I_{RMS}]). Vale ressaltar que se for o primeiro contato do paciente com a corrente, a primeira sessão será fundamental para que haja confiança no terapeuta e que o paciente entenda a sensação exata que é desejada. Talvez, no primeiro momento, a intensidade não chegue à sensação desejada pelo terapeuta. No entanto, a primeira sessão é válida como forma de familiarização do paciente com a corrente.

Quando se realiza estimulação sensitiva, em especial com correntes elétricas de frequência constante, ocorre a habituação sensorial ao estímulo, fazendo com que, após alguns minutos de aplicação, o paciente passe a perceber o estímulo de forma menos intensa, ou até deixe de senti-lo. Quando isso ocorre, pode-se elevar a intensidade da corrente, porém, pelo risco de se gerar altas densidades de corrente, é mais seguro trocar a corrente utilizada quando o paciente referir redução da percepção do estímulo. Por isso, os estudos sempre utilizam mais de um tipo de corrente em uma mesma aplicação.

Tempo de Aplicação

A literatura recomenda que as aplicações de CDBs não tenham tempo total superior a 15 minutos, pois tempos superiores aumentam o risco de lesões na pele sob os eletrodos. O tempo de aplicação de cada corrente varia de 2 a 6 minutos na maioria dos trabalhos, sendo que nas correntes DF e MF, nas quais não há variação da frequência e consequentemente maior ocorrência de habituação sensorial, utilizam-se tempos mais curtos, de no máximo 4 minutos; e nas correntes CP e LP, que apresentam variações de frequência, tempos mais longos entre 5 e 6 minutos.

REFERÊNCIAS BIBLIOGRÁFICAS
1. Nishimura KY, Isseroff RR, Nucciteili R. Human keratinocytes migrate to the negative pole in direct current electric fields comparable to those measured in mammalian wounds. J Cell Sci. 1996;109:199-207.
2. Ratajczak B, Hawrylak A, Demidaś A, Kuciel-Lewandowska J, Boerner E. Effectiveness of diadynamic currents and transcutaneous electrical nerve stimulation in disc disease lumbar part of spine. J Back Musculoskelet Rehabil. 2011;24:155-9.
3. Sayilir S, Yildizgoren MT. The medium-term effects of diadynamic currents in chronic low back pain; TENS versus diadynamic currents: a randomised, follow-up study. Complement Ther Clin Pract. 2017;29:16-9.
4. Heggannavar AB, Ramannavar PR, Bhodaji SS. Effectiveness of diadynamic current and mens in heel pain: a randomized clinical trial. Int J Physiother Res. 2015;3:992-8.
5. Ebadi S, Ansari NN, Ahadi T, Fallah E, Forogh B. No immediate analgesic effect of diadynamic current in patients with nonspecific low back pain in comparison to TENS. J Bodyw Mov Ther. 2018;22:693-9.
6. Martín R. Electroterapia en fisioterapia. 2nd ed. Editora Medica Panamericana; 2008.
7. Dibai-Filho AV, de Oliveira AK, Girasol CE, Dias FRC, Guirro RR de J. Additional effect of static ultrasound and diadynamic currents on myofascial trigger points in a manual therapy program for patients with chronic neck pain. Am J Phys Med Rehabil. 2017;96:243-52.

ESTIMULAÇÃO ELÉTRICA PARA CICATRIZAÇÃO DE FERIDAS

CAPÍTULO 5

Érika Patrícia Rampazo da Silva
Richard Eloin Liebano

TECIDO CUTÂNEO

A pele é o maior órgão do corpo humano e possui a importante função de manutenção do equilíbrio homeostático corporal.[1] É responsável pela proteção contra forças mecânicas, infecções, desequilíbrio de fluidos e desregulação térmica.[1] O tecido cutâneo humano apresenta uma diferença de potencial elétrico gerado pelo movimento de íons, principalmente Ca^{2+}, Na^+, K^+ e Cl^-, que é conhecido como "bateria cutânea".[2,3] Observa-se potenciais negativos na epiderme em relação à derme e a média da diferença de potencial é de 23 ± 9 mV[4] (Fig. 5-1).

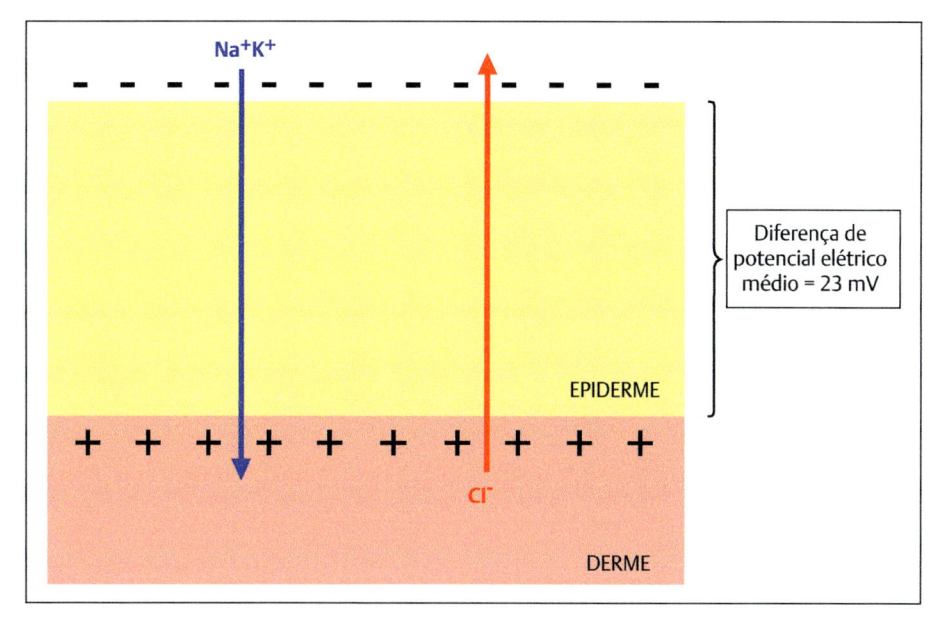

Fig. 5-1. Bateria cutânea. Tecido cutâneo sem lesão no qual pode ser observado o movimento de íons Na^+, K^+ e Cl^- que gera uma diferença de potencial elétrico endógeno médio de 23 mV.

FERIDAS E CICATRIZAÇÃO

Diante de uma lesão tecidual (ferida), o corpo humano tem condições de estimular o reparo com a finalidade de manter a homeostase na pele,[5] portanto, o processo cicatricial é iniciado e consiste em um evento complexo que tem o desafio de restaurar a pele ao seu estado normal.[6] Diversos fatores, como doenças sistêmicas, podem dificultar esse processo e a lesão na pele pode tornar-se crônica e, assim, comprometer significativamente a qualidade de vida do paciente além de gerar altos custos.[7] De acordo com a extensão da lesão pode haver um prejuízo na evolução do processo cicatricial. Sendo assim, diversos tratamentos têm sido estudados com o intuito de favorecer o reparo tecidual destas lesões.

Logo após a lesão, íons carregados positivamente se movem em direção à ferida e há formação de uma corrente entre a pele intacta e os tecidos lesionados a qual chamamos de corrente de lesão (Fig. 5-2).[3,5] Essa corrente de lesão é mensurável de 2 a 3 mm ao redor da ferida e apresenta um potencial elétrico de 10 a 60 mV direcionado à ferida, com o polo negativo no centro da ferida e o polo positivo na borda.[3] Essa corrente é sustentada em um ambiente úmido e cessa se a ferida secar, dificultando o processo de cicatrização.[3] Acredita-se que essa corrente de lesão associada à secreção de citocinas estimule o processo de cicatrização, pois favorece a migração e a proliferação celular para o local da lesão.[5] Dentro do processo de cicatrização ocorre aumento da demanda metabólica uma vez que diversas células inflamatórias, quimiocinas, citocinas, moléculas da matriz e nutrientes são direcionados para o local da lesão.[6] Estes processos ocorrem simultaneamente e são divididos em 4 fases inter-relacionadas: hemostasia, inflamatória, proliferativa e de remodelamento ou maturação[7] (Fig. 5-3).

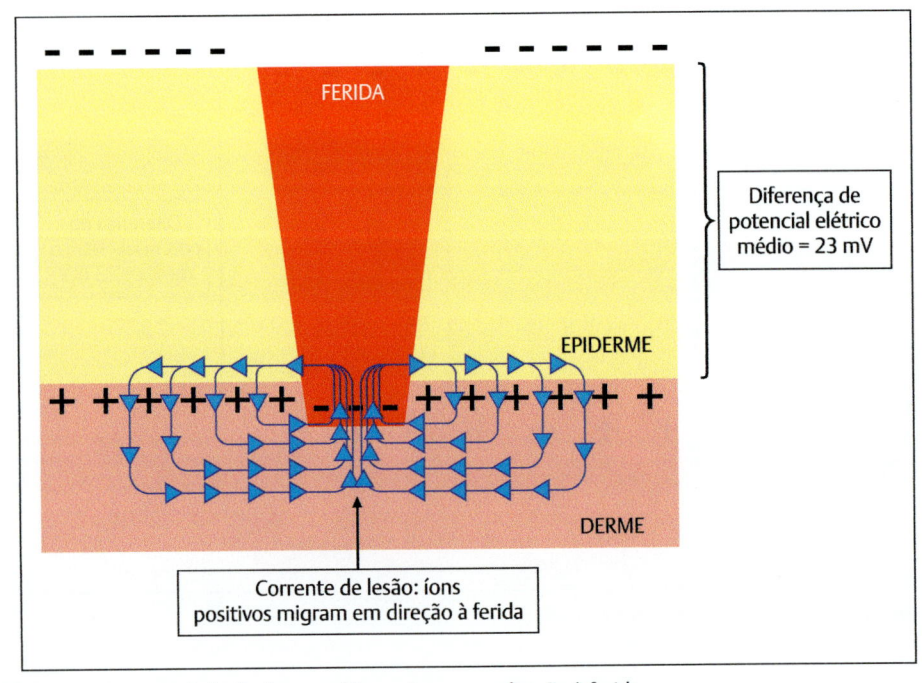

Fig. 5-2. Corrente de lesão: íons positivos migram em direção à ferida.

FASE DE HEMOSTASIA

LESÃO TECIDUAL → HEMORRAGIA → VASOCONSTRIÇÃO

COAGULAÇÃO → LIBERAÇÃO DE MEDIADORES QUÍMICOS

FASE INFLAMATÓRIA

RESPOSTA VASCULAR

VASODILATAÇÃO

↑ PERMEABILIDADE VASCULAR

RESPOSTA CELULAR

NEUTRÓFILOS MACRÓFAGOS

LINFÓCITOS

FAGOCITOSE

IMUNIDADE CELULAR PRODUÇÃO DE ANTICORPOS

FASE PROLIFERATIVA

CÉLULAS EPITELIAIS
EPITELIZAÇÃO

CÉLULAS ENDOTELIAIS
ANGIOGÊNESE

FIBROBLASTOS
MATRIZ EXTRACELULAR

FASE DE REMODELAMENTO

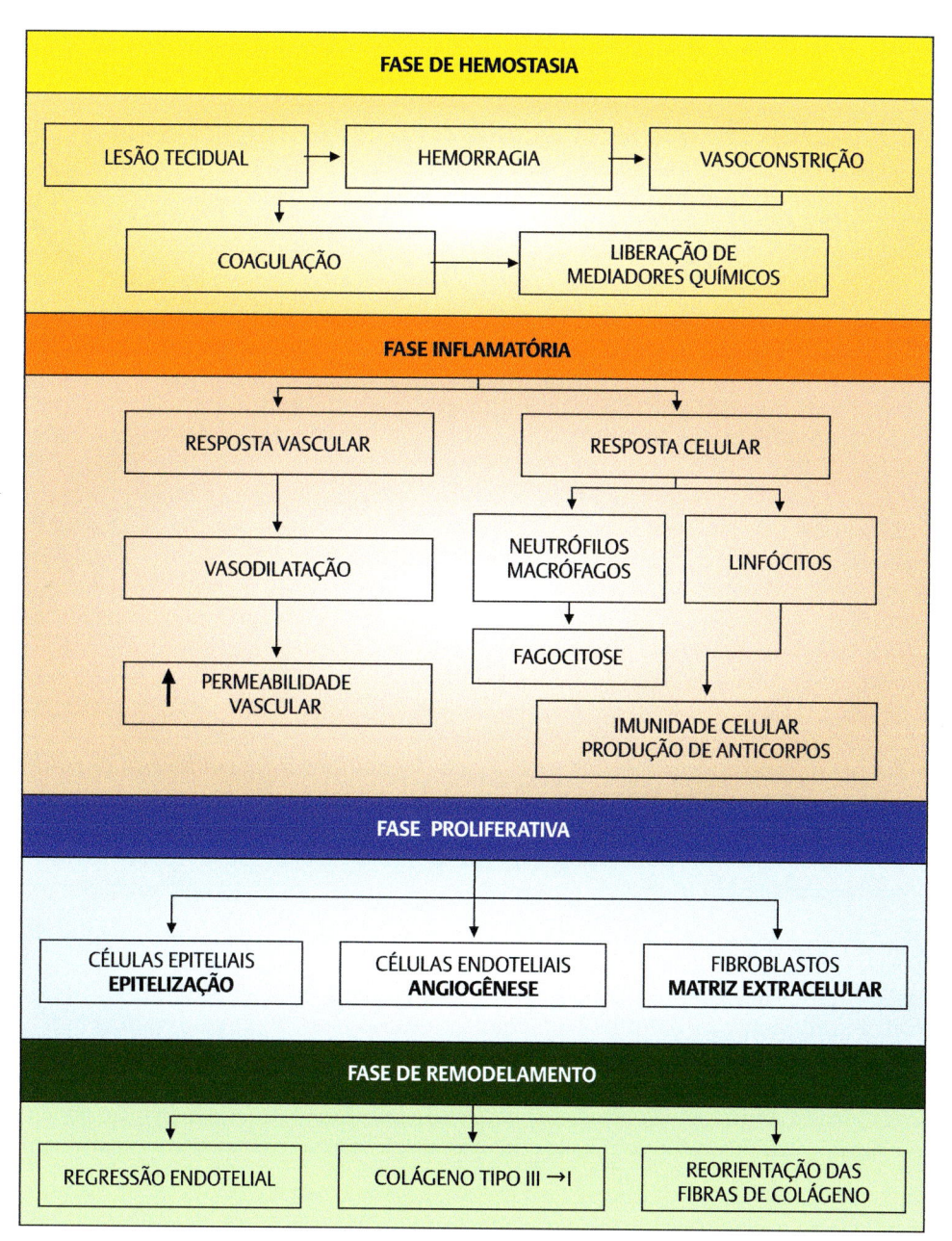

REGRESSÃO ENDOTELIAL

COLÁGENO TIPO III → I

REORIENTAÇÃO DAS FIBRAS DE COLÁGENO

Fig. 5-3. Fases da cicatrização.

- *Fase de hemostasia:* após um trauma tecidual há, inicialmente, hemorragia e perda de fluidos em decorrência da lesão vascular[8] e a fase hemostática tem como finalidade a cessação do sangramento. Sendo assim, logo após a lesão ocorre vasoconstrição, fechamento dos vasos e o endotélio lesionado estimula o processo de coagulação (adesão de plaquetas) para evitar a perda de sangue adicional.[3,8] A coagulação auxilia no processo de homeostase uma vez que as plaquetas geram mediadores químicos para induzir a agregação adicional de plaquetas e liberam grânulos que contêm fatores de crescimento[6] que atraem células como neutrófilos e monócitos e, assim, desencadeiam a fase inflamatória.[3]
- *Fase inflamatória (1 a 3 dias – fase aguda; 10 a 14 dias fase subaguda):* na fase inflamatória estão presentes os sinais de calor, dor, rubor e edema e esta é dividida em resposta vascular e celular.[3,8] Quanto à resposta vascular, a fase de vasoconstrição é seguida por uma fase de vasodilatação e aumento da permeabilidade vascular, permitindo um maior volume de sangue e que mais células de defesa circulantes sejam recrutadas.[3,6,9] Neutrófilos, macrófagos e linfócitos são atraídos para o local da lesão para auxiliarem na destruição de bactérias, fagocitose de organismos patogênicos, degradação de detritos e secreção de citocinas e fatores de crescimento. Além disso, favorecem a angiogênese, fibroplasia, síntese da matriz extracelular, imunidade celular, produção de anticorpos e estimulam a formação do tecido de granulação, que são importantes para a fase seguinte, a fase proliferativa.[3,6,7]
- *Fase proliferativa (4° dia até 2ª/3ª semana):* a fase proliferativa é marcada pela presença de células epiteliais que têm como função restaurar a camada epidérmica (reepitelização) e células endoteliais que estimulam a formação de capilares (angiogênese). Adicionalmente, ocorre a ativação de fibroblastos que contribuem para a formação de tecido de granulação e deposição de colágeno (tipo III inicialmente), elastina e proteínas da matriz extracelular que são essenciais para a fase de remodelamento.[6,7]
- *Fase de remodelamento (a partir da 3ª semana e pode oscilar em um período de meses a anos):* esta fase também é conhecida como fase de maturação e é marcada, principalmente, pela substituição do colágeno tipo III em colágeno tipo I e reorientação das fibras de colágeno.[6-8] A rede de capilares passa a regredir e o tecido recupera parte de sua força pré-lesão (70-80%).[6,7]

A ferida pode ser considerada aguda ou crônica. A ferida aguda progride dentro do processo normal de cicatrização.[7] A ferida é considerada crônica quando o processo de cicatrização se torna deficiente e a ferida persiste por mais de 30 dias.[2,7] Diversos fatores podem contribuir para deficiência do processo de cicatrização: redução da oxigenação, inflamação crônica, senescência de fibroblastos, níveis críticos de citocinas, redução dos níveis de fatores de crescimento e seus respectivos receptores, atividade anormal de metaloproteinases da matriz, colonização de bactérias e infecção.[7,10] As feridas crônicas podem ser classificadas de acordo com a sua etiologia: insuficiência arterial ou venosa, diabetes e feridas relacionadas com a pressão.

- *Úlceras por insuficiência arterial:* presentes nas extremidades distais, locais de trauma ou proeminências ósseas. São dolorosas, secas ou necróticas com tecido de granulação deficiente e comuns em fumantes, diabéticos, hipertensos ou pacientes com hiperlipidemia.[7]
- *Úlceras por insuficiência venosa:* normalmente estão localizadas entre a metade inferior da perna e os maléolos, associadas a edemas, eczemas venosos e lipodermatoscleroses, além da presença ou não de dor, dor após períodos na mesma posição e sensação de peso na perna.[7]

- *Úlceras no pé diabético:* acometem superfícies plantares, locais de trauma repetitivo e aumento de pressão, etiologia associada à neuropatia periférica ou alterações angiopáticas. Podem apresentar como sintomas anestesia distal ou parestesia de diabetes neuropática e claudicação.[7]
- *Úlceras por pressão:* geralmente ocorrem sobre proeminências ósseas e afetam até 5% dos pacientes hospitalizados.[7]

FATORES QUE PODEM AFETAR A CICATRIZAÇÃO

O processo de cicatrização da ferida pode ser prejudicado por fatores locais ou sistêmicos (Fig. 5-4):

- *Fatores locais:* os fatores locais estão relacionados com a presença de resíduos estranhos como tecido necrótico no leito da ferida, bactérias, infecção local, hipóxia tecidual, doença vascular (venosa ou arterial), neuropatia, tensão, trauma repetitivo e/ou radiação. Estes fatores prejudicam a cicatrização, pois podem exacerbar o processo inflamatório ou, ainda, impedir a deposição e formação correta de colágeno.[3,7]
- *Fatores sistêmicos:* os fatores sistêmicos estão relacionados com: idade, desnutrição, obesidade, tabagismo, etilismo, radioterapia, uso de medicamentos como corticosteroides, drogas antineoplásicas ou imunossupressoras, colchicina ou penicilamina, e doenças como diabetes melito, deficiências vitamínicas, hipotireoidismo, doenças hereditárias (síndrome de Ehler-Danlos), alterações da coagulação, queimaduras, sepse e insuficiência hepática, renal ou respiratória.[3,7]

AVALIAÇÃO DA FERIDA

História do Paciente

A avaliação do paciente com uma ferida crônica consiste na coleta de dados como: história da doença atual, tempo de início e localização da ferida, presença de trauma, processo de cicatrização, sinais e sintomas como dor ou anestesia.[7] É importante saber quais os tratamentos que já foram realizados e como a ferida tem sido cuidada, quais medicamentos já foram ou estão sendo utilizados.[7] Também é relevante investigar se existe histórico familiar de trombose ou doença reumatológica, pois sugerem risco de hipercoagulabilidade e uma causa autoimune, respectivamente.[7] Também deve-se considerar o estilo de vida do paciente, pois se este estiver vinculado ao uso de álcool, drogas ou tabaco, estes contribuem para um estado de desnutrição que prejudicam o processo de cicatrização.[7]

FATORES LOCAIS	FATORES SISTÊMICOS
• Infecção • Hipóxia tecidual • Trauma repetitivo • Corpo estranho • Suprimento sanguíneo	• Idade • Desnutrição • Estilo de vida • Medicamentos • Doenças sistêmicas

→ Cicatrização da ferida ←

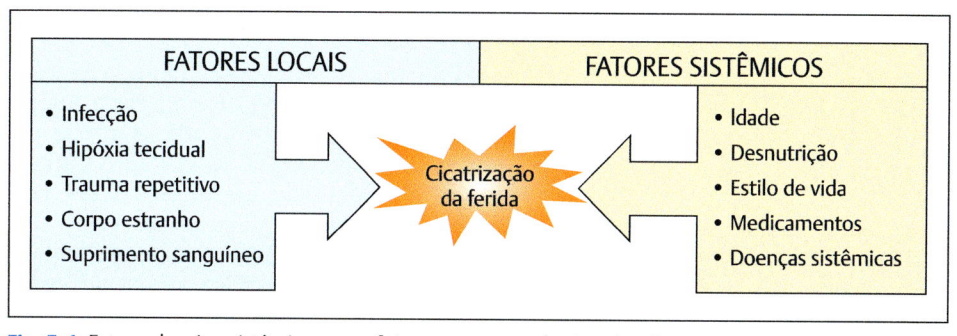

Fig. 5-4. Fatores locais e sistêmicos que afetam o processo de cicatrização.

Exame Físico
- Aparência geral do paciente: observar possíveis indícios de doença sistêmica como obesidade, por exemplo.[7]
- Localização, tamanho e formato da ferida.[7]
- Características do leito da ferida e presença de tecido fibroso, granuloso ou necrótico.[7] Avaliar os linfonodos, a temperatura cutânea das extremidades inferiores e a pulsação arterial.[7]
- Verificar possíveis sinais de infecção como dor, calor, alteração de odor e eritema ao redor da ferida.[7]

PRINCÍPIOS PARA O TRATAMENTO DE FERIDAS
Diversos tipos de agentes eletrofísicos são utilizados a fim de prevenir as ulcerações e favorecer o processo de cicatrização das feridas, dentre eles destaca-se a estimulação elétrica discutida a seguir.

Estimulação Elétrica
Desde o século XVII há relatos publicados referentes ao uso de lâminas de ouro às lesões cutâneas com o objetivo de facilitar a cura.[11] Portanto, a utilização da estimulação elétrica para promover o reparo tecidual não é algo novo ou revolucionário.[11] Nos anos de 1960 houve o renascimento do uso da estimulação elétrica e, consequentemente, o interesse em relação aos seus efeitos no reparo tecidual. Conforme mencionado anteriormente, a diferença de potencial elétrico no tecido cutâneo humano gerada pelo movimento de íons, é conhecida como "bateria cutânea".[2] Após uma lesão, há a formação de uma "corrente de lesão" que está envolvida em todo processo de cicatrização. Sendo assim, há a hipótese de que aplicar uma corrente elétrica em feridas crônicas favoreça o processo de cicatrização por imitar a corrente elétrica natural que ocorre diante de uma lesão cutânea.[2]

A estimulação elétrica tem sido favorável ao processo de cicatrização de feridas.[12] No entanto, seu mecanismo de ação é pouco compreendido e provavelmente multifatorial. Há diversas pesquisas com enfoque clínico e laboratorial. Alguns estudos se concentram na migração celular diante do campo elétrico, pois se acredita que a estimulação elétrica influencie a atividade elétrica da membrana celular e induza a respostas específicas.[3] Cada tipo de célula exibe um comportamento específico sob a estimulação elétrica.[3] Monócitos, fibroblastos e células epidérmicas possuem cargas positivas e, portanto, se movimentam na direção do cátodo, e neutrófilos, macrófagos e células endoteliais possuem cargas negativas e se movimentam em direção ao ânodo.[3] Já outros, como estudos experimentais em animais, dão ênfase no suprimento vascular, epitelização e cicatrização. Lallyett *et al.* (2018), verificaram que a estimulação elétrica pulsada durante 48 horas sobre a pele saudável diminuiu a expressão de diversos genes,[13] sendo que alguns destes genes se apresentam aumentados em feridas crônicas.[13] Além disso, Borba *et al.* (2011) observaram que a aplicação de corrente elétrica com polaridade positiva no período pré-operatório aumentou o número de vasos sanguíneos, fibroblastos e fibras colágenas tipo III no sétimo dia pós-operatório em ratos.[14]

Há diversos tipos de correntes elétricas que podem ser utilizadas para cicatrização de feridas: corrente direta de baixa intensidade (Fig. 5-5), corrente pulsada monofásica retangular (Fig. 5-6), corrente pulsada de alta voltagem (Fig. 5-7) e corrente pulsada bifásica simétrica (Fig. 5-8a) ou assimétrica balanceada (Fig. 5-8b). É importante ressaltar que cada uma destas correntes permite vasta possibilidade de protocolos em relação aos parâmetros (frequência, duração do pulso, amplitude (intensidade) e tempo) a serem utilizados para o tratamento de feridas. Diante disso, torna-se relevante verificar o que há de evidência científica para cada uma delas.

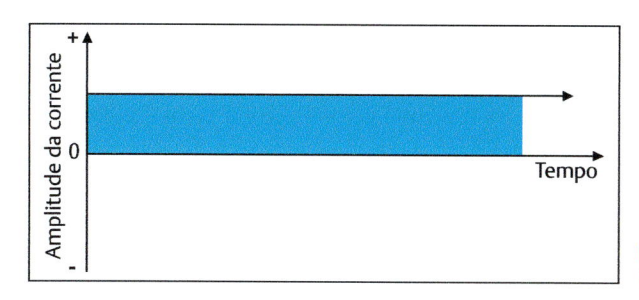

Fig. 5-5. Corrente direta de baixa intensidade.

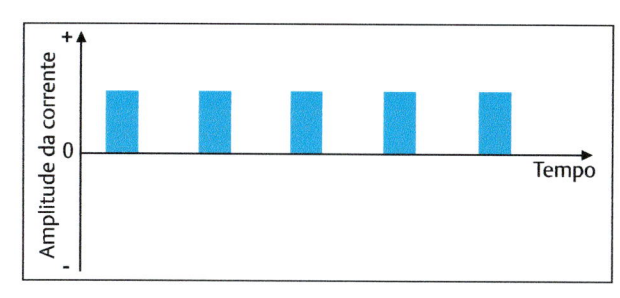

Fig. 5-6. Corrente pulsada monofásica retangular.

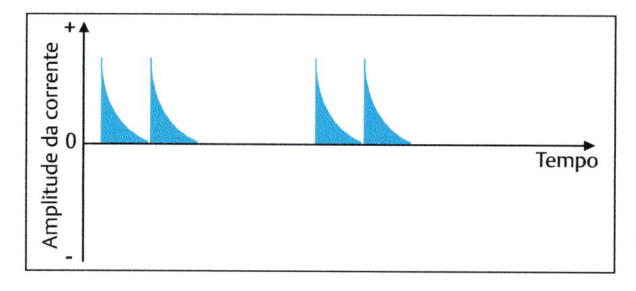

Fig. 5-7. Corrente pulsada de alta voltagem.

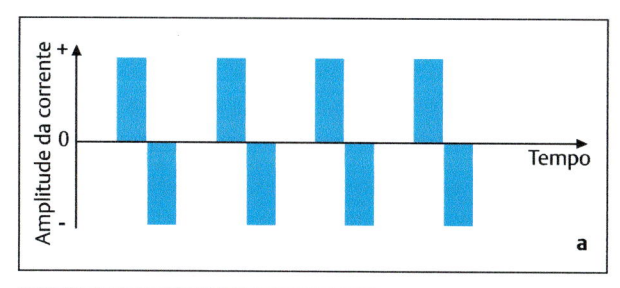

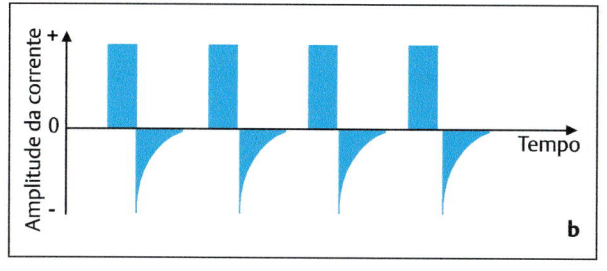

Fig. 5-8. (**a**) Corrente pulsada bifásica simétrica. (**b**) Corrente pulsada bifásica assimétrica balanceada.

TIPOS DE CORRENTES ELÉTRICAS
Corrente Direta de Baixa Intensidade (Fig. 5-5)
A corrente direta é contínua e unidirecional e se aplicada por muito tempo pode causar dano e irritação tecidual pelo fato de ser uma corrente polarizada, ou seja, os polos possuem efeitos característicos nos tecidos. No entanto, como a amplitude usada para o tratamento de feridas é extremamente baixa (< 1 mA), essa corrente é considerada segura, pois o risco de dano tecidual praticamente não existe. Esta corrente elétrica tem sido estudada desde 1968 e estes estudos estão descritos na Tabela 5-1. Observa-se que há uma diversidade em relação aos parâmetros que foram utilizados. A amplitude variou de 20 a 800 µA, o tempo de aplicação variou de 20 minutos a 2 horas, e as aplicações foram diárias ou 3 vezes por semana. Embora a maioria dos estudos tenham apresentado um resultado favorável da utilização da corrente direta de baixa intensidade em relação a aperfeiçoar o processo de cicatrização, torna-se relevante que mais estudos sejam realizados a fim de se estabelecer um consenso em relação aos melhores parâmetros a serem utilizados.

Corrente Pulsada Monofásica Retangular (Fig. 5-6)
Os estudos que verificaram a eficácia da corrente pulsada monofásica retangular no processo de cicatrização de feridas estão descritos na Tabela 5-2 e todos apresentaram uma resposta favorável em auxiliar no processo de cicatrização. Dois destes estudos utilizaram uma frequência de 128 pps e polaridade negativa até ocorrer o desbridamento e o exsudato ser serossanguíneo. Logo depois foi utilizada uma frequência de 64 pps e a polaridade passou a ser alternada a cada 3 dias até o fechamento da úlcera.[15,16] A amplitude utilizada foi, em média, de 35 mA.[15,17]

Outro estudo utilizou uma corrente pulsada monofásica de baixa intensidade para cicatrização de úlceras por pressão nos estágios II e III. Foi utilizada uma frequência de 0,8 Hz, amplitude de 600 µA e técnica bipolar com os eletrodos a 2 cm da margem da ferida. O tratamento foi realizado em dias alternados (3 aplicações). Também houve resultado positivo uma vez que foi observado o fechamento das úlceras e/ou a diminuição da área no grupo tratado com a corrente elétrica comparado ao grupo placebo.

Embora os resultados tenham sido favoráveis em relação à aplicação da corrente pulsada monofásica no tratamento de feridas, ainda é relevante que mais estudos sejam realizados para melhor definição dos parâmetros a serem utilizados.[18]

Corrente Pulsada de Alta Voltagem (*High Voltage Pulsed Current – HVPC*) (Fig. 5-7)
A corrente elétrica pulsada de alta voltagem é a corrente que mais tem sido estudada em relação à sua eficácia para a cicatrização de feridas cutâneas. De acordo com estes estudos, descritos na Tabela 5-3, observa-se que a maioria deles utilizou uma frequência de 100 Hz, duração de pulso de 100 µs, técnica monopolar, sendo utilizada polaridade negativa sobre a ferida no início do tratamento e a amplitude variou de 100-250 V. O tempo de aplicação foi em torno de 60 minutos e houve variação em relação à frequência do tratamento (de 3 a 6 vezes por semana). Notou-se resultado favorável da aplicação da HVPC nas feridas uma vez que foi observada uma aceleração no processo cicatricial.

É importante ressaltar que, na revisão de Polak *et al.* (2014), foi confirmada a eficácia da HVPC no tratamento de úlceras venosas de membros inferiores e úlceras de pressão.[19] Além disso, recentemente Girgis *et al.* (2018) realizaram uma revisão sistemática e concluíram que a corrente pulsada de alta voltagem é um recurso eficaz e seguro para o tratamento de úlceras por pressão.[20]

Tabela 5-1. Ensaios Clínicos sobre Corrente Elétrica Direta de Baixa Intensidade na Cicatrização de Feridas

Autor, ano	Tipo de ferida	Grupos (n)	Parâmetros	Técnica de aplicação	Tratamento	Efeito da CD
Assimacopoulos et al. (1968)[21]	Úlcera venosa nos membros inferiores	CD (3)	50-100 µA	Monopolar (Polo negativo sobre a ferida)	6 semanas	Positivo. Cicatrização da úlcera
Wolcott et al. (1969)[22]	Úlcera isquêmica	CD (75)	200-800 µA	Monopolar (polo negativo sobre a ferida e polo positivo a 15 cm de distância). Alternância de polo após 3 dias ou conforme melhora do aspecto da ferida	2 h (3 ×/dia) - 18 meses	Positivo. Cicatrização da úlcera
Gault et al. (1976)[23]	Úlcera isquêmica	CD (66)	O nível de dosagem foi definido empiricamente entre o que causa exsudato sanguinolento (Alto) e o que permite a drenagem serosa abundante (Baixo)	Polo negativo sobre a ferida; polo positivo a 25 cm de distância. Alternância a cada 3 dias	2 h; 3 ×/dia por 7 dias. De 8 dias a 8 semanas	Positivo. Acelerou o tempo cicatrização da úlcera
Carley & Wainapel (1985)[24]	Úlceras localizadas abaixo do joelho ou no sacro	CD (15) × Terapia convencional (15)	300-700 µA	Monopolar (Polo negativo sobre a ferida nos 3 primeiros dias)	2 horas/dia 2×/dia – 5x/semana – 5 semanas	Positivo. A cicatrização foi de 1,5 a 2,5 vezes mais rápida nos pacientes tratados com CD
Katelaris et al. (1987)[25]	Úlcera venosa crônica	Povidona + CD (4) x Povidona (11) x Solução salina + CD (5) x Solução salina (4)	20 µA	Monopolar (Polo negativo sobre a ferida)	?	Negativo. A CD não aumentou a cicatrização
Adunsky et al. (2005)[26]	Úlcera por pressão (grau III) em não diabéticos	CD (35) × Placebo (28)	?	?	20 min; 3 ×/dia por 14 dias; 2 x/dia; por 8 semanas	Positivo. Redução da área da úlcera
Mohajeri-Tehrani et al. (2014)[27]	Úlcera de pé diabético	CD (10) × Placebo (10)	Limiar sensorial (1,48 ± 0,98 mA)	Monopolar (Polo negativo sobre a ferida e polo positivo a 20 cm de distância)	1 h/dia; 3 ×/semana; por 4 semanas	Positivo. Aumento de VEGF, NO e temperatura
Asadi et al. (2017)[28]	Úlcera isquêmica de pé diabético	CD (15) × Placebo (15)	Limiar sensorial (3,36 ± 0,58 mA)	Monopolar (Polo negativo sobre a ferida e polo positivo a 20 cm de distância)	1 h/dia; 3 ×/semana; por 4 semanas	Positivo. Aumento da liberação do HIF-1α e VEGF

CD: corrente direta; HIF-1: fator induzível por hipóxia 1; VEGF (*Vascular endothelial growth factor*): fator de crescimento endotelial vascular; NO (*Nitric oxide*): óxido nítrico.

Tabela 5-2. Ensaios Clínicos sobre Corrente Elétrica Pulsada Monofásica Retangular na Cicatrização de Feridas

Autor, ano	Tipo de ferida	Grupos (n)	Parâmetros	Técnica de aplicação	Tratamento	Efeito da CP
Gentzkow et al. (1991)[16]	Úlcera por pressão	CP (25) × Placebo (24)	128 pps; 35 mA / 64 pps	Monopolar: Polo negativo até desbridamento e exsudato serossanguíneo. Polaridade alternada a cada 3 dias	30 min; 2 ×/dia por 4 semanas	Positivo. Acelerou a cicatrização
Mulder (1991)[29]	Úlceras por pressão, etiologia vascular ou cirúrgica	CP (26) × Controle (24)	64 e 128 pps, 30, 35, 40 mA, 140 µs	Polo positivo ou negativo de acordo com o protocolo	30 min; 2 ×/dia por 4 semanas	Positivo. Acelerou a cicatrização
Feedar, Kloth & Gentzkow (1991)[15]	Úlceras crônicas de diversas etiologias (estágios II, III e IV).	CP (26) × Placebo (24)	128 pps 29,2 mA / 64 pps	Monopolar: Polo negativo até desbridamento e exsudato serossanguíneo. Polaridade alternada a cada 3 dias	30 min; 2 ×/dia por 4 semanas	Positivo. Melhora do tamanho e taxa de cicatrização
Wood et al. (1993)[18]	Úlcera por pressão	CP (43) × Placebo (31)	0,8 Hz/ 300-600 µA	Bipolar	3 aplicações em dias alternados	Positivo. Aumento da taxa de cicatrização

CP: corrente pulsada monofásica.

Tabela 5-3. Ensaios Clínicos sobre Corrente Elétrica Pulsada de Alta Voltagem (HVPC) na Cicatrização de Feridas

Autor, ano	Tipo de ferida	Grupos (n)	Parâmetros	Técnica de aplicação	Tratamento	Efeito da HVPC
Kloth e Feedar (1988)[30]	Úlceras crônicas de várias etiologias	HVPC (9) × Controle (7)	105 Hz; 100 a 175 V	Polo positivo sobre a ferida. Polaridade revertida conforme estabilização	45 min - 5 dias na semana	Positivo. Acelera taxa de cicatrização
Griffin et al. (1991)[31]	Úlceras por pressão (II, III, IV)	HVPC (8) × Controle (9)	100 Hz; 200 V;	Monopolar: polo negativo sobre a ferida	1 h - 20 dias	Positivo. Redução da área da úlcera
Gogia et al. (1992)[32]	Úlceras de diversas etiologias	HVPC (?) × Controle (?) número total = 12	100 Hz; 250 V;	Monopolar; polo negativo sobre a ferida até 15ª sessão e polo positivo até 20ª sessão	20 min; 5 ×/sem por 4 semanas	Não houve diferença entre os grupos

ESTIMULAÇÃO ELÉTRICA PARA CICATRIZAÇÃO DE FERIDAS

Estudo	Condição	Grupos	Parâmetros	Aplicação	Duração	Resultados
Peters et al. (2001)[33]	Úlcera no pé diabético	HVPC + Padrão (20) × HVPC placebo + Padrão (20)	80 pps (10'); 9 pps (10'); OFF (40'); 100 µs	Meia de condução elétrica para promover a estimulação noturna	8 h/noite por 12 semanas ou até cicatrização	Positivo. HVPC aumentou a cicatrização
Houghton et al. (2003)[34]	Úlceras crônicas nos membros inferiores	HVPC (14) × HVPC Placebo (13)	100 Hz; 100 µs; 150 V	Monopolar: polo negativo sobre a ferida	45 min - 3×/semana por 4 semanas	Positivo. HVPC acelerou o fechamento da úlcera crônica nos membros inferiores
Goldman et al. (2004)[35]	Úlceras isquêmicas infrapoplíteas	HVPC (4) × Controle (4)	100 pps; limiar sensorial	Monopolar: polo negativo sobre a ferida	1 h/dia - 7 dias/semana por 14 semanas	Positivo. Diminuição da área e aumento da microcirculação
Franek et al. (2005)[36]	Úlceras venosas nos membros inferiores	Cirurgia venosa + HVPC (30) × Cirurgia venosa + Padrão (30)	100 Hz; 100 µs; 100 V	Monopolar: polo negativo sobre a ferida por 2 semanas, seguido por polo positivo	50 min – 1×/dia – 6×/semana por 7 semanas	Não houve diferença entre os grupos
Franek et al. (2006)[37]	Úlceras venosas nos membros inferiores	Cirurgia venosa + Padrão + HVPC (28) × Cirurgia venosa + Padrão (27) × Conservador + Padrão (27) × Conservador + Padrão + HVPC (28)	100 Hz; 100 µs; 100 V	Monopolar: polo negativo sobre a ferida por 2 semanas, seguido por polo positivo	50 min – 1×/dia – 6×/semana por 7 semanas	Positivo. HVPC acelerou a cicatrização somente no grupo de tratamento conservador. Não houve diferença quando associada ao tratamento cirúrgico
Houghton et al. (2010)[38]	Úlcera por pressão em lesados medulares	HVPC + Padrão (16) × Padrão (18)	100 Hz (20'); 10 Hz (20'); OFF (20'); 50 µs nível sensorial	Monopolar: polo negativo na primeira semana e polaridade alternada a cada semana	8 h/dia por pelo menos 3 meses	Positivo. Diminuição da área de superfície da úlcera por pressão em lesados medulares

(Continua.)

Tabela 5-3. (Cont.) Ensaios Clínicos sobre Corrente Elétrica Pulsada de Alta Voltagem (HVPC) na Cicatrização de Feridas

Autor, ano	Tipo de ferida	Grupos (n)	Parâmetros	Técnica de aplicação	Tratamento	Efeito da HVPC
Franek et al. (2012)[39]	Úlcera por pressão (II e III)	HVPC + Padrão (26) × Padrão (24)	100 Hz; 100 μs; 100 V	Monopolar: polo negativo sobre a ferida por 2 semanas, seguido por polo positivo	50 min – 1 ×/dia – 5 ×/semana por 6 semanas	Positivo. HVPC melhorou a taxa de cicatrização de úlceras por pressão recalcitrantes nos estágios II e III
Polak et al. (2016)[40]	Úlcera por pressão (II, III e IV)	HVPC + Padrão (30) × US + Padrão (30) × Padrão (30)	100 pps; 154 μs; 250 mA; nível sensorial	Monopolar: polo negativo sobre a ferida	50 min/dia – 1 ×/dia por 5 dias	Positivo. Diminuição da área da úlcera por pressão em idosos comparada ao tratamento padrão
Polak et al. (2017)[41]	Úlcera por pressão (II, III e IV)	HVPC cátodo (23) × HVPC cátodo + ânodo (20) × placebo (20)	100 pps; 100 μs; 250 mA; nível sensorial	Monopolar	50 min/dia – 5 ×/semana por 6 ×/semanas	Positivo. Estimulação catódica ou catódica + anódica diminuíram a área da úlcera por pressão comparada ao tratamento placebo
Karsli et al. (2017)[42]	Úlceras por pressão (II, III, IV) - pacientes hospitalizados	HVPC (17) × US (18)	100 pps; 10/50/100 μs; 50 - 150 mA (nível sensorial)	–	60 min HVPC; 3 ×/semana por 4 a 8 semanas	Negativo. Não houve diferença entre os grupos
Polak et al. (2018)[43]	Úlcera por pressão (II, III e IV) em pacientes com lesões neurológicas	Anodal (20) × Catodal (21) × Placebo (20)	100 Hz; 100 μs; 360 mA (nível sensorial)	Monopolar	50 min/dia; 5 x/semana; por no máximo 8 semanas	Positivo. Estimulação catódica e anódica melhoraram o fluxo sanguíneo e reduziram a área da ferida comparada com o placebo. Não houve diferença entre elas

HVPC (*High-voltage pulsed current*): corrente pulsada de alta voltagem; US: ultrassonografia.

Correntes Pulsadas Bifásicas (Simétricas/Assimétricas) (Fig. 5-8)

Estimulação elétrica nervosa transcutânea (*Transcutaneous electrical nerve stimulation – TENS*) representa qualquer tipo de estimulação elétrica realizada por meio de eletrodos de superfície posicionados sobre a pele.[44] No entanto, no Brasil e em muitos outros países, é comum a sigla TENS estar associada à corrente elétrica pulsada bifásica simétrica retangular (Fig. 5-8a) ou corrente elétrica pulsada bifásica assimétrica balanceada (Fig. 5-8b).

A TENS é muito utilizada no alívio de dores agudas e crônicas,[45,46] contudo, tem-se observado que seus efeitos vão além do efeito analgésico uma vez que é capaz de gerar alterações de temperatura e fluxo sanguíneo cutâneo em indivíduos saudáveis,[47,48] com síndrome de Raynaud e polineuropatia diabética.[49-51] A partir daí a TENS passou a ser utilizada para auxiliar no processo de cicatrização de úlceras isquêmicas por favorecer o aumento do fluxo sanguíneo.[52-55]

Diante destes avanços na ciência, a Tabela 5-4 representa a descrição dos estudos com a TENS em feridas. Pode-se observar que os parâmetros da TENS são variados, por exemplo: frequências de 1-80 Hz mostraram-se eficazes. O tempo de aplicação também variou de 20 a 60 minutos com aplicações diárias ou 3 vezes por semana e o resultado foi positivo em auxiliar no processo de cicatrização da ferida. Sendo assim, torna-se relevante que mais estudos sejam realizados a fim de encontrarmos os parâmetros mais favoráveis para o tratamento.

Qual o Protocolo de Tratamento Deve Ser Utilizado para o Tratamento de Feridas Crônicas?

De acordo com as descrições dos estudos nas Tabelas 5-1 a 5-4, recomendações de parâmetros de utilização das correntes elétricas direta de baixa intensidade, pulsada monofásica retangular, pulsada de alta voltagem e pulsadas bifásicas podem ser encontradas na Tabela 5-5.

Revisões Sistemáticas e Metanálises

Lala *et al.* (2015) realizaram uma revisão sistemática e metanálise para verificar a eficácia da estimulação elétrica (TENS, HVPC, corrente pulsada monofásica e corrente direta de baixa intensidade) em úlcera por pressão em indivíduos com lesão medular.[61] Uma das metanálises com 5 estudos mostrou que a estimulação elétrica diminuiu significantemente o tamanho da ferida de 1,32%/dia comparado ao tratamento padrão ou estimulação elétrica placebo.[61] Outra metanálise com 4 estudos demonstrou que a estimulação elétrica aumentou a taxa de cicatrização das feridas em 1,55 vezes comparado ao tratamento padrão ou estimulação elétrica placebo.[61] Sendo assim, foi concluído que a estimulação elétrica parece ser uma terapia eficaz para acelerar e aumentar o fechamento da úlcera por pressão em indivíduos com lesão medular.[61]

Ashrafi *et al.* (2016) conduziram uma revisão sistemática com o objetivo de fornecer detalhadamente as diferentes modalidades de estimulação elétrica para o manejo de feridas crônicas em membros inferiores.[2] De modo geral foi verificado que a maioria dos estudos mostraram que o processo de cicatrização foi acelerado com o uso de estimulação elétrica em comparação ao tratamento padrão ou placebo.[2] Há várias modalidades de estimulação elétrica, bem como diferentes possibilidades em relação ao protocolo a ser utilizado.[2] A maioria dos estudos sustenta efeitos benéficos das correntes pulsadas sobre a corrente direta e sobre o tratamento convencional em feridas cutâneas no membro

Tabela 5-4. Ensaios Clínicos sobre Correntes Elétricas Pulsadas Bifásicas (Simétricas ou Assimétricas) na Cicatrização de Feridas

Autor, ano	Tipo de ferida	Grupos (n)	Parâmetros	Técnica de aplicação	Tratamento	Conclusão
Kaada & Emru (1988)[56]	Úlceras crônicas nos membros inferiores (Lesões hansênicas)	TENS Burst (19)	100 Hz modulada em 2 Hz, 0,2 ms, 25-50 mA	Úlceras no pé: geralmente os eletrodos foram posicionados um atrás e outro abaixo do tornozelo. Amputados: eletrodos um pouco acima, um de cada lado do coto	30 minutos – 11 sessões/semana	Positivo. Todas as feridas cicatrizaram com uma média de 5,2 semanas
Lundeberg et al. (1992)[57]	Úlcera diabética	TENS + tratamento convencional (32) x TENS placebo + tratamento convencional (32)	80 Hz, 1 ms, nível sensorial	Eletrodos ao redor da úlcera	20 minutos - 2x/dia – 12 semanas	Positivo. A TENS favoreceu a cicatrização
Stefanovska et al. (1993)[58]	Úlcera por pressão	TENS (Assimétrica) + tratamento convencional (82) x CD + tratamento convencional (18) x Controle (Tratamento convencional) (50)	40 Hz, 0,25 ms, 15-25 mA; 600 µA	1 par de eletrodos autoadesivos ao redor da ferida	2 horas/dia	Positivo. A TENS acelerou o processo de cicatrização
Debreceni et al. (1995)[54]	Úlceras nos pés (doença arterial periférica obstrutiva)	TENS (24)	1-2 Hz; 15-30 mA; nível motor	Um eletrodo abaixo do joelho e outro entre o 1° e 2° metatarsos	20 min – 1 x/dia	Positivo. Favoreceu a cicatrização da úlcera, alívio dos sintomas como dor em repouso e claudicação intermitente
Baker et al. (1997)[52]	Úlceras diabéticas	Simétrica (21) × Assimétrica (20) × Controle estimulado (19) × Controle (20)	50 Hz, 100 µs, nível sensorial; 50 Hz, 300 µs, nível sensorial; 1 Hz, 10 µs, 4 mA	Um eletrodo próximo à ferida e outro mais distalmente	30 min – 3 x/dia por 5 dias/semana	Positivo. A corrente pulsada bifásica assimétrica apresentou resultados melhores para taxa de cicatrização
Cosmo et al. (2000)[53]	Úlceras crônicas de membros inferiores	TENS (15)	2 Hz; 10-45 mA	5 cm proximais e 5 cm distais a úlcera	60 min	Positivo. A TENS aumenta a circulação local e ao redor da úlcera
Atalay e Yilmax. (2009)[59]	Retalho cutâneo durante mastectomia em pacientes com câncer de mama	TENS × Controle	70 Hz; 200 µs; 2 mA (sensorial ou motor)	1 par de eletrodos autoadesivos 5 cm acima e abaixo da incisão da mastectomia	60 min - 5 dias consecutivos a partir do 1° dia de PO	Positivo. A TENS diminuiu a necrose do retalho cutâneo após mastectomia em pacientes com câncer de mama
García-Pérez et al. (2018)[60]	Úlceras por pressão	TENS + Padrão (9) × Padrão (8)	40 Hz; 250 s; 10-25 mA (abaixo do limiar motor)	30 minutos local (4 eletrodos autoadesivos ao redor da ferida) e 30 min L4-S1	60 min – 3 x/semana por 8 semanas	Positivo. TENS apresentou melhora no tamanho, cicatrização, temperatura da pele e nível de dor

TENS (*transcutaneous electrical nervous stimulation*): estimulação elétrica nervosa transcutânea; PO: pós-operatório.

Tabela 5-5. Parâmetros Recomendados para Utilização de Estimulação Elétrica na Cicatrização de Feridas

Tipo de corrente elétrica	Tipo de ferida	Frequência (Hz)	Duração do pulso (μs)	Tempo (min)	Amplitude	Técnica de aplicação
Direta de Baixa Intensidade	Úlceras venosas, por pressão e pé diabético	–	–	De 20 min a 2 h diárias a 3 ×/semana	50-600 μA	Monopolar: polo negativo sobre a ferida
Pulsada Monofásica Retangular	Úlceras por pressão	128 Hz/ 64 Hz	–	30 min – 2 ×/dia	35 mA	Monopolar: polo negativo sobre a ferida até desbridamento e o exsudato ser serossanguíneo. Depois a polaridade deve ser alternada a cada 3 dias
Pulsada de Alta Voltagem (HVPC)	Úlceras venosas, por pressão e pé diabético	100	100	50 min - 3 a 5 ×/semana	100-200 V	Monopolar com polo negativo sobre a ferida. Pode ou não alternar a polaridade
Pulsada Bifásica (simétrica ou assimétrica) – (TENS)	Úlceras por diversas etiologias	2 ou ≥ 40	100-200	20-60 min; 3 a 5 ×/semana	Sensorial ou motor (2-45 mA)	1 ou 2 canais; eletrodos ao redor da ferida

TENS (*transcutaneous electrical nervous stimulation*): estimulação elétrica nervosa transcutânea; HVPC (*High-voltage pulsed current*): corrente pulsada de alta voltagem.

inferior. No entanto, diante da diversidade de modalidades e protocolos de estimulação elétrica, considera-se difícil estabelecer qual o melhor tipo de estimulação elétrica para o tratamento de feridas nos membros inferiores e mais estudos são necessários para definição da melhor modalidade e parâmetros do tratamento.[2]

Khouri *et al.* (2017) realizaram uma metanálise para avaliar a eficácia da estimulação elétrica na cicatrização de feridas, comparar a eficácia de diferentes modalidades de estimulação elétrica e determinar se a eficácia difere em relação à etiologia, tempo e tamanho da ferida crônica.[62] Como conclusão, esta revisão sistemática confirma a eficácia da utilização da estimulação elétrica para a cicatrização de feridas crônicas e destaca superioridade da corrente pulsada de alta voltagem em úlceras por pressão.[62] A eficácia da corrente direta foi limitada em razão da quantidade pequena de estudos. Além disso, a eficácia da estimulação elétrica tende a estar inversamente associada ao tamanho e à duração da ferida.[62] Recentemente, duas revisões sistemáticas foram realizadas com o objetivo de verificar a eficácia da HVPC no tratamento de úlceras por pressão. Ambas observaram que a HVPC demonstrou efeito positivo uma vez que houve aumento da média percentual da redução da área da ferida comparado ao grupo-controle.[20,63]

APLICABILIDADE PRÁTICA

A técnica de aplicação da estimulação elétrica para o tratamento de feridas pode ser mono ou bipolar, conforme o posicionamento dos eletrodos (Fig. 5-9). A escolha entre as técnicas monopolar ou bipolar varia de acordo com o tipo de corrente elétrica a ser utilizada.

Como as correntes unidirecionais (polarizadas) apresentam polos fixos e a polaridade apresenta efeito distinto na estimulação do processo cicatricial, a maioria dos estudos tem utilizado a **técnica monopolar**. Nesta técnica, o eletrodo ativo é posicionado sobre a ferida e outro eletrodo, preferencialmente maior, considerado dispersivo, é posicionado adjacente ao eletrodo ativo, porém, na pele íntegra (Fig. 5-9a) com 15 a 20 cm de distância.[10] Antes de posicionar o eletrodo, é importante verificar se não há qualquer substância metálica ou produtos com petrolatos na ferida.[10] Logo depois o leito da ferida deve ser preparado com material eletrocondutivo. Usualmente, a ferida é coberta com gaze estéril embebida em hidrogel ou solução salina e, então, o eletrodo ativo é posicionado sobre a gaze e este pode, também, ser coberto.[64] Para esta técnica de aplicação recomenda-se a utilização de eletrodos metálicos ou carbono siliconados.

Para as correntes bidirecionais (não polarizadas) tem-se utilizado a **técnica bipolar** em que os eletrodos são posicionados ao redor da ferida (Fig. 5-9b). Uma das vantagens desta técnica é que não há necessidade de remover o curativo da ferida para aplicação do tratamento[64] e o risco de contaminação da ferida também é menor. Para aplicação desta técnica podem ser utilizados eletrodos de carbono siliconado ou autoadesivos.

TÉCNICA MONOPOLAR
➤ Um eletrodo sobre a ferida
➤ Outro eletrodo na pele íntegra próximo a ferida

➤ Correntes unidirecionais (polarizadas)
  ➤ Direta de baixa intensidade
  ➤ Pulsada monofásica retangular
  ➤ Pulsada de alta voltagem

TÉCNICA BIPOLAR
➤ Os eletrodos são posicionados um de cada lado da ferida

➤ Correntes bidirecionais (não polarizadas)
  ➤ Pulsada bifásica simétrica
  ➤ Pulsada bifásica assimétrica

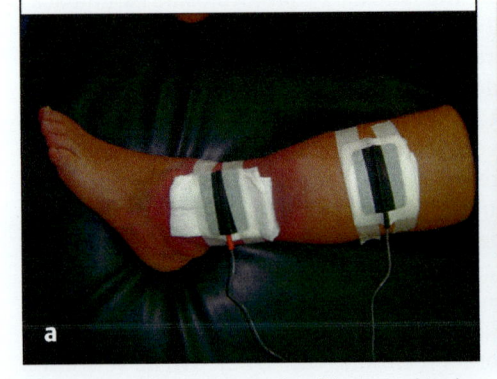

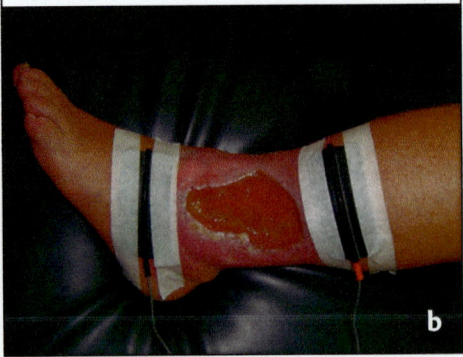

Fig. 5-9. (**a**) Técnica monopolar; (**b**) técnica bipolar.

PRECAUÇÕES E CONTRAINDICAÇÕES

Alguns cuidados devem ser tomados quanto à utilização da estimulação elétrica para o tratamento de feridas:

- *Osteomielite:* se a ferida estiver relacionada com a osteomielite, a utilização da estimulação elétrica está contraindicada uma vez que a ferida pode ser fechada, no entanto, a infecção ainda pode estar ativa no osso.[10]
- *Câncer:* não se recomenda a utilização da estimulação elétrica em pacientes com câncer, pois há a possibilidade de estimulação de células neoplásicas.[10]
- *Marca-passo cardíaco:* não se utiliza a estimulação elétrica em pacientes com marca-passo cardíaco, pois pode haver interferência no ritmo cardíaco e causar arritmia cardíaca.[10]
- *Seio carotídeo:* não se aplica a estimulação elétrica no seio carotídeo como precaução a possíveis alterações súbitas na pressão sanguínea.[10]
- *Gravidez:* está contraindicada a estimulação elétrica durante a gravidez, já que ainda não se sabe se é realmente segura.[10]
- *Agentes tópicos com íons metálicos:* deve-se ter muito cuidado com as feridas tratadas com iodo-povidona e mercúrio cromo.[10]

CONCLUSÃO

De acordo com a literatura apresentada, observa-se que a estimulação elétrica tem-se mostrado cada vez mais eficaz em auxiliar o processo de cicatrização em feridas crônicas. No entanto, considera-se ainda de extrema relevância que mais estudos sejam realizados para que se estabeleça quais correntes elétricas e seus respectivos parâmetros são mais indicados para cada tipo de ferida a fim de favorecer o processo cicatricial o mais brevemente possível, uma vez que tal fato impactará na melhora da qualidade de vida dos pacientes.

REFERÊNCIAS BIBLIOGRÁFICAS

1. Sorg H, Tilkorn DJ, Hager S, Hauser J, Mirastschijski U. Skin Wound Healing: An Update on the Current Knowledge and Concepts. Eur Surg Res. 2017;58:81-94.
2. Ashrafi M, Alonso-Rasgado T, Baguneid M, Bayat A. The efficacy of electrical stimulation in lower extremity cutaneous wound healing: A systematic review. Exp Dermatol. 2017;26:171-8.
3. Hunckler J, de Mel A. A current affair: electrotherapy in wound healing. J Multidiscip Healthc. 2017;10:179-94.
4. Foulds IS, Barker AT. Human skin battery potentials and their possible role in wound healing. Br J Dermatol. 1983;109:515-22.
5. Kai H, Yamauchi T, Ogawa Y, Tsubota A, Magome T, Miyake T, Yamasaki K, Nishizawa M. Accelerated Wound Healing on Skin by Electrical Stimulation with a Bioelectric Plaster. Adv Healthc Mater. 2017;6:1700465.
6. Han G, Ceilley R. Chronic Wound Healing. A Review of Current Management and Treatments. Adv Ther. 2017;34:599-610.
7. Morton LM, Phillips TJ. Wound healing and treating wounds. J Am Acad Dermatol. 2016;74:589-605.
8. Kitchen S, Young S. Reparo dos tecidos. In: Kitchen S, Young S. Eletroterapia Prática Baseada em Evidências. 11th ed. Manole; 2003. p. 45-56.
9. Bresse U, Panus P, Buchaman E. Electrical stimulation for tissue repair. Phys Agents - Theory Pract. 2005;191-207.
10. Mast BA, Schultz GS. Interactions of cytokines, growth factors, and proteases in acute and chronic wounds. Wound Repair Regen Blackwell Publishing Inc; 1996. V.: 4. p. 411-20.
11. Watson T. Electrical stimulation for enhanced wound healing in: Electrotherapy - Evidence based practice. 12th ed. Watson T, editor. Philadelphia: Churchill Livingstone Elsevier; 2008.

12. Ojingwa JC, Isseroff RR. Electrical stimulation of wound healing. J Invest Dermatol. 2003;121:1-12.
13. Lallyett C, Yeung C-YC, Nielson RH, Zeef LAH, Chapman-Jones D, Kjaer M, Kadler KE. Changes in S100 Proteins Identified in Healthy Skin following Electrical Stimulation. Adv Skin Wound Care. 2018;31:322-7.
14. Borba GC, Hochman B, Liebano RE, Enokihara MMSS, Ferreira LM. Does preoperative electrical stimulation of the skin alter the healing process? J Surg Res. 2011;166:324-9.
15. Feedar JA, Kloth LC, Gentzkow GD. Chronic Dermal Ulcer Healing Enhanced with Monophasic Pulsed Electrical Stimulation. Phys Ther. 1991;71:639-49.
16. Gentzkow GD, Pollack S, Kloth L, Stubbs H. Improved healing of pressure ulcers using dermapulse, a new electrical stimulation device. Wounds. 1991;3:158-60.
17. Gentzkow GD, Miller K. Electrical stimulation for dermal wound healing. Clin Pod Med Surg. 1991;4:827-41.
18. Wood JM, Evans PE, Schallreuter KU, Jacobson WE, Sufit R, Newman J, White C, Jacobson M. A multicenter study on the use of pulsed low-intensity direct current for healing chronic stage II and stage III decubitus ulcers. Arch Dermatol. 1993;129:999-1009.
19. Polak A, Franek A, Taradaj J. High-Voltage Pulsed Current Electrical Stimulation in Wound Treatment. Adv Wound Care. 2014;3:104-17.
20. Girgis B, Duarte JÁ. High Voltage Monophasic Pulsed Current (HVMPC) for stage II-IV pressure ulcer healing. A systematic review and meta-analysis. J Tissue Viability. 2018;27:274-84.
21. Assimacopoulos D. Wound healing promotion by the use of negative electric current. Am Surg. 1968;34:423-31.
22. Wolcott L, Wheeler P, Hardwicke H, Rowley B. Accelerated Healing of Skin Ulcers by Electrotherapy. South Med J. 1969;62:795-801.
23. Gault WR, Gatens PF. Use of Low Intensity Direct Current in Management of Ischemic Skin Ulcers. Phys Ther. 1976;56:265-96.
24. Carley PJ, Wainapel SF. Electrotherapy for acceleration of wound healing: low intensity direct current. Arch Phys Med Rehabil. 1985;66:443-6.
25. Katelaris PM, Fletcher JP, Ltttle JM, et al. Electrical stimulation in the treatment of chronic venous ulceration. Aust N Z J Surg. 1987;57:605-607.
26. Adunsky A, Ohry A, DDCT Group. Decubitus direct current treatment (DDCT) of pressure ulcers: Results of a randomized double-blinded placebo controlled study. Arch Gerontol Geriatr. 2005;41:261-9.
27. Mohajeri-Tehrani MR, Nasiripoor F, Torkaman G, Hedayati M, Annabestani Z, Asadi MR. Effect of low-intensity direct current on expression of vascular endothelial growth factor and nitric oxide in diabetic foot ulcers. J Rehabil Res Dev. 2014;51:815-24.
28. Asadi MR, Torkaman G, Hedayati M, Mohajeri-Tehrani MR, Ahmadi M, Gohardani RF. Angiogenic effects of low-intensity cathodal direct current on ischemic diabetic foot ulcers: A randomized controlled trial. Diabetes Res Clin Pract. 2017;127:147-55.
29. Mulder GD. Treatment of open-skin wounds with electric stimulation. Arch Phys Med Rehabil. 1991;72:375-377.
30. Kloth LC, Feedar JÁ. Acceleration of Wound Healing with High Voltage, Monophasic, Pulsed Current. Phys Ther. 1988;68:503-8.
31. Griffin JW, Tooms RE, Mendius RA, Clifft JK, Vander Zwaag R, El-Zeky F. Efficacy of high voltage pulsed current for healing of pressure ulcers in patients with spinal cord injury. Phys Ther. 1991;71:433-42; discussion 442-4.
32. Gogia PP, Marquez RR, Minerbo GM. Effects of high voltage galvanic stimulation on wound healing. Ostomy Wound Manage. 38:29-35.
33. Peters EJ, Lavery LA, Armstrong DG, Fleischli JG. Electric stimulation as an adjunct to heal diabetic foot ulcers: A randomized clinical trial. Arch Phys Med Rehabil. 2001;82:721-5.
34. Houghton PE, Kincaid CB, Lovell M, Campbell KE, Keast DH, Woodbury MG, Harris KA. Effect of electrical stimulation on chronic leg ulcer size and appearance. Phys Ther. 2003;83:17-28.

35. Goldman R, Rosen M, Brewley B, Golden M. Electrotherapy promotes healing and microcirculation of infrapopliteal ischemic wounds: a prospective pilot study. Adv Skin Wound Care. 17:284-94.
36. Franek A, Taradaj J, Cierpka L, Blaszczak E. High voltage stimulation for healing acceleration of venous leg ulcers. Usefulness after surgical treatment. Phlebologie. 2005;34:255.
37. Franek A, Taradaj J, Polak A, Cierpka L, Blaszczak E. Efficacy of high voltage stimulation for healing of venous leg ulcers in surgically and conservatively treated patients. Phlebologie.2006;35:127.
38. Houghton PE, Campbell KE, Fraser CH, Harris C, Keast DH, Potter PJ, Hayes KC, Woodbury MG. Electrical Stimulation Therapy Increases Rate of Healing of Pressure Ulcers in Community-Dwelling People With Spinal Cord Injury. Arch Phys Med Rehabil. 2010;91:669-678.
39. Franek A, Kostur R, Polak A, Taradaj J, Szlachta Z, Blaszczak E, Dolibog P, Dolibog P, Koczy B, Kucio C: Using high-voltage electrical stimulation in the treatment of recalcitrant pressure ulcers: results of a randomized, controlled clinical study. Ostomy Wound Manage. 2012;58:30-44.
40. Polak A, Taradaj J, Nawrat-Szoltysik A, Stania M, Dolibog P, Blaszczak E, Zarzeczny R, Juras G, Franek A, Kucio C. Reduction of pressure ulcer size with high-voltage pulsed current and high-frequency ultrasound: a randomised trial. J Wound Care. 2016;25:742-54.
41. Polak A, Kloth LC, Blaszczak E, Taradaj J, Nawrat-Szoltysik A, Ickowicz T, Hordynska E, Franek A, Kucio C. The Efficacy of Pressure Ulcer Treatment With Cathodal and Cathodal-Anodal High-Voltage Monophasic Pulsed Current: A Prospective, Randomized, Controlled Clinical Trial. Phys Ther. 2017;97:777-89.
42. Bora Karsli P, Gurcay E, Karaahmet OZ, Cakci A. High-Voltage Electrical Stimulation Versus Ultrasound in the Treatment of Pressure Ulcers. Adv Skin Wound Care. 2017;30:565-70.
43. Polak A, Kucio C, Kloth LC, Paczula M, Hordynska E, Ickowicz T, Blaszczak E, Kucio E, Oleszczyk K, Ficek K, Franek A. A Randomized, Controlled Clinical Study to Assess the Effect of Anodal and Cathodal Electrical Stimulation on Periwound Skin Blood Flow and Pressure Ulcer Size Reduction in Persons with Neurological Injuries. Ostomy Wound Manage. 2018;64:10-29.
44. Nelson R, Hayes K, Currier D. Os princípios da estimulação elétrica. Eletroterapia Clínica. São Paulo: Manole 2003. p. 55-139.
45. Johnson M, Martinson M. Efficacy of electrical nerve stimulation for chronic musculoskeletal pain: A meta-analysis of randomized controlled trials. Pain. 2007;130:157-65.
46. Johnson MI, Paley CA, Howe TE, Sluka KA. Transcutaneous electrical nerve stimulation for acute pain. Cochrane database Syst Ver. 2015:CD006142.
47. Leandri M, Brunetti O, Parodi CI. Telethermographic findings after transcutaneous electrical nerve stimulation. Phys Ther. 1986;66:210-3.
48. Scudds RJ, Helewa A, Scudds RA. The Effects of Transcutaneous Electrical Nerve Stimulation on Skin Temperature in Asymptomatic Subjects. Phys Ther. 1995;75:621-8.
49. Kaada B. Vasodilation induced by transcutaneous nerve stimulation in peripheral ischemia (Raynaud's phenomenon and diabetic polyneuropathy)*. Eur Heart J. 1982;3:303-14.
50. Kaada B, Helle KB. In search of mediators of skin vasodilation induced by transcutaneous nerve stimulation: IV. In vitro bioassay of the vasoinhibitory activity of sera from patients suffering from peripheral ischaemia. Gen Pharmacol Vasc Syst. 1984;15:115-22.
51. Kaada B, Olsen E, Eielsen O. In search of mediators of skin vasodilation induced by transcutaneous nerve stimulation: III. Increase in plasma VIP in normal subjects and in Raynaud's Disease. Gen Pharmacol Vasc Syst. 1984;15:107-13.
52. Baker LL, Chambers R, DeMuth SK, Villar F: Effects of Electrical Stimulation on Wound Healing in Patients With Diabetic Ulcers. Diabetes Care. 1997;20:405-12.
53. Cosmo P, Svensson H, Bornmyr S, Wikström SO. Effects of transcutaneous nerve stimulation on the microcirculation in chronic leg ulcers. Scand J Plast Reconstr Surg Hand Surg. 2000;34:61-4.
54. Debreceni L, Gyulai M, Debreceni A, Szabó K. Results of transcutaneous electrical stimulation (TES) in cure of lower extremity arterial disease. Angiology. 1995;46:613-8.

55. Lundeberg TC, Eriksson S V, Malm M. Electrical nerve stimulation improves healing of diabetic ulcers. Ann Plast Surg. 1992;29:328-31.
56. Kaada B, Emru M. Promoted healing of leprous ulcers by transcutaneous nerve stimulation. Acupunct Electro-Therapeutics Res. 1988;13:165-176.
57. Lundeberg TC, Eriksson S V, Malm M. Electrical nerve stimulation improves healing of diabetic ulcers. Ann Plast Surg. 1992;29:328-31.
58. Stefanovska A, Vodovnik L, Benko H, et al. Treatment of chronic wounds by means of electric and electromagnetic fields - Part 2 Value of FES parameters for pressure sore treatment. Med Biol Eng Comput. 1993;31:213-220.
59. Atalay C, Yilmaz KB. The effect of transcutaneous electrical nerve stimulation on postmastectomy skin flap necrosis. Breast Cancer Res Treat 2009;17:611-4.
60. García-Pérez S, García-Ríos MC, Pérez-Mármol JM, Tapia-Haro RM, Albornoz-Cabello M, Valenza MC, Aguilar-Ferrándiz ME. Effectiveness of Transcutaneous Electrical Nerve Stimulation Energy in Older Adults. Adv Skin Wound Care. 2018;31:462-9.
61. Lala D, Spaulding SJ, Burke SM, Houghton PE. Electrical stimulation therapy for the treatment of pressure ulcers in individuals with spinal cord injury: a systematic review and meta-analysis. Int Wound J. 2016;13:1214-26.
62. Khouri C, Kotzki S, Roustit M, Blaise S, Gueyffier F, Cracowski J-L. Hierarchical evaluation of electrical stimulation protocols for chronic wound healing: An effect size meta-analysis. Wound Repair Regen. 2017;25:883-91.
63. Zhang Z, Li B, Wang Z, Wu L, Song L, Yao Y. Efficacy of Bimodal High-Voltage Monopulsed Current in the Treatment of Pressure Ulcer: A Systematic Review. Iran J Public Heal. Tehran University of Medical Sciences; 2019.
64. Houghton PE. The role of therapeutic modalities in wound healing. In: Prentice WE. Ther Modalities Rehabil. 5th ed. McGraw-Hill; 2018. p. 41-76.

NEUROBIOLOGIA DA DOR E ANALGESIA

CAPÍTULO 6

Kathleen A. Sluka

INTRODUÇÃO

A dor é uma experiência complexa e única para cada indivíduo. A dor pode ou não ocorrer como resultado de um dano tecidual ou dano potencial do tecido inervado por nociceptores. O impacto da dor se estende além da sua percepção, podendo afetar o estado emocional e social do indivíduo. Por exemplo, há um impacto significativo nas atividades das pessoas com dor aguda e crônica tanto recreacionais quanto de vida diária.[1] A dor é o principal motivo pelo qual uma pessoa procura atendimento médico; a dor crônica afeta um terço da população e 20% dos indivíduos relatam dor de moderada a intensa.[2-4]

EPIDEMIOLOGIA DA DOR

A dor aguda ou crônica são as principais razões que levam uma pessoa a procurar atenção médica. Estas pessoas têm o direito a um tratamento adequado da sua dor. Estes princípios estão delineados na Declaração de Montreal (IASP 2010) e destacados no *Institute of Medicine Report on Pain by the National Academy of Sciences* de 2011.[4] Cem milhões de adultos nos Estados Unidos sofrem de dor crônica. Isto é maior do que a soma do número de indivíduos com diabetes, câncer e doenças cardíacas.[2,4] A prevalência estimada da intensidade da dor é de 10% para dor moderada e 11% para dor intensa.[2]

Pesquisa com grande amostra da população dos Estados Unidos (35.718 entrevistados) aponta que 30% da população tem dor crônica com duração de pelo menos 6 meses;[3] a incidência é semelhante entre indivíduos brancos, afro-americanos e hispânicos,[5] e em diferentes populações mundiais. As mulheres, em geral, têm uma incidência maior de dor, particularmente de dores musculoesqueléticas, além de serem mais propensas a ter dor generalizada do que os homens.[3,6-8] Baixo nível socioeconômico, baixa escolaridade e desemprego estão associados à maior prevalência de dor,[3,5] entretanto raça e etnia não predizem dor incapacitante quando as características socioeconômicas e educacionais são controladas.[5] Uma pesquisa da *American Pain Foundation*, em 2006, com pessoas que sofrem de dor crônica nos Estados Unidos, mostra que a dor tem efeito significativo nas atividades cotidianas, interferindo nas atividades recreativas, nas tarefas domésticas e no trabalho (40-60%).[1] Também é importante destacar que os indivíduos com dor aguda apresentam interferência significativa em suas atividades.[1] A incidência da dor é maior para dor lombar (28%), seguida pela dor cervical (15%), migrânea (15%) e dor articular periférica (30%), sendo 18% no joelho e 9% no ombro.[9]

Nas crianças, as dores crônicas mais incidentes são: cefaleia semanal em 23%, dor nas costas relatada em até 20%, migrânea em 8% e, em 15%, a frequência de dor é 2-3 vezes por semana.[10] Cerca de 50-85% dos idosos residentes em casas de repouso experimentam dor diária, já em idosos da comunidade em geral, quase 50% apresentam dor persistente.[11,12] Além disso, quase 50% dos idosos com dor, residentes em casas de repouso, não recebem tratamento adequado da dor e esses números são maiores para aqueles com demência ou residentes não brancos.[11-13] A dor em criança, em idosos e pessoas com deficiência cognitiva são frequentemente subtratadas.[14,15] Por exemplo, idosos com deficiência cognitiva com fraturas de quadril são menos propensos a receber analgésicos adequados do que aqueles que podem expressar verbalmente sua dor.[16] O subtratamento da dor tem várias consequências prejudiciais que afetam o indivíduo e sua família. Isso inclui aumento do sofrimento psicológico, desnutrição, alteração do sono, função prejudicada, socialização diminuída e atividades recreativas e qualidade de vida reduzidas.[11,17] Assim, o reconhecimento de que a dor varia com base em vários fatores, incluindo sexo, raça, idade e *status* socioeconômico, é essencial para proporcionar um manejo adequado da dor.

CONCEITO DA DOR

A Associação Internacional para Estudo da Dor (*International Association for the Study of Pain, IASP*) define a dor como uma experiência sensorial e emocional desagradável associada a dano tecidual real ou potencial ou definida em termos de tal dano. Melzack e Casey propõem 3 dimensões da dor[18] (Fig. 6-1). O componente sensorial discriminativo abrange intensidade, localização, qualidade e duração da dor; o componente afetivo motivacional abrange o impacto da experiência desagradável no indivíduo e o componente cognitivo avaliativo contextualiza a dor a partir das experiências atuais e passadas.

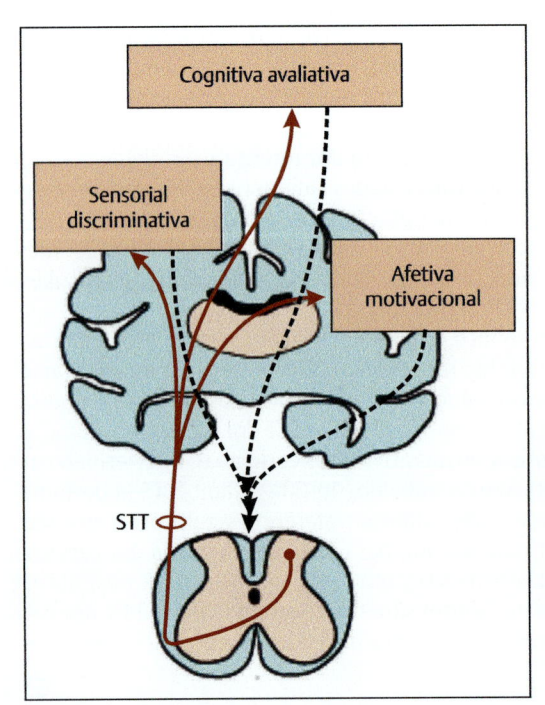

Fig. 6-1. Diagrama de representação das três dimensões da dor. A dimensão sensorial discriminativa abrange intensidade, duração, localização e qualidade da dor. A dimensão afetiva motivacional da dor abrange o impacto da experiência desagradável e os componentes emocionais da dor. A dimensão cognitiva avaliativa da dor pode modular a experiência com base em experiências anteriores e no contexto atual. STT: trato espinotalâmico.

O início, a manutenção e a percepção da dor são influenciados por fatores biológicos, psicossociais e do sistema do movimento. A IASP descreve três termos para definir os processamentos biológicos dos diferentes tipos de dor: nociceptivo (periférico), nociplástico (central – não nociceptivo) e neuropático (Fig. 6-2).[19-21] No primeiro tipo, nociceptivo, a dor ocorre em decorrência da ativação dos nociceptores em resposta ao dano real ou potencial de um tecido não neuronal. A dor geralmente se inicia no sistema nervoso periférico (SNP) pela ativação dos nociceptores após uma lesão, inflamação ou fator irritante mecânico. Os sinais nociceptivos são retransmitidos para a medula espinal e para o córtex por vias nociceptivas ascendentes, resultando na percepção da dor. A sensibilização periférica dos neurônios pode aumentar ou prolongar a experiência dolorosa, mesmo sem a sensibilização dos neurônios centrais. No segundo tipo, o neuropático, a dor é o resultado da lesão ou doença do sistema nervoso somatossensorial. Pode ocorrer seguida a uma lesão direta do nervo, como na síndrome do túnel do carpo, ou de doença metabólica, como na diabetes. No terceiro, dor nociplástica, a dor decorre da nocicepção alterada mesmo sem evidência clara tanto de dano tecidual real ou potencial, quanto de lesão ou doença do sistema somatossensorial. Acredita-se que a dor nociplástica decorre do processamento nociceptivo alterado do sistema nervoso central (SNC), com aumento da excitabilidade central e/ou diminuição da inibição central, denominada Sensibilização Central. A dor nociplástica, como ocorre na fibromialgia, é tipicamente crônica e afeta maiores áreas corporais que a dor nociceptiva. Os mecanismos centrais da dor podem ocorrer independentemente da atividade do nociceptor periférico; no entanto, algumas condições, por exemplo, a dor lombar e a osteoartrite do joelho, envolvem mecanismos periféricos e centrais da dor (sensibilização periférica e sensibilização central) em graus variados ao longo de um *continuum* (Fig. 6-3).[20] Em algumas condições de dor que apresentam sensibilização periférica e central aumentadas, a retirada do *input* nociceptivo periférico, além de diminuir a sensibilização periférica, também diminui, significativamente, a sensibilização central (por exemplo, substituição protética total do joelho osteoartrítico). Porém, a retirada do *input* periférico pode

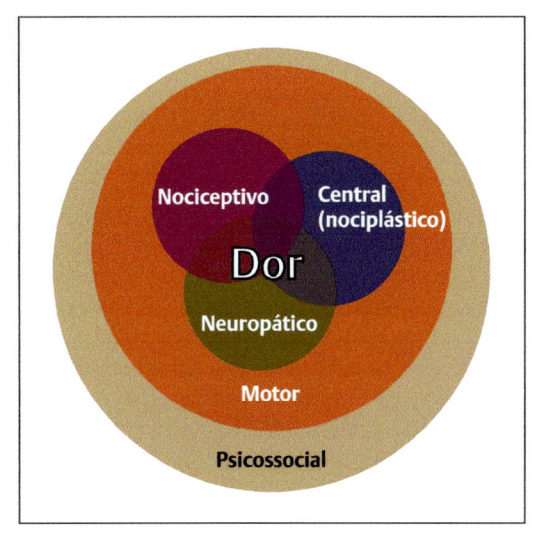

Fig. 6-2. Diagrama do modelo conceitual com uma expansão do modelo biopsicossocial da dor para incluir os mecanismos: nociceptivo, nociplástico (central) e neuropático. O modelo também inclui os sistemas psicossocial e motor, que podem tanto influenciar quanto ser influenciado pela experiência dolorosa.

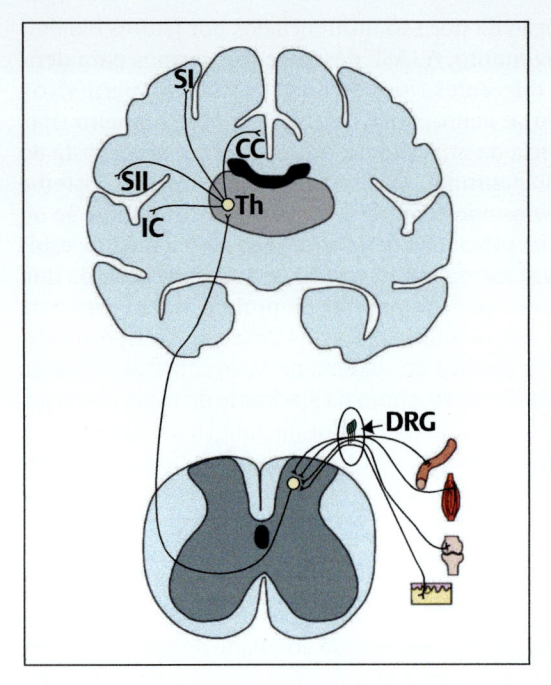

Fig. 6-3. Diagrama das vias nociceptivas. Os nociceptores inervam diferentes tipos de tecido e enviam sinais para a medula espinal, que os transmitem para o córtex por meio do trato espinotalâmico. Múltiplas áreas estão envolvidas no processamento nociceptivo, incluindo o córtex somatossensorial (SI e SII), insular (IC) e cingular (CC). DRG, gânglio da raiz dorsal; Th, tálamo.

ter pequeno efeito sobre a sensibilização central e a sensibilização central residual pode manter o quadro de dor persistente.[20,22] As dores nociceptiva, neuropática e nociplástica podem não responder da mesma forma a um tratamento, portanto o entendimento dos mecanismos subjacentes ajudará a orientar tratamentos mais adequados para cada tipo de mecanismo de dor.

Estes três processamentos biológicos podem tanto ser impactados pelos fatores psicossociais quanto diretamente influenciá-los.[20,23] Os fatores emocionais negativos, como depressão, ansiedade ou crenças de medo, podem intensificar os processamentos biológicos da dor e contribuir para manutenção das condições dolorosas.[24,25] O papel social e os fatores ambientais, como *status* socioeconômico, ou as condições de trabalho também podem afetar a dor.[26] A identificação e o manejo destes fatores psicossociais mal-adaptativos podem aumentar a eficácia do tratamento da dor aguda e crônica e podem evitar a transição de um quadro agudo para crônico.[23,24,27-29] Nem todos os fatores biopsicossociais estarão necessariamente presentes em todas as pessoas com dor, porém a experiência de dor no indivíduo é, normalmente, multifatorial. Além disso, estes fatores variam ao longo do tempo dentro da vida do paciente e são modificados pelo ambiente externo. Por exemplo, uma lesão do ligamento cruzado anterior resultará, significativamente, em mais sofrimento e preocupação em um jogador de basquete profissional do que para um programador de computador, assim como uma simples queda pode causar mais medo e cuidado em uma idosa de 80 anos, com osteoporose, em comparação se a queda tivesse ocorrido com esta mesma pessoa, quando era uma estudante universitária ativa com 20 anos.

A avaliação e o tratamento do sistema de movimento e o uso do movimento como intervenção terapêutica são os componentes-chave do nosso cuidado em pacientes com dor.[30] As relações entre a dor e o sistema de movimento são complexos e geralmente muito variáveis entre os indivíduos.[31] A dor pode produzir aumento na contração muscular, tônus ou de pontos gatilhos;[32] pode causar inibição muscular ou comportamentos de medo – não exposição, resultando em desuso e incapacidade, ou ambos, facilitação e inibição dos grupos musculares antagonistas.[33,34] Portanto, intervenções voltadas ao sistema de movimento podem reduzir as respostas motoras que intensificam a dor ou aumentam a função, minimizando os efeitos motores da dor. A integração do conhecimento dos fisioterapeutas sobre o sistema de movimento com os outros mecanismos da dor tem o potencial de elevar o nosso cuidado para avaliar e tratar mais eficientemente as condições dolorosas.

Este capítulo usará o modelo biopsicossocial que leva em conta os processamentos biológicos da dor descritos pela IASP associados aos sistemas psicológicos, sociais e do movimento[22,35] (Fig. 6-2).

Descreveremos a neurobiologia que sustenta a transmissão nociceptiva e a percepção da dor, a biologia dos sistemas de analgesia e como os tratamentos não farmacológicos podem atuar nestes sistemas.

DOR AGUDA E CRÔNICA

A dor pode ser classificada em aguda ou crônica. Há diferenças importantes entre estes tipos de dor. A dor aguda ocorre como resultado direto de uma lesão real ou potencial de um tecido e é um sintoma. Assim, seu início é bem definido e está relacionado com uma afecção conhecida. Tem a função de proteger o tecido de uma lesão e, se a lesão ocorre, protege o tecido durante a fase de recuperação. Portanto, a dor aguda tem função biológica protetiva dos tecidos. A dor aguda também pode ser provocada em procedimentos clínicos, com lesões teciduais observáveis, por exemplo, nas cirurgias e no desbridamento de úlceras. A dor aguda pode ser adequadamente manejada, tratando a lesão do tecido periférico, tanto farmacologicamente como não farmacologicamente. Por exemplo, tanto anti-inflamatório quanto gelo são utilizados frequentemente para o tratamento da inflamação aguda da entorse do tornozelo. No entanto, os fatores psicossociais podem influenciar na recuperação de uma dor aguda. Deve ser destacado que 30-50% dos indivíduos terão dor crônica após lesão aguda ou cirurgia.

A dor crônica, por outro lado, não protege os tecidos e não possui uma função biológica clara. A dor é considerada crônica se: 1) persiste além do tempo normal de recuperação tecidual, 2) a debilidade é incompativelmente maior que os achados físicos ou que a lesão, e/ou 3) a dor ocorre mesmo na ausência de uma lesão tecidual identificada. Além disso, muitos clínicos definem a dor crônica de acordo com o número de meses após a lesão inicial, geralmente 3-6 meses após a lesão. O uso do critério diagnóstico temporal é útil para algumas condições como a osteoartrite. Porém, este critério não é útil para as condições que demoram um tempo longo para curar, também para as condições que não são adequadamente tratadas no seu início e, por isso, a recuperação da lesão não ocorreu ou ainda, por exemplo, quando um atleta tem lesões de repetição na articulação porque não aguarda o tempo adequado para que a cicatrização tecidual ocorra. Embora a maioria das dores agudas tenha resolução dentro de três meses, o restante dos casos, que pelo critério temporal é considerada dor crônica, custam bilhões de dólares por ano ao sistema de saúde e em dias de trabalho perdidos. Portanto, como a dor crônica não possui uma função biológica clara, não é considerada um sintoma, mas a própria doença. O tratamento da dor crônica é complexo e as melhores respostas ocorrem quando a abordagem é interdisciplinar.

TEORIAS DA DOR

As teorias iniciais tentaram utilizar uma explicação única que abrangesse todas as experiências sensoriais, isto é: tato, calor, frio e dor. Duas teorias se destacaram: a da especificidade e do padrão. Porém, ambas se mostraram inadequadas para descrever a sensação dolorosa. A **teoria da especificidade** sugere que há terminações nervosas exclusivas para cada variedade de sensação produzida pela estimulação cutânea (tato, calor, frio e dor). Para a dor, a teoria sugere que há "receptores de dor", também denominados nociceptores, que quando estimulados sempre produzem a sensação de dor e apenas dor. No entanto, esta teoria não consegue explicar completamente alguns fenômenos vivenciados após um estímulo doloroso ou em certas condições dolorosas. Por exemplo, a dor pode ocorrer tanto na ausência do nociceptor como nas dores fantasmas, quanto na ausência da transmissão das vias nociceptivas, pois a dor pode não cessar, ou cessar inicialmente e depois retornar, mesmo com a lesão da via nociceptiva. Além disso, o tato pode desencadear dor (alodínea) e a dor pode continuar após a retirada do estímulo nocivo (hiperpatia). A **teoria do padrão** sugere que cada sensação (tato, calor, frio e dor) resultaria de impulsos espaciais e temporais característicos produzidos pelos órgãos sensoriais cutâneos e interpretados no SNC como diferentes sensações. A sensação seria, portanto, aprendida e não haveria uma via sensorial específica para cada sensação. O que diferenciaria, por exemplo, a dor de outras sensações seria o padrão dos impulsos espaciais e temporais. No entanto, está claro que há terminações sensoriais especializadas que respondem ao estímulo nocivo e vias centrais que transmitem a sensação da dor, como trato espinotalâmico.

Em 1965, Melzack e Wall propuseram a **teoria das comportas da dor** (*gate control theory of pain*) que utiliza conceitos da teoria da especificidade e do padrão (Fig. 6-4).[36] Esta teoria integra componentes fisiológicos e psicológicos da dor. A teoria das comportas

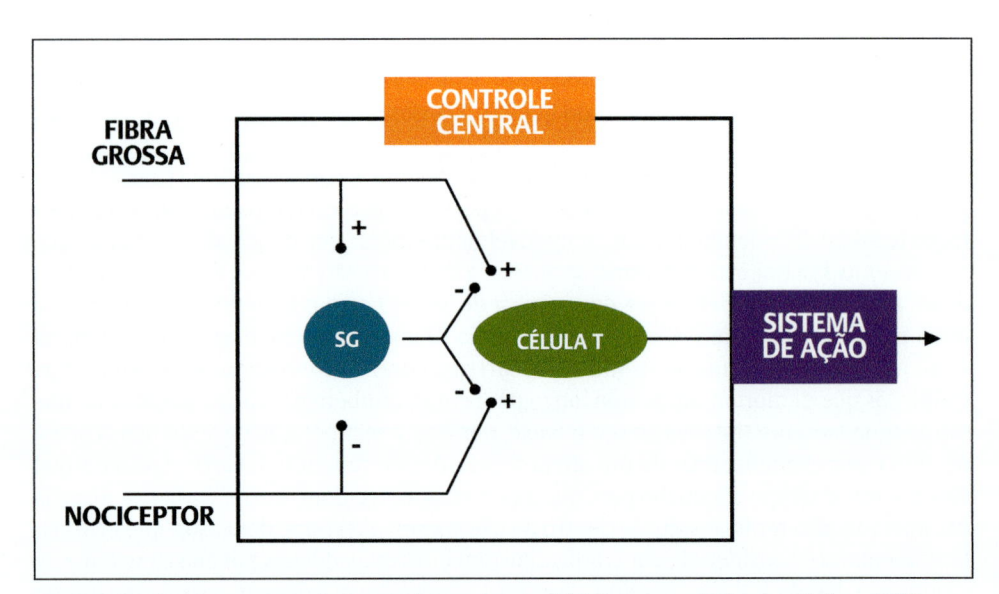

Fig. 6-4. Teoria das comportas da dor, conforme descrita inicialmente por Melzack e Wall em 1965. SG: substância gelatinosa; Célula T: célula de transmissão que ativa o sistema de ação (resposta à dor); '+': sinapse excitatória; '-': sinapse inibitória.

da dor influenciou profundamente o estudo da dor e estimulou o desenvolvimento de novos tratamentos. A teoria sugere que a resposta das terminações nervosas especializadas, nociceptores, é modulada no corno dorsal da medula espinal. *Inputs* aferentes de fibras de grande diâmetro (não nociceptoras) e fibras de pequeno diâmetro (nociceptoras) são "controlados" na medula. Estes dois *inputs* convergem para o neurônio da substância gelatinosa (SG) e para a "célula T" no corno dorsal da medula espinal. O neurônio da SG inibe a célula T que inicia as respostas motora, sensorial e autonômica da dor. A teoria sugere que há um equilíbrio entre o *input* aferente das fibras de grande e pequeno diâmetros que em condições normais favorece a inibição do sistema e, portanto, a dor não é desencadeada. *Input* dos nociceptores inibe o neurônio da SG, permitindo o disparo da célula T, "abrindo o portão", e, portanto, resultando em dor. A teoria também sugere que o aumento do *input* das fibras de grande diâmetro aumenta o disparo do neurônio da SG, inibindo a atividade nociceptora, consequentemente, o disparo da célula T, "fechando o portão", resultando na redução da dor. Além disso, a teoria propõe que este sistema possui controle supramedular que também modula a dor. Esta teoria explica porque mesmo com a estimulação do nociceptor pode não ocorrer dor, que o estímulo nocivo repetido resulta no aumento da dor e porque o *input* da fibra de grande diâmetro inibe a dor. Essa teoria também é utilizada para explicar as condições clínicas como dor fantasma e causalgia.

Em 1991, Melzack propõe a *teoria neuromatrix*, uma evolução da teoria das comportas da dor.[37,38] Esta teoria propõe que uma rede neuronal ampla, denominada *body-self*, é determinada geneticamente, porém ao longo do tempo é moldada por *inputs* (sensoriais) externos. Esta rede neuronal é formada por diferentes áreas do SNC, integrando tálamo, córtex e sistema límbico. Essa rede transmite um padrão ou *output* característico, denominado neuroassinatura, que é projetada para áreas do cérebro e que resulta na consciência da dor e na resposta motora ou movimento. A neuroassinatura é moldada, ou seja, pode ocorrer neuroplasticidade, por *inputs* sensoriais e cognitivos que resultam em uma resposta individualizada ao estímulo nocivo. É importante entender que a dor é processada no cérebro no nível cortical, onde ocorre a consciência da sensação. No entanto, a dor ocorre, frequentemente, após ativação dos nociceptores, pode ser mantida e continuada pela ativação do nociceptor, e é modificada por estruturas subcorticais como medula espinal e tronco encefálico. Além disso, outros sistemas influenciam o nociceptor e o neurônio nociceptivo central, por exemplo, a atividade de células imunológicas locais e circulantes, os hormônios cortisol e estradiol e ATP ou lactato liberados pelas fibras musculares. Portanto, o *body-self neuromatrix* é influenciado por múltiplos sistemas como a ação direta do nociceptor, ação sistêmica e as áreas corticais envolvidas na cognição e na função avaliativa. Os *outputs* da *neuromatrix* também são múltiplos e focam na percepção da dor e em ações diretas relacionadas com a resposta à dor ou ao estresse relacionado com a resposta à dor.

MODELOS DE TRATAMENTO

O **modelo biomédico** para tratar a dor assume que toda dor tem uma causa fisiológica distinta e os clínicos deveriam ser capazes de achar e tratar o problema fisiológico. Uma extensão do modelo biomédico é o **modelo biomecânico**, utilizado por fisioterapeutas, que foca na alteração da função como causa da dor e, portanto, ao corrigir os déficits biomecânicos, espera-se a redução da dor. O **modelo biopsicossocial** proposto há mais de 30 anos é uma alternativa ao modelo biomédico e considera a dor uma interação entre variáveis biológicas, psicológicas e socioculturais.[22] Este modelo tem sido cada vez mais adotado pela comunidade fisioterapêutica e tem levado a novos paradigmas de tratamento abordando os aspectos psicossociais da dor. O uso do **modelo biopsicossocial** não é apenas importante para o tratamento da dor crônica, mas também na dor aguda e para prevenir a transição da dor aguda para crônica.

Por exemplo, uma pessoa com dor pode escolher continuar trabalhando e manter suas atividades sociais ou pode evitar todas as atividades e o trabalho. Todos estes fatores em conjunto são importantes para o **modelo biopsicossocial** e devem ser abordados de modo adequado a fim de enfrentarem os problemas associados à dor crônica. Já, na dor aguda, os fatores psicológicos afetam no juízo do indivíduo em relação à gravidade de sua dor, na resposta ao tratamento e podem influenciar na transição da dor aguda para crônica. Por exemplo, o alto grau de catastrofização da dor, ou seja, um conjunto de aspectos cognitivos e emocionais negativos, está relacionado com piores resultados na resolução tanto das dores agudas quanto da dor crônica e é um fator significante no desenvolvimento da dor crônica após procedimentos cirúrgicos.[39]

MECANISMOS BIOLÓGICOS DA DOR
Sistema Nervoso Periférico

O sistema nervoso periférico desempenha um papel importante na geração e manutenção da dor aguda e crônica. Nociceptores são receptores sensoriais (terminações nervosas livres), que inervam os tecidos periféricos. Um nociceptor é ativado por um estímulo nocivo ao tecido, definido como um estímulo lesivo ou potencialmente lesivo e é único para o tecido inervado. Por exemplo, os nociceptores cutâneos são ativados quando a pele é cortada, já os nociceptores viscerais não respondem ao corte, mas à distensão visceral. Uma vez ativados, os nociceptores transmitem esta informação ao SNC a partir das fibras pouco mielinizadas Aδ (tipo III – músculo/articulação) e não mielinizadas fibras tipo C (tipo IV – músculo/articulação). Além disso, quase todos os tecidos possuem nociceptores silenciosos ou mecanicamente insensíveis que compreendem 1/3 do total e não respondem ao estímulo mecânico quando não há lesão tecidual; no entanto, após a lesão do tecido eles começam a disparar ao estímulo mecânico.[40-42] Estas fibras aferentes primárias são classificadas como pseudounipolares e possuem os corpos celulares localizados no gânglio da raiz dorsal. Os axônios têm duas ramificações, uma para os tecidos periféricos e outra para o SNC. Portanto, os nociceptores inervam praticamente todos os tecidos corporais e transmitem uma informação sobre os estímulos nocivos dos tecidos periféricos para o SNC (Fig. 6-3).

Sensibilização Periférica

A sensibilidade dos nociceptores é modificável e pode aumentar ou diminuir em resposta ao estímulo nocivo. A sensibilização periférica de acordo com a definição da IASP é um aumento da responsividade e redução do limiar dos neurônios nociceptivos periféricos à estimulação de seu campo receptivo. Isto ocorre, normalmente, após a lesão, podendo resultar em aumento da resposta e diminuição do limiar ao estímulo nocivo e/ou aumento espontâneo no disparo do nociceptor. Por exemplo, Schaible e Schmidt,[43,44] ao induzir uma inflamação articular e medir a atividade dos nervos periféricos, mostraram aumento na responsividade dos nociceptores ao movimento articular. Este aumento na atividade é visto em inúmeros modelos animais após inflamação e dano neural causados por lesão tecidual induzida. Portanto, a lesão tecidual causa aumento generalizado na atividade dos nociceptores, incluindo aumento do disparo dos nociceptores silenciosos, o que aumenta o *input* de informações nociceptivas para o SNC. Esta atividade aumentada nos nociceptores explica a hiperalgesia e dor localizada que normalmente ocorrem após lesão tecidual.[45]

Mediadores Químicos

Os receptores localizados nos nociceptores podem ser sensibilizados por três classes de estímulos nocivos: mecânicos, químicos e térmicos (Fig. 6-5). Uma série de neurotransmissores, receptores e canais iônicos localizados dentro ou no terminal periférico das fibras aferentes primárias é capaz de produzir dor e inflamação.

Neuropeptídeos

Neuropeptídeos, como a substância P e o peptídeo relacionado ao gene calcitonina (CGRP), são encontrados nas fibras de pequeno diâmetro (Grupo III e IV). Eles são liberados, no SNC, pelas terminações centrais do nociceptor e pelas terminações periféricas das fibras aferentes primárias no local da lesão.

Quando liberados pelas fibras aferentes primárias na periferia, produzem uma resposta inflamatória denominada inflamação neurogênica[46-51] (Fig. 6-6). Diversos autores identificaram e mediram a liberação de substância P e CGRP em inflamações do joelho de modelos animais e de humanos com osteoartrite.[48,52-55] Além disso, a eliminação química ou cirúrgica das fibras aferentes primárias reduz a resposta inflamatória, apoiando o papel

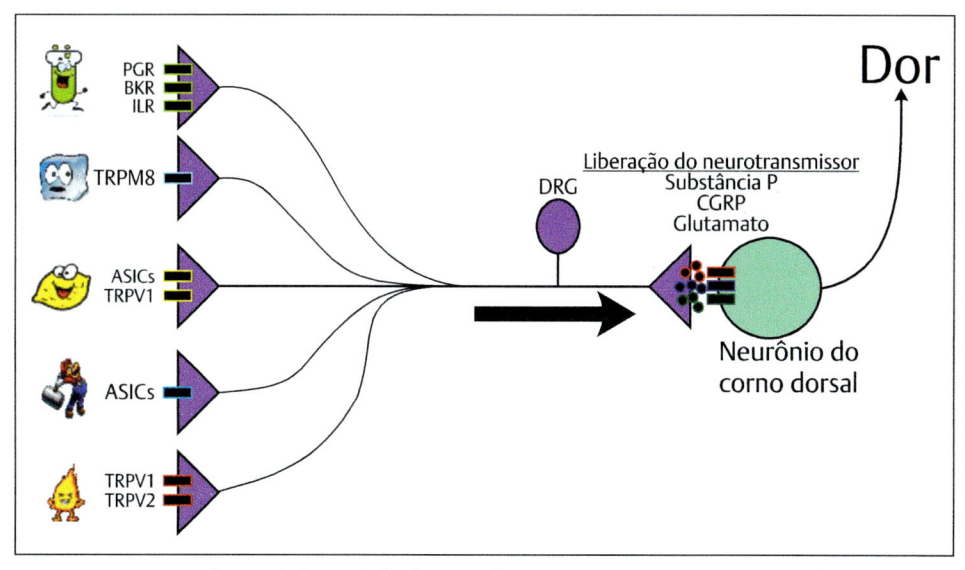

Fig. 6-5. Diagrama referente à diversidade de estímulos e receptores que são encontrados nos nociceptores. Estímulos químicos associados à inflamação podem ativar os receptores de prostaglandina (PGR), bradicinina (BKR) e interleucina (ILR); o frio ativa os receptores TRPM8; a diminuição do pH (prótons) pode ativar TRPV1 e os canais iônicos podem ser sensíveis ao ácido. O estímulo mecânico pode ativar canais iônicos sensíveis ao ácido (ASICs) e o calor ativa os receptores TRPV1 e TRPV2. Estes sinais são transmitidos para o corno dorsal medular, onde as fibras aferentes primárias liberam neurotransmissores excitatórios que ativam os neurônios do corno dorsal que, por sua vez, enviam estes sinais para os centros superiores cerebrais que resultam na percepção da dor. CGRP, peptídeo relacionado ao gene calcitonina.

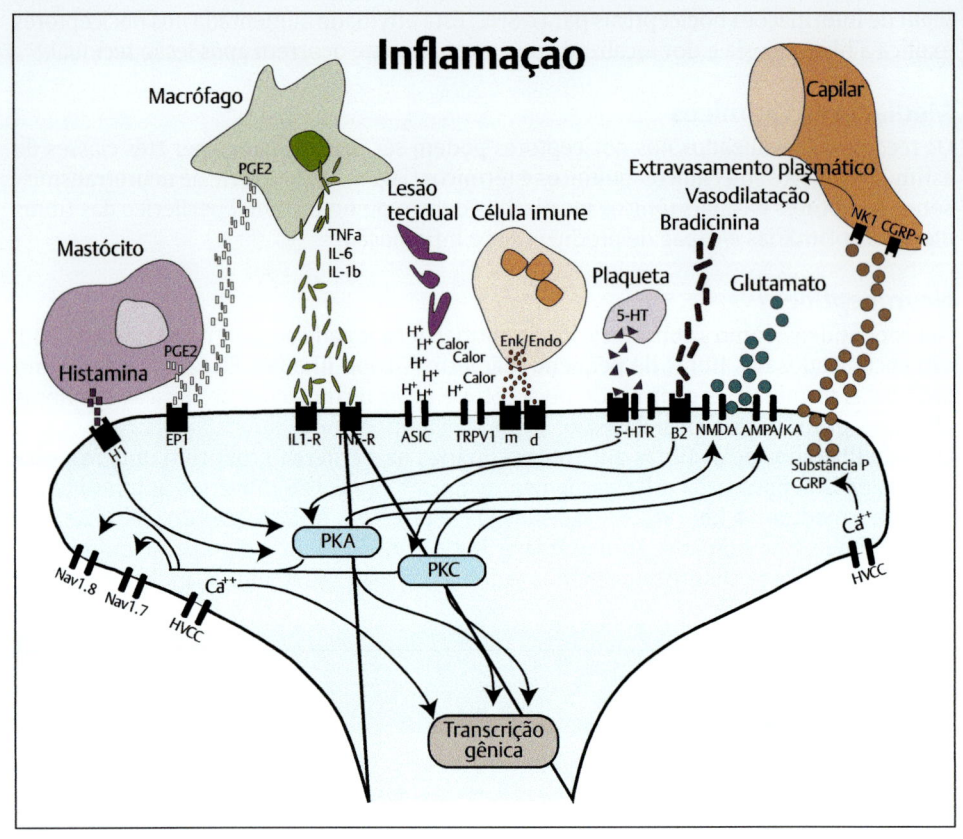

Fig. 6-6. Diagrama esquemático mostrando os múltiplos receptores e estímulos que ativam os nociceptores. A liberação de uma variedade de substâncias químicas de células não neuronais pode atuar direta ou indiretamente para sensibilizar os nociceptores. A liberação da substância P, do peptídeo relacionado ao gene calcitonina (CGRP) ou glutamato dos nociceptores pode aumentar a resposta inflamatória, atuando sobre as células não neuronais e capilares, aumentando o extravasamento do plasma e a inflamação. Sinalizadores intracelulares podem ser ativados pelos receptores e, subsequentemente, gerar transcrição gênica ou fosforilar receptores para aumentar ou reduzir sua atividade. NK1: receptor neurocinina-1; NMDA: N-metil-D-aspartato; AMPA/KA: receptores de glutamato não NMDA; IL1-R: receptor de Interleucina 1; IL-6: Interleucina 6; IL-1b: Interleucina 1b; TNFa: fator de necrose tumoral alfa; PKA: proteína quinase A; PKC: proteína quinase C; ASIC: canais iônicos sensíveis ao ácido; H1: receptor histamínico; B2: receptor de bradicinina; 5-HT: serotonina (5-hidroxitriptamina); 5-HTR: receptor de serotonina (5-hidroxitriptamina); Enk/Endo: encefalina/endorfina; m: receptor μ-opioide; d: receptor δ-opioide; EP1: receptor de prostaglandina; PGE2: prostaglandina E2; Nav1.7: canal de sódio voltagem dependente 1.7; Nav1.8: canal de sódio voltagem dependente 1.8; HVCC: canal de cálcio de alta voltagem; TRPV1: receptor de potencial transitório vaniloide 1; CGRP: peptídeo relacionado ao gene da calcitonina.

dos nociceptores na produção da inflamação.[56-59] O componente neurogênico da inflamação também envolve o SNC por meio da geração de potenciais de ação na medula espinal que são transmitidos para a periferia. Este mecanismo é denominado reflexo da raiz dorsal. O reflexo da raiz dorsal libera neuropeptídeos do terminal periférico, o que amplifica a resposta inflamatória.[50,61-63]

Glutamato

O glutamato é um neurotransmissor excitatório do sistema nervoso encontrado nas fibras aferentes primárias[64] com receptores localizados nos terminais periféricos dos nociceptores.[65,66] A concentração de glutamato está aumentada após inflamação articular em animais e humanos com artrite, e no músculo em indivíduos com disfunção temporomandibular e dor miofascial.[67,68] A aplicação injetável de glutamato produz hiperalgesia em humanos e animais e sensibiliza as fibras aferentes primárias.[69-74] Já o bloqueio dos receptores periféricos reduz a dor e a hiperalgesia.[75,76] Portanto, o glutamato parece colaborar na geração da dor e da hiperalgesia nas condições inflamatórias.

Canais Iônicos

Existem canais iônicos dependentes de ligantes e dependentes de voltagem nos nociceptores que contribuem para a nocicepção e a dor. Os canais iônicos dependentes de voltagem têm-se apresentado de fundamental importância na geração da dor. Os canais de sódio e cálcio dependentes de voltagem são chaves na neurotransmissão, na propagação do potencial de ação e liberação dos neurotransmissores. Estes canais iônicos podem ser regulados pela lesão tecidual e tornar o nociceptor mais excitável. Destes canais iônicos, o $Na_v1.7$ e $Na_v1.8$ têm se apresentado como atores críticos na nocicepção.[77-80] Após a neuropatia periférica, por exemplo, há certa mudança na composição do canal de sódio que resulta na hiperexcitabilidade dos neurônios do gânglio da raiz dorsal.[81] Além disso, mutações dos genes que codificam o $Na_v1.7$ resultam nas síndromes dolorosas: eritromelalgia e disfunções paroxísticas, e a completa perda funcional do $Na_v1.7$ resulta na insensibilidade à dor.[77,79-82] Portanto, os canais iônicos dependentes de voltagem são regulados pela lesão tecidual e contribuem para hiperexcitabilidade dos nociceptores periféricos.

Outros canais iônicos parecem ter, também, um papel significativo na dor. Os canais iônicos sensíveis ao ácido (*Acid Sensing Ion Channels, ASICs*) são ativados por prótons e lactato liberados na lesão tecidual ou produzidos durante o processo de fadiga, desempenhando papel significativo na dor musculoesquelética.[83,84] Os canais iônicos receptores de potencial transitório (TRP) são ativados por estímulo térmico. O TRPV1 tem papel significativo na nocicepção induzida pelo calor e TRPM8, na nocicepção induzida pelo frio. Além disso, mediadores inflamatórios podem aumentar a atividade tanto dos ASICs quanto TRPV1, sensibilizando a resposta neuronal ao estímulo nocivo.[45,83,84] Por último, os receptores purinérgicos, particularmente P2X3, são ativados pelo aumento da adenosina trifosfato, são regulados no gânglio da raiz dorsal após lesão tecidual e promovem aumento da excitabilidade e geração de hiperalgesia em modelos animais.[85-88]

Portanto, há múltiplos tipos de canais iônicos que resultam em uma complexa neurofisiologia que contribui para sensibilização do nociceptor após a lesão tecidual. A regulação positiva de um ou mais canais iônicos e a sensibilização destes canais por mediadores inflamatórios podem produzir aumento da excitabilidade e hiperalgesia.

Mediadores Inflamatórios

Está bem estabelecido que o sistema imune e os fatores secretados pelas células imunológicas (p. ex., citocinas, quimiocinas) desempenham um papel crítico na geração da dor aguda e crônica. Há evidências do envolvimento dos mastócitos, neutrófilos, macrófagos, células dendríticas e células T em uma variedade de condições dolorosas,[89] e dos macrófagos na analgesia proporcionada por tratamentos não farmacológicos como acupuntura e exercícios.[90,91] Durante a inflamação, citocinas pró-inflamatórias (ex. IL-1β, IL-6, TNF-α) são liberadas por células imunes infiltrantes, como macrófagos que sensibilizam os nociceptores e produzem hiperalgesia em animais e humanos.[92-100] Como citado acima, estes mediadores inflamatórios também podem sensibilizar os canais iônicos, fazendo-os mais responsivos aos estímulos químicos, mecânicos e térmicos. Esta associação pode aumentar o *input* ao SNC, resultando no final em percepção da dor.

Fator de crescimento nervoso (Nerve Growth Fator, NGF)
O NGF está aumentado em indivíduos com migrânea crônica e fibromialgia.[101,102] A administração injetável do NGF, em humanos e animais, reduz limiares do nociceptor ao estímulo mecânico, mas não produz dor espontânea.[74,103,104] A aplicação injetável intramuscular do NGF ativa 60% dos nociceptores musculares do Grupo IV, sensibilizando-os para os estímulos mecânicos e térmicos.[104-107] O NGF é produzido pelo músculo e durante lesão tecidual.[108-110] Sua ação é desencadeada por meio da ativação do receptor de tropomiosina quinase A (TrkA) ou receptor de neutrofina p75.[104] Além disso, o NGF é regulado por neuropeptídeos e proteínas envolvidos na transmissão da dor, incluindo a substância P, TRPV1 e $N_{av}1.8$, aumentando, portanto, a excitabilidade do nociceptor.[74,111,112]

Consequências da Ativação do Nociceptor
Os nociceptores enviam sinais para o SNC que ativam neurônios das vias nociceptivas e estes, por sua vez, enviam sinais para o córtex e são interpretados como dor. É importante ressaltar que a ativação dos nociceptores ou das vias nociceptivas nem sempre resulta em dor. A transmissão nociceptiva e a dor estão sobre modulação cortical e subcortical. A ativação dos nociceptores pode resultar em múltiplos e complexos *outputs* que afetam diversos sistemas como: sensorial, motor, autonômico e psicológico. No sistema motor, as alterações frequentes são proteção do membro, espasmo muscular e redução da atividade; os efeitos sobre os sistema motor são complexos e variados.[22,35] No sistema autonômico, as alterações observadas a partir de estudos em modelos animais com dor crônica e indivíduos com fibromialgia são diminuição da sensibilidade do barorreceptor e diminuição da variabilidade da frequência cardíaca e da pressão arterial.[113,114] Já no sistema psicológico, há alterações no humor, aumento da depressão, ansiedade, medo ao movimento e catastrofização da dor.[115-117] Em alguns casos estas mudanças nos fatores motores e psicológicos são provocadas pela ativação contínua do nociceptor; por exemplo, em indivíduos com tendinopatia crônica do calcâneo, a infiltração anestésica do tendão, removendo o *input* periférico, elimina toda a dor e restaura a função motora e catastrofização da dor.[35] Em outros casos, estas mudanças são independentes da ativação nociceptiva; por exemplo, na mesma população de indivíduos com tendinopatia do calcâneo, o medo ao movimento não foi modificado com a infiltração anestésica do tendão do calcâneo. Além disso, modelos de dor crônica em animais mostram diminuição da força, padrões alterados de marcha, mudanças na atividade autonômica e comportamentos depressivos e de ansiedade. Portanto, a ativação do nociceptor resulta claramente em alterações dos fatores sensoriais, motores, autonômicos e psicológicos.

Sistema Nervoso Central (SNC)
Vias Nociceptivas
As vias nociceptivas no SNC são complexas, envolvem múltiplas vias e núcleos corticais e subcorticais.[22] O *input* dos nociceptores alcança o SNC, inicialmente, no corno dorsal da medula espinal, é transmitido para estruturas supraespinais através do trato espinotalâmico

e subsequentemente retransmitido para áreas corticais para a percepção da dor. O trato espinotalâmico transmite informação para os núcleos talâmicos: ventroposterior lateral (VPL) e medial. Do VPL, projeta-se para o córtex somatossensorial (SI e SII) e acredita-se que esta projeção esteja envolvida no componente sensorial-discriminativo da dor (localização, duração, qualidade e intensidade).[118,119] As projeções ascendentes do núcleo talâmico medial são mais difusas e incluem áreas como o córtex cingulado anterior e insular e acredita-se que estas projeções estejam relacionadas com o componente afetivo motivacional da dor (experiência desagradável)[118,119] (Fig. 6-7). A informação nociceptiva é integrada com as informações motoras, autonômicas e sensoriais no tronco encefálico, particularmente nas áreas envolvidas na inibição e facilitação descendente da dor.

O SNC equilibra a atividade excitatória e inibitória por meio de estruturas e vias nociceptivas. Conceitualmente, um aumento da atividade excitatória e/ou uma diminuição da atividade inibitória resulta na percepção da dor. As metas do tratamento são reequilibrar a atividade das estruturas envolvidas na nocicepção e dor, reduzindo a atividade das estruturas excitatórias (facilitatórias) e aumentando a atividade das estruturas inibitórias (Fig. 6-8).

Medula Espinal
Na medula espinal, a informação nociceptiva que chega ao corno dorsal é transmitida para estruturas supramedulares por dois tipos de neurônios: de alto limiar (*High Threshold*) e de amplo alcance dinâmico (*Wide Dynamic Range*). Os neurônios de alto limiar transmitem apenas estímulos nociceptivos, já os neurônios de amplo alcance transmitem estímulos nociceptivos e não nociceptivos.

Tronco Encefálico
Neurônios do bulbo, ponte e mesencéfalo podem modular a dor, facilitando ou inibindo a informação nociceptiva. No bulbo, a região rostroventromedial (RVM) é chave na nocicepção.[120-125] Na ponte, os núcleos principais da nocicepção são: *locus coeruleus*, *subcoeruleus* e parabraquial. Já no mesencéfalo, a substância cinzenta periaquedutal (PAG) está envolvida na nocicepção. A PAG envia sinais para a RVM e tegmento pontino que, subsequentemente, enviam sinais para medula espinal para modular a nocicepção.

Córtex
O processamento cortical da dor envolve múltiplas áreas que transmitem e processam diferentes aspectos da experiência da dor. Estudos que utilizam imagens cerebrais mostram que várias áreas são ativadas, frequentemente, com o estímulo nociceptivo, entre elas: o córtex somatossensorial (SI e SII), o cingulado anterior e o insular anterior.[118,119,126] Outras áreas corticais também participam no processamento da informação de dor, como: a amígdala, envolvida no medo e na emoção; hipocampo, na aprendizagem e memória; córtex pré-frontal, no planejamento de comportamentos de maior complexidade; córtex motor, na função e movimento.[127-130]

Células Gliais
Classicamente, as células gliais eram consideradas apenas como células de suporte, no entanto, no SNC, particularmente na medula espinal, desempenham um papel crítico no processamento da informação nociceptiva.[131,132] Os receptores, para vários neurotransmissores expressos nas células gliais, têm como função realizar a retirada (*clearance*) dos

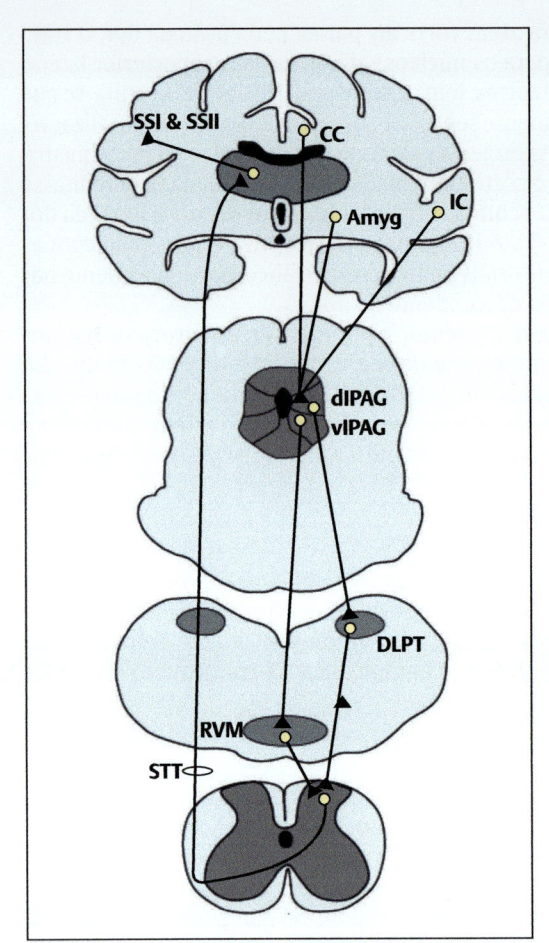

Fig. 6-7. Diagrama esquemático do trato ascendente espinotalâmico (STT) e as vias descendentes inibitórias e excitatórias envolvidas na nocicepção. S1 e S2, córtices somatossensoriais. CC: Córtex cingulado; IC: córtex insular; Amyg: amígdala; dlPAG: substância cinzenta periaquedutal dorsolateral; vlPAG: substância cinzenta periaquedutal ventrolateral; DLPT: núcleo pontino dorsolateral; RVM: região rostroventromedial do bulbo.

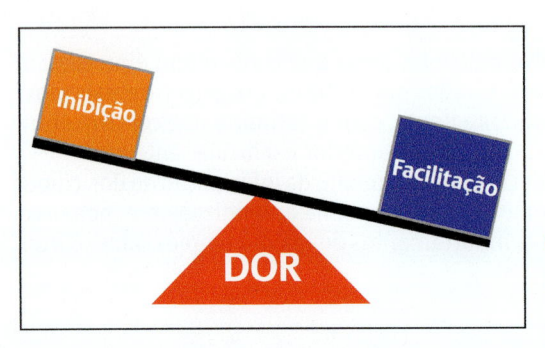

Fig. 6-8. Diagrama esquemático mostrando o desequilíbrio do processamento do sistema nervoso dos sinais inibitórios e excitatórios que podem resultar em dor.

neurotransmissores da fenda sináptica e a ativação glial foi detectada em diferentes modelos de dor, incluindo dor neuropática e inflamatória.[133-135] A ativação glial está associada a aumento da liberação de neurotransmissores, como: glutamato, citocinas e substâncias sensibilizadoras neuronais, além de reduzir a retirada (*clearance*) dos neurotransmissores excitatórios (Fig. 6-9). Portanto, a glia contribui significativamente para o desenvolvimento da dor e sua ativação tem sido denominada como neuroinflamação.

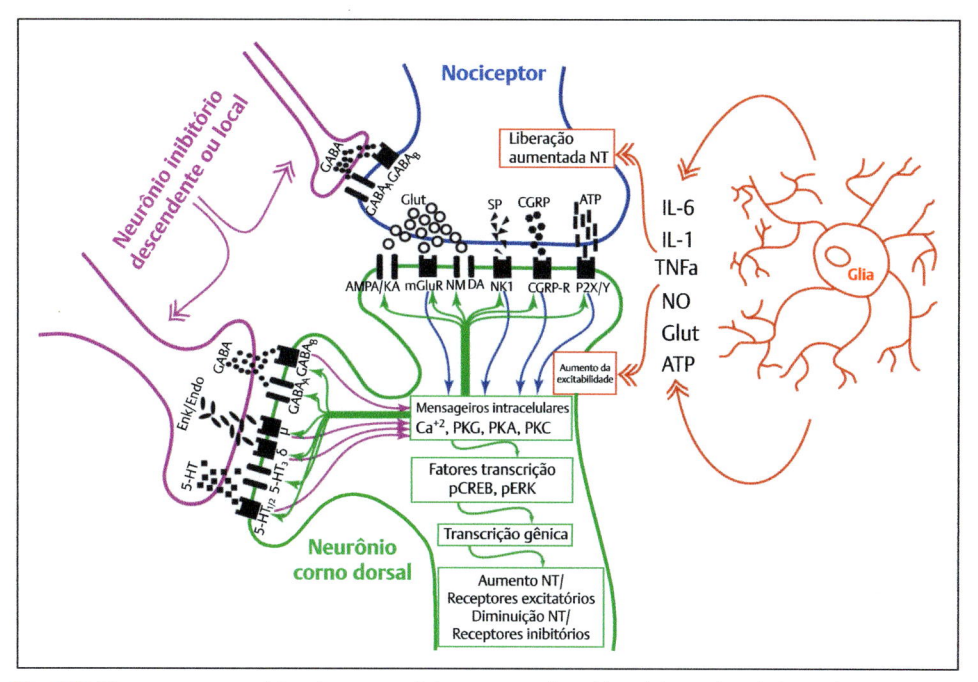

Fig. 6-9. Diagrama esquemático de um neurônio no corno dorsal (verde), recebendo *input* do nociceptor (azul), do sinal inibitório descendente (roxo) e de células gliais (vermelho). A liberação de neurotransmissores dos nociceptores ativa receptores dos neurônios do corno dorsal para aumentar a excitabilidade. Isto pode resultar em aumento da ativação de sinalizadores intracelulares que fosforiza fatores de transcrição que resultam em transcrição gênica. As células gliais liberam substâncias neuroativas que podem aumentar a liberação de neurotransmissores dos nociceptores e aumentam a excitabilidade dos neurônios do corno dorsal. Neurônios descendentes inibitórios podem modular, pré-sinapticamente, a atividade do nociceptor e, pós-sinapticamente, a atividade do neurônio do corno dorsal. IL-6: Interleucina-6; IL1: interleucina-1; TNFa: fator de necrose tumoral alfa; NO: óxido nítrico; Glut: glutamato; ATP: adenosina trifosfato; GABA: ácido gama-aminobutírico; SP: substância P; CGRP: peptídeo relacionado ao gene calcitonina; NK1: receptor neurocinina-1; AMPA/KA: receptores de glutamato não NMDA; NMDA: N-metil-D-aspartato; mGluR: receptores de glutamato metabrotrópico; NT: neurotransmissor; PKG: proteína quinase G; PKA: proteína quinase A; PKC: proteína quinase C; Ca^{+2}: cálcio; 5-HT: serotonina (5-hidroxitriptamina); Enk/Endo: encefalina/endorfina; CGRP-R: receptor de peptídeo relacionado ao gene da calcitonina; P2X/Y: receptor purinérgico.

Sensibilização Central

A sensibilização central, segundo a definição da IASP, é um aumento da resposta dos neurônios nociceptivos do SNC aos *inputs* aferentes normais ou sublimiares. Assim, é um fenômeno neuronal, podendo ser descrita como uma neuroplasticidade que ocorre na via nociceptiva em resposta à lesão. A sensibilização dos neurônios nociceptivos centrais pode ser mantida por *inputs* dos nociceptores periféricos. Neste caso, o objetivo do tratamento é reduzir o *input* dos nociceptores periféricos sensibilizados, diminuindo a sensibilização dos neurônios do corno dorsal medular e, consequentemente, a dor. No entanto, a sensibilização central pode ser iniciada pelo *input* do nociceptor sensibilizado e persistir mesmo na ausência deste *input* nociceptivo. Por exemplo, a sensibilização central e a hiperalgesia contralateral, em uma variedade de modelos animais, continuam após a aplicação de anestésico no local da lesão ou desaferenciação do membro.[136-139] Se a sensibilização central é predominante e permanece mesmo após a lesão periférica, os tratamentos devem focar nos mecanismos centrais para reduzir a sensibilização central.

As alterações medulares provocadas pela sensibilização central, como aumento do campo receptivo, aumento da responsividade ao estímulo inócuo ou nocivo e/ou diminuição do limiar ao estímulo inócuo ou nocivo, têm sido estudadas extensivamente em modelos animais.[140-143] A sensibilização central parece ser o mecanismo subjacente da hiperalgesia secundária, da dor referida e a da dor que persiste além do tempo normal de cicatrização tecidual. Aumento da responsividade ao estímulo inócuo é característica exclusiva dos neurônios centrais, que se hipotetiza ser a base da alodínea, definida como uma resposta dolorosa a estímulos inócuos. Deve-se ressaltar que, como a sensibilização central é um fenômeno neuronal, não pode ser medida diretamente nos seres humanos. Assim, a IASP tem usado o termo nociplástica para referir a presença de dor sem lesão tecidual observável.

Neurotransmissores e Mediadores

Há um grande número de neurotransmissores, receptores e sinalizadores moleculares intracelulares identificados no SNC com importante papel na nocicepção. Apesar da extensa literatura sobre o assunto, descreveremos apenas alguns dos sistemas bem caracterizados para fornecer uma visão geral ao leitor.

Glutamato

Glutamato é o principal neurotransmissor responsável pela transmissão de sinais excitatórios entre os nociceptores e corno dorsal medular.[144,145] O glutamato também é importante na transmissão de sinais nociceptivos supraespinais do tronco encefálico e córtex. O glutamato ativa receptores ianotrópicos e metabotrópicos. Os receptores de glutamato N-metil-D-aspartato (NMDA), canais de cálcio dependentes de voltagem Mg^{++} da medula espinal e tronco encefálico são críticos na plasticidade sináptica associada à transmissão nociceptiva.[146,147] A aplicação medular ou supraespinal de antagonista ao receptor de glutamato NMDA ou regulação inferior das subunidades dos receptores de NMDA diminuem a hiperalgesia em diferentes modelos de pesquisa de dor em animais.[63,148-158] Na amígdala, o bloqueio do receptor 5 metabotrópico de glutamato reverte a hiperalgesia em uma variedade de modelos de pesquisa em dor.[159,160]

Neuropeptídeos

Os neuropeptídeos, substância P e o peptídeo relacionado ao gene calcitonina (CGRP) são liberados pelos terminais centrais dos nociceptores no corno dorsal em resposta à lesão tecidual. Ambos estão envolvidos na transmissão da informação nociceptiva dos tecidos periféricos para o neurônios medulares do corno dorsal.[161] A aplicação injetável de substância P produz comportamentos de dor,[162] ativa e sensibiliza os neurônios do corno dorsal.[163,164] A substância P produz seu efeito pela ativação do receptor neuroquinina-1 (NK1); o bloqueio dos receptores NK1 ou perda de neurônios que contêm NK1 na medula espinal reduzem a hiperalgesia e a sensibilização dos neurônios do corno dorsal em múltiplos modelos de dor em animais.[165-171] Da mesma forma, o bloqueio dos receptores do CGRP no SNC reduz o comportamento de dor e a sensibilização dos neurônios do corno dorsal em modelos de dor em animais.[172] Curiosamente, o CGRP desempenha papel significativo na enxaqueca.

É importante ressaltar que substância P, CGRP e glutamato interagem entre si, aumentando a sensibilização. Especificamente, a substância P aplicada nos neurônios do trato espinotalâmico aumenta a função do receptor de glutamato NMDA, já o CGRP reduz a degradação da substância P, prolongando seu efeito na medula espinal.[139,173]

Mensageiros Intracelulares

Os neurotransmissores ativam vias complexas de sinalização intracelular para modular outros sistemas de neurotransmissores, função do receptor e expressão gênica. A ativação do receptor ianotrópico aumenta o influxo de cálcio para ativar as vias intracelulares, enquanto os receptores acoplados à proteína G (GPCRs) ativam diretamente as vias intracelulares. Estas vias de sinalização têm funções múltiplas que aumentam ou reduzem a neurotransmissão, incluindo a fosforilação dos receptores, proteínas celulares ou a transcrição de fatores por uma variedade de proteínas quinases (Fig. 6-9). A fosforilação dos receptores pode aumentar ou reduzir a atividade do canal, alterar o transporte de receptores para a membrana celular e aumentar a transcrição gênica. Para os neurotransmissores excitatórios, o aumento da fosforilação dos receptores aumenta a corrente pelo canal, melhora o transporte para o receptor na sinapse e aumenta a produção de receptores. Por outro lado, a fosforilação reduz a efetividade dos receptores inibitórios, resultando em menor inibição dos neurônios. Portanto, a fosforilação e a sinalização intracelular aumentam a excitabilidade e reduzem a inibição dos sistemas nociceptivos, resultando, como consequência, num incremento na excitabilidade.

Inibição Endógena

O corpo tem a capacidade de inibir e modular os neurônios nociceptivos, periférica e centralmente. Centralmente, a substância cinzenta periaquedutal (PAG), região rostroventromedial do bulbo (RVM) e tegmento pontino lateral (Fig. 6-7) são núcleos chaves envolvidos na inibição. Estimulação, tanto eletricamente quanto quimicamente, da PAG, RVM e tegmento pontino lateral produz analgesia, reduz a atividade do corno dorsal da medula espinal e sensibilização.[174-188] A PAG tem projeção para RVM e tegmento pontino lateral, mas não diretamente para a medula espinal. A RVM e o tegmento pontino lateral projetam-se para medula espinal modulando a atividade neuronal do corno dorsal e, consequentemente, a informação nociceptiva. Acredita-se que há equilíbrio entre a facilitação e a inibição das vias modulatórias descendentes (Fig. 6-8) e que, nas condições em que há dor, existe aumento na facilitação e diminuição na inibição.

Em humanos, a modulação condicionada da dor é um mecanismo inibitório frequentemente utilizado na clínica para testar a integridade da inibição central. Em diversas condições de dores crônicas como fibromialgia, osteoartrite, dor lombar e disfunção temporomandibular, há uma diminuição da modulação condicionada da dor que está correlacionada com a eficácia do tratamento como o exercício.[189-194] Os indivíduos que apresentam redução na modulação condicionada da dor, antes de um procedimento cirúrgico, são mais propensos a desenvolver dor crônica após a cirurgia.[195] Portanto, é importante desenvolver tratamentos que aumentem a inibição central.

Há vários neurotransmissores importantes envolvidos na inibição, entre eles: GABA, opioides endógenos, serotonina e noradrenalina. Estes neurotransmissores geralmente são encontrados em áreas centrais inibitórias e podem ser alterados por lesão tecidual e dor. Estes neurotransmissores inibitórios endógenos descritos abaixo estão associados à analgesia de uma variedade de tratamentos não farmacológicos.

Opioides Endógenos

Os opioides endógenos têm seus receptores localizados nos tecidos periféricos, células imunes e áreas do SNC responsáveis pela modulação da dor. A analgesia provocada pelos opioides e seus mecanismos endógenos no controle da dor têm sido amplamente estudados. Após a inflamação periférica, em animais e humanos, há uma regulação positiva dos receptores opioides dos terminais das fibras aferentes periféricas primárias e peptídeos opioides das células imunes.[196-198] Este aumento dos peptídeos opioides endógenos e receptores resultam em aumento na inibição,[198] uma resposta natural à lesão tecidual.

No SNC, os opioides endógenos estão localizados em núcleos-chave relacionados com a inibição, como: PAG, RVM e medula espinal. Encefalinas, endomorfinas e dinorfinas e seus receptores μ, δ e κ estão localizados em neurônios cerebrais e medulares em regiões reconhecidamente envolvidas na analgesia como PAG, RVM e corno dorsal medular.[199,200] A ativação dos receptores opioides com agonistas, sistêmica ou localmente, na PAG, RVM e medula espinal produz analgesia e reduz a hiperalgesia em diferentes modelos de dor, entre eles, de dor inflamatória, dor muscular induzida por acidez e dor neuropática.[199-202] Em algumas condições de dor crônica, como fibromialgia e dor neuropática, os opioides endógenos são menos efetivos.[203,204] Além disso, o gene peptídeo opioide OPRM1 está associado à variabilidade individual da resposta analgésica produzida pelos opioides.[205] É importante ressaltar que muitas técnicas e tratamentos que inibem a dor, como o exercício e a estimulação elétrica nervosa transcutânea, usam opioides endógenos para produzir esta inibição.

GABA

O ácido gama-aminobutírico (GABA) é um neurotransmissor inibitório localizado nos corpos celulares neuronais em todo o sistema nervoso, incluindo a vias inibitórias da dor. Exerce sua ação por meio da ativação do receptor ianotrópico, $GABA_A$, e o receptor metabotrópico, $GABA_B$. Há uma regulação positiva do GABA após a inflamação periférica e uma diminuição após neuropatia periférica[206,207] e ativação dos receptores GABAérgicos na medula espinal causa analgesia.[208,209] Um potencial mecanismo que pode contribuir para hiperalgesia é a redução da inibição GABAérgica. Por exemplo, as células do trato espinotalâmico mostram redução na responsividade aos agonistas do GABA, após indução inflamatória com capsaicina.[210]

Serotonina

A serotonina é um neurotransmissor encontrado nos neurônios da RVM que se projetam para medula espinal e nos neurônios da PAG que se projetam para RVM.[6,30,206] A aplicação de serotonina na medula espinal diminui a atividade dos neurônios do corno dorsal e produz analgesia, assim como o aumento da serotonina na RVM também produz analgesia.[211,212]

A concentração de serotonina é modulada pelo transportador de serotonina (SERT). Aumento no SERT, em modelos de pesquisa em dor crônica, está associado à hiperalgesia.[213] Na medula espinal há múltiplos receptores de serotonina presentes e foram extensivamente revisados.[200] O papel individual dos receptores de serotonina e seus subtipos, na transmissão nociceptiva, é controverso. Os receptores 5-HT participam tanto da facilitação quanto da inibição da nocicepção, incluindo tratamentos não farmacológicos da dor.

Norepinefrina
Os terminais de norepinefrina (noradrenalina) na medula espinal provêm, principalmente, do núcleo pontino dorsolateral (DLPT).[200,214] Na medula espinal, a norepinefrina inibe o estímulo nociceptivo pela ativação de receptores β_2-adrenérgicos.[215-217] Por outro lado, a ativação dos receptores α_1-adrenérgicos no corno dorsal medular está relacionada com a facilitação descendente da nocicepção.[218] Portanto, a norepinefrina está envolvida na facilitação e inibição descendente da nocicepção, dependendo de qual receptor é ativado.

PRINCÍPIOS DA DOR CRÔNICA
A dor crônica está associada ao aumento da excitabilidade e redução da inibição central. Estas mudanças nas vias centrais podem ocorrer pela estimulação periférica continuada, como resultado da sensibilização do nociceptor, ou podem ocorrer independentemente da atividade do nociceptor e mantidas pela sensibilização central. Mais comumente, os pacientes apresentam uma combinação de fatores periféricos e centrais (Fig. 6-10a). Além disso, o aumento da excitabilidade central, ocorrida nos quadros de dor crônica, pode provocar manifestações nos tecidos periféricos como da atividade autonômica, da atividade motora, dor e hiperalgesia (Fig. 6-10b). A Figura 6-11 ilustra cada uma destas condições, mostrando que a sensibilização periférica, a sensibilização central ou a combinação destas podem resultar na percepção da dor. Portanto, determinar clinicamente o mecanismo responsável pela manutenção da dor é crítico para a efetividade do tratamento.

Fatores de Risco
Existem vários fatores de risco e gatilhos potenciais que aumentam o risco de desenvolvimento de dor crônica após uma lesão aguda (Fig. 6-12). Isso inclui dor aguda associada ao dano tecidual, altos níveis de dor, obesidade e sua inflamação sistêmica associada, sedentarismo, sono insatisfatório e fatores psicológicos. Assim, as pessoas, como consequência de sua dor aguda, podem apresentar inatividade física, dificuldade no sono, fadiga e alterações psicológicas, o que aumenta a predisposição ao desenvolvimento de dor crônica (Fig. 6-12). Portanto, as intervenções e tratamentos voltados à modificação dos fatores de risco podem auxiliar na prevenção e na melhora da qualidade de vida das pessoas com dor crônica.

Mecanismos Neurais Subjacentes às Medidas de Dor
Há várias avaliações em potencial que podem fornecer informações sobre os mecanismos subjacentes associados à dor aguda e crônica. **Lesão tecidual local com inflamação** sugere que os impulsos periféricos nociceptivos estão provocando a dor. **Hiperalgesia primária** pode refletir aumento na sensibilidade do nociceptor ao *input* nocivo, isto é, sensibilização periférica. Embora existam mudanças rápidas no SNC após lesão tecidual e os neurônios centrais mostrem uma resposta aumentada ao estímulo nocivo do tecido lesionado, esta sensibilização central provavelmente reflete o aumento da atividade dos nociceptores.

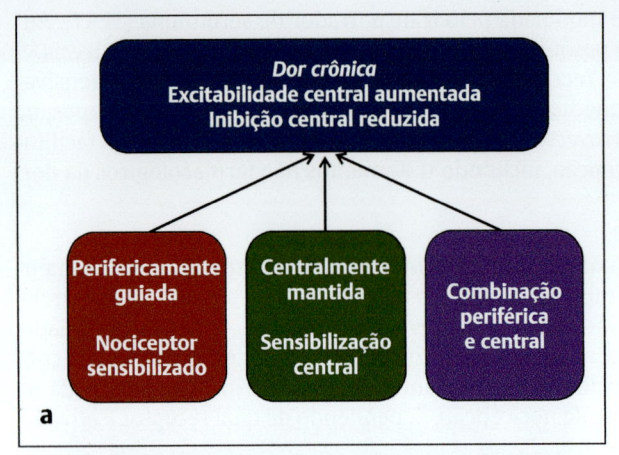

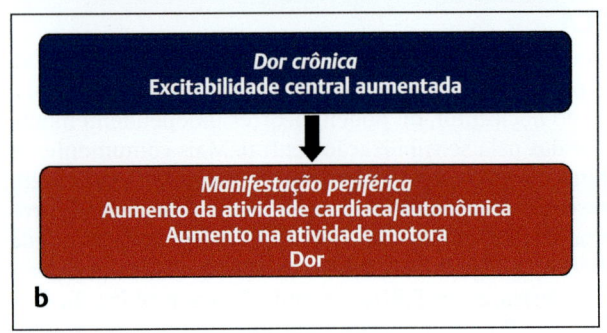

Fig. 6-10. (**a**) Ilustração mostrando que o aumento da excitabilidade e a redução da inibição central que ocorrem na dor crônica podem ser guiados pela sensibilização do nociceptor, pode ser mantida pela sensibilização central independentemente da atividade do nociceptor ou pode ser uma combinação da sensibilização periférica e central. (**b**) Ilustração mostrando que o aumento da excitabilidade na dor crônica pode provocar mudanças periféricas como na atividade autônomica e motora, resultando em dor sem *input* nociceptor.

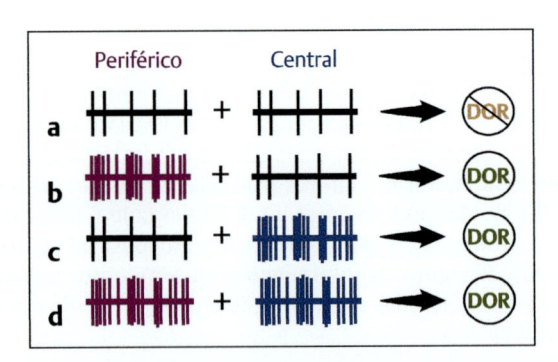

Fig. 6-11. Ilustração mostrando como a sensibilização periférica e central podem levar à dor. (**a**) Mostra que em condições normais o sistema nervoso não provoca dor. (**b**) Mostra uma condição com sensibilização periférica. O aumento da atividade nociceptora ativa os neurônios centrais não sensibilizados, resultando em dor. (**c**) Mostra uma condição com sensibilização central. *Input* normal do nociceptor ativa os neurônios sensibilizados do sistema nervoso central, resultando em dor. (**d**) Mostra uma condição com sensibilização periférica e central. Nociceptores sensibilizados ativam neurônios sensibilizados do sistema nervoso central, resultando em dor.

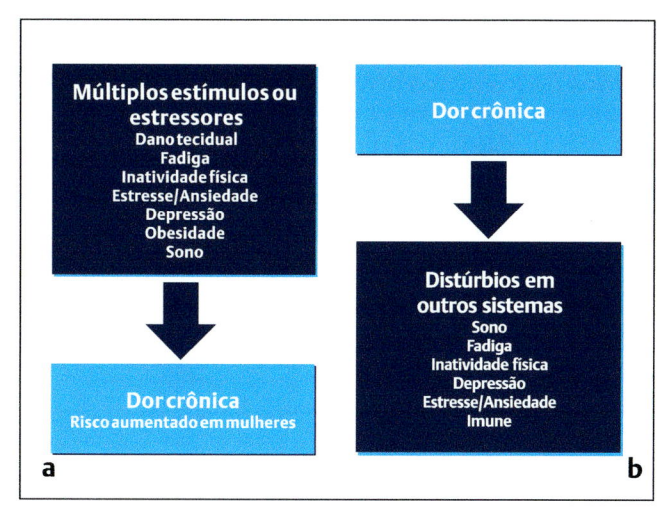

Fig. 6-12. Diagrama esquemático ilustrando os possíveis contribuidores e fatores de risco da transição da dor aguda para crônica (**a**) e consequências potenciais da dor crônica (**b**).

A avaliação da **somação temporal, ou seja, aumento da dor ao mesmo estímulo aplicado repetidamente**, em humanos, pode refletir a atividade dos neurônios do corno dorsal e é utilizada, experimentalmente, para avaliar a sensibilização do SNC. Diversas condições dolorosas, como a disfunção temporomandibular, fibromialgia, cervicalgia tensional, apresentam a somação temporal aumentada quando comparada aos controles.[219-221] A **dor referida é definida** como dor sentida fora do local da lesão tecidual. Não é produzida por estímulos periféricos na área de dor e reflete mudanças nos neurônios centrais. A teoria da **convergência-projeção** é usada para descrever os mecanismos subjacentes da dor referida. Em nível medular, os neurônios recebem *input* cutâneo, assim como de tecidos mais profundos, por exemplo, músculos, articulações ou víscera. O aumento da atividade do local da lesão é transmitido ao córtex onde é interpretado erroneamente como dor de outra estrutura. **Hiperalgesia secundária** é um aumento da resposta de dor a estímulos fora do local da lesão e reflete alterações nos neurônios nociceptivos centrais. O alargamento do campo receptivo neuronal após a lesão tecidual e/ou aumento da ativação das vias facilitatórias do tronco encefálico são exemplos e refletem o aumento da sensibilização do SNC. **Alodínea, definida como resposta dolorosa a estímulo inócuo,** provavelmente resulta do aumento da capacidade de resposta dos neurônios do corno dorsal ao estímulo inócuo e, portanto, é um fenômeno do SNC. **Mudanças no humor, sono ou fadiga** são todos sintomas que refletem mudanças no SNC e podem ser utilizados para detectar uma dor nociplástica (sensibilização central) em pessoas como dor aguda e crônica. **Modulação Condicionada da Dor** é a analgesia produzida após um estímulo nocivo aplicado fora do local de teste. Testa a inibição central que está reduzida nas dores crônicas.[222-227]

REFERÊNCIAS BIBLIOGRÁFICAS

1. American Pain Foundation. Voices of chronic pain: a national study conducted for american pain foundation. David Michaelson & Company, LLC for the American Pain Foundation; 2006.
2. Gaskin DJ, Richard P. The economic costs of pain in the United States. J Pain. 2012;13:715-24.

3. Johannes CB, Le TK, Zhou X, Johnston JA, Dworkin RH. The Prevalence of chronic pain in united states adults: results of an internet-based survey. J Pain. 2010;11:1230-9.
4. Institute of Medicine (US) Committee on Advancing Pain Research, Care, and Education. Relieving Pain in America: A Blueprint for Transforming Prevention, Care, Education, and Research. Washington (DC): National Academies Press (US); 2011.
5. Portenoy RK, Ugarte C, Fuller I, Haas G. Population-based survey of pain in the United States: Differences among white, African American, and Hispanic subjects. J Pain. 2004;5:317-28.
6. Bartley E, Fillingim R. Sex Differences in pain: a brief review of clinical and experimental findings. Br J Anaesth. 2013;111:52-8.
7. Gerdle B, Björk J, Cöster L, Henriksson KG, Henriksson C, Bengtsson A. Prevalence of widespread pain and associations with work status: A population study. BMC Musculoskelet Disord. 2008;9:102.
8. Kamaleri Y, Natvig B, Ihlebaek CM, Bruusgaard D. Localized or widespread musculoskeletal pain: Does it matter? Pain. 2008;138:41-6.
9. Health, United States, 2007. With chartbook on trends in the health of americans - PubMed. Natl Cent Heal Stat. page 5672007.
10. King S, Chambers CT, Huguet A, MacNevin RC, McGrath PJ, Parker L, et al. The epidemiology of chronic pain in children and adolescents revisited: A systematic review. Pain. 2011;152:2729-38.
11. Herr K. Pain assessment strategies in older patients. J Pain. 2011;12(3 Suppl 1):S3.
12. Won AB, Lapane KL, Vallow S, Schein J, Morris JN, Lipsitz LA. Persistent nonmalignant pain and analgesic prescribing patterns in elderly nursing home residents. J Am Geriatr Soc. 2004;52:867-74.
13. Sengupta M, Bercovitz A, Harris-Kojetin LD. Prevalence and management of pain, by race and dementia among nursing home residents: United States, 2004. NCHS Data Brief. 2010;(30):1-8.
14. Bernabei R, Gambassi G, Lapane K, Landi F, Gatsonis C, Dunlop R, et al. Management of pain in elderly patients with cancer. JAMA. 1998;279:1877-82.
15. Feldt KS, Ryden MB, Miles S. Treatment of pain in cognitively impaired compared with cognitively intact older patients with hip-fracture. J Am Geriatr Soc. 998;46:1079-85.
16. Morrison RS, Siu AL. A comparison of pain and its treatment in advanced dementia and cognitively intact patients with hip fracture. J Pain Symptom Manage. 2000;19:240-8.
17. Cheatle MD, O'Brien CP. Opioid therapy in patients with chronic noncancer pain: Diagnostic and clinical challenges. Adv Psychosom Med. 2011;30:61-91.
18. Melzack R, Casey KL. Sensory, motivational, and central control determinants of pain: A new conceptual model. In: Kenshalo D. (Ed.) The skin senses. Springfield, IL: Charles C. Thomas; 1968. p. 423-43.
19. Kosek E, Cohen M, Baron R, Gebhart GF, Mico JA, Rice ASC, et al. Do we need a third mechanistic descriptor for chronic pain states? Pain. 2016 Jul;157(7):1382-6.
20. Phillips K, Clauw DJ. Central pain mechanisms in chronic pain states - Maybe it is all in their head. Best Pract Res Clin Rheumatol. 2011 Apr;25(2):141-54.
21. Merskey H, Bogduk N. Part III: Pain terms: a current list with definitions and notes on usage. In: Classification of chronic pain. 2nd ed. IASP Task Force on Taxonomy; 1994. p. 209-14.
22. Sluka KA. Mechanisms and management of pain for the physical therapist. 2nd ed. Philadelphia: Wolters Kluwer/ IASP Press; 2016.
23. Edwards RR, Dworkin RH, Sullivan MD, Turk DC, Wasan AD. The role of psychosocial processes in the development and maintenance of chronic pain. J Pain. 2016;17:T70-92.
24. George SZ, Fritz JM, Bialosky JE, Donald DA. The effect of a fear-avoidance-based physical therapy intervention for patients with acute low back pain: results of a randomized clinical trial. Spine (Phila Pa 1976). 2003;28(23):2551-60.
25. Rakel BA, Blodgett NP, Bridget Zimmerman M, Logsden-Sackett N, Clark C, Noiseux N, et al. Predictors of postoperative movement and resting pain following total knee replacement. Pain. 2012;153:2192-203.

26. Turk DC, Okifuji A, Sherman J. Behavioral aspects of low back pain. In: Taylor JR, Twomey L, editors. Physical therapy of the low back. 3rd ed. New York: WB Saunders; 2000. p. 251-68.
27. Filardo G, Roffi A, Merli G, Marcacci T, Ceroni FB, Raboni D, et al. Patient kinesiophobia affects both recovery time and final outcome after total knee arthroplasty. Knee Surg Sports Traumatol Arthrosc. 2016 Oct;24(10):3322-3328.
28. Granot M, Ferber SG. The roles of pain catastrophizing and anxiety in the prediction of postoperative pain intensity: A prospective study. Clin J Pain. 2005;21:439-45.
29. Magni G, Moreschi C, Rigatti-Luchini S, Merskey H. Prospective study on the relationship between depressive symptoms and chronic musculoskeletal pain. Pain. 1994;56:289-97.
30. American Physical Therapy Association. White Paper - Physical Therapist Practice and the Movement System. Alexandria VA: American Physical Therapy Association; 2015.
31. Hodges PW, Coppieters MW, MacDonald D, Cholewicki J. New insight into motor adaptation to pain revealed by a combination of modelling and empirical approaches. Eur J Pain. 2013;17:1138-46.
32. Simons D, Travell J, Simons L. Travell & Simons' myofascial pain and dysfunction: upper half of body. Lippincott Williams & Wilkins; 1999.
33. Vlaeyen JWS, Kole-Snijders AMJ, Rotteveel AM, Ruesink R, Heuts PHTG. The role of fear of movement/(re)injury in pain disability. J Occup Rehabil. 1995;5:235-52.
34. Lund JP, Donga R, Widmer CG, Stohler CS. The pain-adaptation model: a discussion of the relationship between chronic musculoskeletal pain and motor activity. Can J Physiol Pharmacol. 1991 May;69(5):683-94.
35. Chimenti R, Frey-Law L, Sluka K. A Mechanism-Based Approach to Physical Therapist Management of Pain - PubMed. Phys Ther. 2018;98:302-14.
36. Melzack R, Wall PD. Pain mechanisms: a new theory. Science. 1965;150:971-9.
37. Melzack R. Evolution of the neuromatrix theory of pain. Pain Pract. 2005 Jun;5(2):85-94.
38. Melzack R. Pain and the Neuromatrix in the Brain. J Dent Educ. 2001;65:1378-82.
39. Quartana PJ, Campbell CM, Edwards RR. Pain catastrophizing a critical review. Expert Rev Neurother. 2009 May;9(5):745-58.
40. Gebhart GF. Visceral polymodal receptors. Prog Brain Res. 1996;113:101-12.
41. Neugebauer V, Schaible HG. Peripheral and spinal components of the sensitization of spinal neurons during an acute experimental arthritis. Agents Actions. 1988 Dec;25(3-4):234-6.
42. Schmidt R, Schmelz M, Forster C, Ringkamp M, Torebjörk E, Handwerker H. Novel classes of responsive and unresponsive C nociceptors in human skin. J Neurosci. 1995 Jan;15(1 Pt 1):333-41.
43. Schaible H-G, Schmidt RF. Direct observation of the sensitization of articular afferents during an experimental arthritis. In: Dubner R, Gebhardt GF, Bond MR, editors. Pain Research and Clinical Management Series, Proceedings of the 5th World Congress on Pain, vol III. Amsterdam: Elsevier Science Publisher; 1988. p. 44-50.
44. Schaible HG, Schmidt RF. Effects of an experimental arthritis on the sensory properties of fine articular afferent units. J Neurophysiol. 1985;54:1109-22.
45. Ringkamp M, Raja SN, Campbell JN, Meyer RA. Peripheral mechanisms of cutaneous nociception. In: McMahon SB, Koltzenburg M, Tracey I, Turk DC, editors. Wall and Melzack's textbook of pain. 6th ed. Philadelphia: Saunders; 2013. p. 1-30.
46. Bethel RA, Brokaw JJ, Evans TW, Nadel JA, Mcdonald DM. Substance p-induced increase in vascular permeability in the rat trachea does not depend on neutrophils or other components of circulating blood. Exp Lung Res. 1988;14(6):769-79.
47. Brain SD, Williams TJ. Inflammatory oedema induced by synergism between calcitonin gene-related peptide (CGRP) and mediators of increased vascular permeability. Br J Pharmacol. 1985;86:855-60.
48. Larsson J, Ekblom A, Henriksson K, Lundeberg T, Theodorsson E. Immunoreactive tachykinins, calcitonin gene-related peptide and neuropeptide Y in human synovial fluid from inflamed knee joints. Neurosci Lett. 1989;100:326-30.

49. Levine J, Moskowitz M, Basbaum A. The contribution of neurogenic inflammation in experimental arthritis. J Immunol. 1985;135:843s-47s.
50. White DM, Helme RD. Release of substance P from peripheral nerve terminals following electrical stimulation of the sciatic nerve. Brain Res. 1985;336:27-31.
51. Yaksh TL. Substance P release from knee joint afferent terminals: modulation by opioids. Brain Res. 1988;458:319-24.
52. Appelgren A, Appelgren B, Eriksson S, Kopp S, Lundeberg T, Nylander M, et al. Neuropeptides in temporomandibular joints with rheumatoid arthritis: a clinical study. Scand J Dent Res. 1991;99(6):519-21.
53. Mapp PI, Kidd BL, Gibson SJ, Terry JM, Revell PA, Ibrahim NBN, et al. Substance P-, calcitonin gene-related peptide-and C-flanking peptide of neuropeptide Y-immunoreactive fibres are present in normal synovium but depleted in patients with rheumatoid arthritis. Neuroscience. 1990;37(1):143-53.
54. Mapp PI, Walsh DA, Garrett NE, Kidd BL, Cruwys SC, Polak JM, et al. Effect of three animal models of inflammation on nerve fibres in the synovium. Ann Rheum Dis. 1994;53:240-6.
55. Pereira da Silva J, Carmo-Fonseca M. Peptide containing nerves in human synovium: immunohistochemical evidence for decreased innervation in rheumatoid arthritis. J Rheumatol. 1990 Dec;17(12):1592-9.
56. Colpaert FC, Donnerer J, Lembeck F. Effects of capsaicin on inflammation and on the substance P content of nervous tissues in rats with adjuvant arthritis. Life Sci. 1983;32:1827-34.
57. Lam FY, Ferrell WR. Capsaicin suppresses substance P-induced joint inflammation in the rat. Neurosci Lett. 1989;105:155-8.
58. Lam FY, Ferrell WR. Specific neurokinin receptors mediate plasma extravasation in the rat knee joint. Br J Pharmacol. 1991;103:1263-7.
59. Sluka KA, Lawand NB, Westlund KN. Joint inflammation is reduced by dorsal rhizotomy and not by sympathectomy or spinal cord transection. Ann Rheum Dis. 1994;53:309-14.
60. Rees H, Sluka KA, Westlund KN, Willis WD. Do dorsal root reflexes augment peripheral inflammation? Neuroreport. 1994;5:821-4.
61. Rees H, Sluka KA, Westlund KN, Willis WD. The role of glutamate and GABA receptors in the generation of dorsal root reflexes by acute arthritis in the anaesthetized rat. J Physiol. 1995;484:437-45.
62. Sluka KA, Rees H, Westlund KN, Willis WD. Fiber types contributing to dorsal root reflexes induced by joint inflammation in cats and monkeys. J Neurophysiol. 1995;74:981-9.
63. Sluka KA, Westlund KN. Centrally administered non-NMDA but not NMDA receptor antagonists block peripheral knee joint inflammation. Pain. 1993;55:217-25.
64. Westlund KN, Lu Y, Coggeshall RE, Willis WD. Serotonin is found in myelinated axons of the dorsolateral funiculus in monkeys. Neurosci Lett. 1992;141:35-8.
65. Carlton SM, Hargett GL, Coggeshall RE. Localization and activation of glutamate receptors in unmyelinated axons of rat glabrous skin. Neurosci Lett. 1995;197:25-8.
66. Svensson P, Cairns BE, Wang K, Hu JW, Graven-Nielsen T, Arendt-Nielsen L, et al. Glutamate-evoked pain and mechanical allodynia in the human masseter muscle. Pain. 2003;101:221-7.
67. Gerdle B, Ghafouri B, Ernberg M, Larsson B. Chronic musculoskeletal pain: Review of mechanisms and biochemical biomarkers as assessed by the microdialysis technique J Pain Res. 2014 Jun 12;7:313-26.
68. Shah JP, Phillips TM, Danoff JV, Gerber LH. An in vivo microanalytical technique for measuring the local biochemical milieu of human skeletal muscle. J Appl Physiol (1985). 2005;99:1977-84.
69. Cairns BE, Svensson P, Wang K, Hupfeld S, Graven-Nielsen T, Sessle BJ, et al. Activation of peripheral NMDA receptors contributes to human pain and rat afferent discharges evoked by injection of glutamate into the masseter muscle. J Neurophysiol. 2003;90:2098-105.
70. Du J, Koltzenburg M, Carlton SM. Glutamate-induced excitation and sensitization of nociceptors in rat glabrous skin. Pain. 2001;89:187-98.
71. Jackson DL, Graff CB, Richardson JD, Hargreaves KM. Glutamate participates in the peripheral modulation of thermal hyperalgesia in rats. Eur J Pharmacol. 1995;284:321-5.

72. Lawand NB, Willis WD, Westlund KN. Excitatory amino acid receptor involvement in peripheral nociceptive transmission in rats. Eur J Pharmacol. 1997;324:169-77.
73. O'Neill S, Manniche C, Graven-Nielsen T, Arendt-Nielsen L. Generalized deep-tissue hyperalgesia in patients with chronic low-back pain. Eur J Pain. 2007;11:415-20.
74. Svensson P, Cairns BE, Wang K, Arendt-Nielsen L. Injection of nerve growth factor into human masseter muscle evokes long-lasting mechanical allodynia and hyperalgesia. Pain. 2003;104:241-7.
75. Cairns BE, Svensson P, Wang K, Castrillon E, Hupfeld S, Sessle BJ, et al. Ketamine attenuates glutamate-induced mechanical sensitization of the masseter muscle in human males. Exp Brain Res. 2006;169:467-72.
76. Castrillon EE, Cairns BE, Ernberg M, Wang K, Sessle BJ, Arendt-Nielsen L, et al. Effect of a peripheral NMDA receptor antagonist on glutamate-evoked masseter muscle pain and mechanical sensitization in women. J Orofac Pain. 2007;21(3):216-24.
77. Black JA, Liu S, Tanaka M, Cummins TR, Waxman SG. Changes in the expression of tetrodotoxin-sensitive sodium channels within dorsal root ganglia neurons in inflammatory pain. Pain. 2004;108:237-47.
78. Cummins TR, Sheets PL, Waxman SG. The roles of sodium channels in nociception: Implications for mechanisms of pain. Pain. 2007 Oct;131(3):243-57.
79. Dib-Hajj SD, Cummins TR, Black JA, Waxman SG. From genes to pain: Nav1.7 and human pain disorders. Trends Neurosci. 2007 Nov;30(11):555-63.
80. Drenth JPH, Waxman SG. Mutations in sodium-channel gene SCN9A cause a spectrum of human genetic pain disorders. J Clin Invest. 2007 Dec;117(12):3603-9.
81. Gold MS, Weinreich D, Kim CS, Wang R, Treanor J, Porreca F, et al. Redistribution of Nav1.8 in uninjured axons enables neuropathic pain. J Neurosci. 2003;23:158-66.
82. Dib-Hajj S, Rush A, Cummins T, Hisama F, Novella S, Tyrrell L, et al. Gain-of-function Mutation in Nav1.7 in Familial Erythromelalgia Induces Bursting of Sensory Neurons. Brain. 2005;128:1847-54.
83. Abdelhamid RE, Sluka KA. ASICs mediate pain and inflammation in musculoskeletal diseases. Physiology (Bethesda). 2015 Nov;30(6):449-59.
84. Sluka KA, Gregory NS. The dichotomized role for acid sensing ion channels in musculoskeletal pain and inflammation. Neuropharmacology. 2015 Jul;94:58-63.
85. Burnstock G. Purinergic mechanisms and pain - An update. Eur J Pharmacol. 2013 Sep 15;716(1-3):24-40.
86. Oliveira MCG, Pelegrini-da-Silva A, Tambeli CH, Parada CA. Peripheral mechanisms underlying the essential role of P2X3,2/3 receptors in the development of inflammatory hyperalgesia. Pain. 2009;141:127-34.
87. Shinoda M, Ozaki N, Sugiura Y. Involvement of ATP and its receptors on nociception in rat model of masseter muscle pain. Pain. 2008;134:148-57.
88. Teixeira JM, Bobinski F, Parada CA, Sluka KA, Tambeli CH. P2X3 and P2X2/3 Receptors Play a Crucial Role in Articular Hyperalgesia Development Through Inflammatory Mechanisms in the Knee Joint Experimental Synovitis. Mol Neurobiol. 2017;54:6174-86.
89. Dawes J, Andersson D, Bennett D, Bevan S, McMahon S. Inflammatory mediators and modulators of pain. In: McMahon S, Koltzenburg M, Tracey I, Turk D, editors. Wall and Melzack's Textbook of Pain. Philadelphia: Elsevier; 2013; p. 48.
90. Leung A, Gregory NS, Allen LAH, Sluka KA. Regular physical activity prevents chronic pain by altering resident muscle macrophage phenotype and increasing interleukin-10 in mice. Pain. 2016;157:70-9.
91. da Silva MP, Liebano RE, Rodrigues VA, Abla LEF, Ferreira LM. Transcutaneous electrical nerve stimulation for pain relief after liposuction: a randomized controlled trial. Aesthetic Plast Surg. 2015;39:262-9.
92. Cunha FQ, Poole S, Lorenzetti BB, Ferreira SH. The pivotal role of tumour necrosis factor α in the development of inflammatory hyperalgesia. Br J Pharmacol. 1992;107:660-4.

93. Feldmann M, Brennan FM, Elliott MJ, Williams RO, Maini RN. TNFα is an effective therapeutic target for rheumatoid arthritis. Ann N Y Acad Sci. 1995;766:272-8.
94. Ferreira SH, Lorenzetti BB, Bristow AF, Poole S. Interleukin-1β as a potent hyperalgesic agent antagonized by a tripeptide analogue. Nature. 1988;334:698-700.
95. Kaneko S, Satoh T, Chiba J, Ju C, Inoue K, Kagawa J. Interleukin-6 and interleukin-8 levels in serum and synovial fluid of patients with osteoarthritis. Cytokines Cell Mol Ther. 2000 Jun;6(2):71-9.
96. Kaneyama K, Segami N, Nishimura M, Suzuki T, Sato J. Importance of proinflammatory cytokines in synovial fluid from 121 joints with temporomandibular disorders. Br J Oral Maxillofac Surg. 2002;40:418-23.
97. McNearney T, Baethge BA, Cao S, Alam R, Lisse JR, Westlund KN. Excitatory amino acids, TNF-α, and chemokine levels in synovial fluids of patients with active arthropathies. Clin Exp Immunol. 2004;137:621-7.
98. Özaktay CA, Cavanaugh JM, Asik I, DeLeo JA, Weinstein JN. Dorsal root sensitivity to interleukin-1 beta, interleukin-6 and tumor necrosis factor in rats. Eur Spine J. 2002;11:467-75.
99. Watkins LR, Maier SF, Goehler LE. Immune activation: the role of pro-inflammatory cytokines in inflammation, illness responses and pathological pain states. Pain. 1995 Dec;63(3):289-302.
100. Watkins LR, Wiertelak EP, Goehler LE, Smith KP, Martin D, Maier SF. Characterization of cytokine-induced hyperalgesia. Brain Res. 1994;654:15-26.
101. Sarchielli P, Alberti A, Floridi A, Gallai V. Levels of nerve growth factor in cerebrospinal fluid of chronic daily headache patients. Neurology. 2001;57:132-4.
102. Sarchielli P, Mancini ML, Floridi A, Coppola F, Rossi C, Nardi K, et al. Increased levels of neurotrophins are not specific for chronic migraine: evidence from primary fibromyalgia syndrome. J Pain. 2007;8:737-45.
103. Sorensen LB, Boudreau SA, Gazerani P, Graven-Nielsen T. Enlarged areas of pain and pressure hypersensitivityby spatially distributed intramuscular injections oflow-dose nerve growth factor. J Pain. 2019;20:566-76.
104. Svensson P, Wang MW, Dong XD, Kumar U, Cairns BE. Human nerve growth factor sensitizes masseter muscle nociceptors in female rats. Pain. 2010;148:473-80.
105. Hoheisel U, Unger T, Mense S. Sensitization of rat dorsal horn neurons by NGF-induced subthreshold potentials and low-frequency activation. A study employing intracellular recordings in vivo. Brain Res. 2007;1169:34-43.
106. Murase S, Terazawa E, Queme F, Ota H, Matsuda T, Hirate K, et al. Bradykinin and nerve growth factor play pivotal roles in muscular mechanical hyperalgesia after exercise (Delayed-onset muscle soreness). J Neurosci. 2010;30:3752-61.
107. Rukwied R, Schley M, Forsch E, Obreja O, Dusch M, Schmelz M. Nerve growth factor-evoked nociceptor sensitization in pig skin in vivo. J Neurosci Res. 2010;88:2066-72.
108. Amano T, Yamakuni T, Okabe N, Sakimura K, Takahashi Y. Production of nerve growth factor in rat skeletal muscle. Neurosci Lett. 1991;132:5-7.
109. Hayashi K, Ozaki N, Kawakita K, Itoh K, Mizumura K, Furukawa K, et al. Involvement of NGF in the rat model of persistent muscle pain associated with taut band. J Pain. 2011;12:1059-68.
110. Wu C, Erickson MA, Xu J, Wild KD, Brennan TJ. Expression profile of nerve growth factor after muscle incision in the rat. Anesthesiology. 2009;110:140-9.
111. Basbaum AI, Bautista DM, Scherrer G, Julius D. Cellular and molecular mechanisms of pain. Cell. 2009 Oct;139(2):267-84.
112. Ji RR, Samad TA, Jin SX, Schmoll R, Woolf CJ. p38 MAPK activation by NGF in primary sensory neurons after inflammation increases TRPV1 levels and maintains heat hyperalgesia. Neuron. 2002;36:57-68.
113. Kulshreshtha P, Deepak KK. Autonomic nervous system profile in fibromyalgia patients and its modulation by exercise: A mini review. Clin Physiol Funct Imaging. 2013 Mar;33(2):83-91.
114. Sabharwal R, Rasmussen L, Sluka KA, Chapleau MW. Exercise prevents development of autonomic dysregulation and hyperalgesia in a mouse model of chronic muscle pain. Pain. 2016;157:387-98.

115. Eccleston C, Fisher E, Craig L, Duggan GB, Rosser BA, Keogh E. Psychological therapies (Internet-delivered) for the management of chronic pain in adults. Cochrane Database Syst Rev. 2014 Feb 26;2014(2):CD010152.
116. Flor H. Psychological pain interventions and neurophysiology: Implications for a mechanism-based approach. Am Psychol. 2014;69:188-96.
117. Sluka KA, Clauw DJ. Neurobiology of fibromyalgia and chronic widespread pain. Neuroscience. 2016 Dec 3;338:114-29.
118. Hofbauer RK, Rainville P, Duncan GH, Bushnell MC. Cortical representation of the sensory dimension of pain. J Neurophysiol. 2001;86:402-11.
119. Rainville P, Duncan GH, Price DD, Carrier B, Bushnell MC. Pain affect encoded in human anterior cingulate but not somatosensory cortex. Science. 1997 Aug 15;277(5328):968-71.
120. Burgess SE, Gardell LR, Ossipov MH, Malan TP, Vanderah TW, Lai J, et al. Time-Dependent Descending Facilitation from the Rostral Ventromedial Medulla Maintains, but Does Not Initiate, Neuropathic Pain. J Neurosci. 2002;22:5129-36.
121. Coutinho SV, Urban MO, Gebhart GF. Role of glutamate receptors and nitric oxide in the rostral ventromedial medulla in visceral hyperalgesia. Pain. 1998;78:59-69.
122. Terayama R, Guan Y, Dubner R, Ren K. Activity-induced plasticity in brain stem pain modulatory circuitry after inflammation. Neuroreport. 2000;11:1915-9.
123. Tillu DV, Gebhart GF, Sluka KA. Descending facilitatory pathways from the RVM initiate and maintain bilateral hyperalgesia after muscle insult. Pain. 2008;136:331-9.
124. Urban MO, Zahn PK, Gebhart GF. Descending facilitatory influences from the rostral medial medulla mediate secondary, but not primary hyperalgesia in the rat. Neuroscience. 1999;90:349-52.
125. Vera-Portocarrero LP, Yie JX, Kowal J, Ossipov MH, King T, Porreca F. Descending facilitation from the rostral ventromedial medulla maintains visceral pain in rats with experimental pancreatitis. Gastroenterology. 2006;130:2155-64.
126. Coghill RC, Talbot JD, Evans AC, Meyer E, Gjedde A, Catherine Bushnell M, et al. Distributed processing of pain and vibration by the human brain. J Neurosci. 1994;14:4095-108.
127. Calejesan AA, Kim SJ, Zhuo M. Descending facilitatory modulation of a behavioral nociceptive response by stimulation in the adult rat anterior cingulate cortex. Eur J Pain. 2000;4:83-96.
128. DeSantana JM, Sluka KA. Central mechanisms in the maintenance of chronic widespread noninflammatory muscle pain. Curr Pain Headache Rep. 2008 Oct;12(5):338-43.
129. Holden JE, Schwartz EJ, Proudfit HK. Microinjection of morphine in the A7 catecholamine cell group produces opposing effects on nociception that are mediated by $\alpha1$- and $\alpha2$-adrenoceptors. Neuroscience. 1999;91:979-90.
130. Neugebauer V, Li W. Differential sensitization of amygdala neurons to afferent inputs in a model of arthritic pain. J Neurophysiol. 2003;89:716-27.
131. Watkins LR, Maier SF. Beyond neurons: Evidence that immune and glial cells contribute to pathological pain states Physiol Rev. 2002 Oct;82(4):981-1011.
132. Watkins LR, Milligan ED, Maier SF. Glial activation: A driving force for pathological pain. Trends Neurosci. 2001 Aug;24(8):450-5.
133. Fu KY, Light AR, Matsushima GK, Maixner W. Microglial reactions after subcutaneous formalin injection into the rat hind paw. Brain Res. 1999;825:59-67.
134. Garrison CJ, Dougherty PM, Kajander KC, Carlton SM. Staining of glial fibrillary acidic protein (GFAP) in lumbar spinal cord increases following a sciatic nerve constriction injury. Brain Res. 1991;565:1-7.
135. Sweitzer SM, Colburn RW, Rutkowski M, DeLeo JA. Acute peripheral inflammation induces moderate glial activation and spinal IL-1β expression that correlates with pain behavior in the rat. Brain Res. 1999;829:209-21.
136. Coderre TJ, Melzack R. Cutaneous hyperalgesia: contributions of the peripheral and central nervous systems to the increase in pain sensitivity after injury. Brain Res. 1987;404:95-106.
137. Coderre TJ, Melzack R. Increased pain sensitivity following heat injury involves a central mechanism. Behav Brain Res; 1985;15:259-62.

138. Sluka KA, Kalra A, Moore SA. Unilateral intramuscular injections of acidic saline produce a bilateral, long-lasting hyperalgesia. Muscle Nerve. 2001 Jan;24(1):37-46.
139. Woolf C, Wiesenfeld-Hallin Z. Substance P and calcitonin gene-related peptide synergistically modulate the gain of the nociceptive flexor withdrawal reflex in the rat. Neurosci Lett. 1986;66:226-30.
140. Hoheisel U, Mense S, Simons DG, Yu XM. Appearance of new receptive fields in rat dorsal horn neurons following noxious stimulation of skeletal muscle: a model for referral of muscle pain? Neurosci Lett. 1993;153:9-12.
141. Nahin RL, Hylden JLK, Iadarola MJ, Dubner R. Peripheral inflammation is associated with increased dynorphin immunoreactivity in both projection and local circuit neurons in the superficial dorsal horn of the rat lumbar spinal cord. Neurosci Lett. 1989;96:247-52.
142. Palecek J, Dougherty PM, Kim SH, Paleckova V, Lekan H, Chung JM, et al. Responses of spinothalamic tract neurons to mechanical and thermal stimuli in an experimental model of peripheral neuropathy in primates. J Neurophysiol. 1992;68:1951-66.
143. Schaible HG, Schmidt RF, Willis WD. Enhancement of the responses of ascending tract cells in the cat spinal cord by acute inflammation of the knee joint. Exp Brain Res. 1987;66:489-99.
144. Schneider SP, Perl ER. Comparison of primary afferent and glutamate excitation of neurons in the mammalian spinal dorsal horn. J Neurosci. 1988;8:2062-73.
145. Schneider SP, Perl ER. Selective excitation of neurons in the mammalian spinal dorsal horn by aspartate and glutamate in vitro: correlation with location and excitatory input. Brain Res. 1985;360:339-43.
146. Coderre TJ, Fisher K, Fundytus ME. The role of ionotropic and metabotropic glutamate receptors in persistent nociception. In: Jensen TS, Turner JA, Wiesenfeld-Hallin, editors. Proceedings of the 8th World Congress of Pain, IASP Press, Seattle; 1997. p. 259-75.
147. Coderre TJ, Katz J, Vaccarino AL, Melzack R. Contribution of central neuroplasticity to pathological pain: review of clinical and experimental evidence. Pain. 1993 Mar;52(3):259-85.
148. Calcutt NA, Chaplan SR. Spinal pharmacology of tactile allodynia in diabetic rats. Br J Pharmacol. 1997;122:1478-82.
149. Chapman V, Dickenson AH. Time-related roles of excitatory amino acid receptors during persistent noxiously evoked responses of rat dorsal horn neurones. Brain Res. 1995;703:45-50.
150. Coderre TJ, Melzack R. The role of NMDA receptor-operated calcium channels in persistent nociception after formalin-induced tissue injury. J Neurosci. 1992;12:3671-5.
151. Dougherty PM, Palecek J, Paleckova V, Sorkin LS, Willis WD. The role of NMDA and non-NMDA excitatory amino acid receptors in the excitation of primate spinothalamic tract neurons by mechanical, chemical, thermal, and electrical stimuli. J Neurosci. 1992;12:3025-41.
152. Mao J, Price DD, Hayes RL, Lu J, Mayer DJ. Differential roles of NMDA and non-NMDA receptor activation in induction and maintenance of thermal hyperalgesia in rats with painful peripheral mononeuropathy. Brain Res. 1992;598:271-8.
153. Neugebauer V, Lucke T, Schaible HG. N-methyl-D-aspartate (NMDA) and non-NMDA receptor antagonists block the hyperexcitability of dorsal horn neurons during development of acute arthritis in rat's knee joint. J Neurophysiol. 1993;70:1365-77.
154. Ren K, Williams GM, Hylden JLK, Ruda MA, Dubner R. The intrathecal administration of excitatory amino acid receptor antagonists selectively attenuated carrageenan-induced behavioral hyperalgesia in rats. Eur J Pharmacol. 1992;219:235-43.
155. Da Silva LF, DeSantana JM, Sluka KA. Activation of NMDA receptors in the brainstem, rostral ventromedial medulla, and nucleus reticularis gigantocellularis mediates mechanical hyperalgesia produced by repeated intramuscular injections of acidic saline in rats. J Pain. 2010;11:378-87.
156. Da Silva LFS, Walder RY, Davidson BL, Wilson SP, Sluka KA. Changes in expression of NMDA-NR1 receptor subunits in the rostral ventromedial medulla modulate pain behaviors. Pain. 2010;151:155-61.

157. Skyba DA, King EW, Sluka KA. Effects of NMDA and non-NMDA ionotropic glutamate receptor antagonists on the development and maintenance of hyperalgesia induced by repeated intramuscular injection of acidic saline. Pain. 2002;98:69-78.
158. Sluka KA, Danielson J, Rasmussen L, Dasilva LF. Exercise-induced pain requires nmda receptor activation in the medullary raphe nuclei. Med Sci Sports Exerc. 2012;44:420-7.
159. Crock LW, Kolber BJ, Morgan CD, Sadler KE, Vogt SK, Bruchas MR, et al. Central amygdala metabotropic glutamate receptor 5 in the modulation of visceral pain. J Neurosci. 2012;32:14217-26.
160. Kolber BJ, Montana MC, Carrasquillo Y, Xu J, Heinemann SF, Muglia LJ, et al. Activation of metabotropic glutamate receptor 5 in the amygdala modulates pain-like behavior. J Neurosci. 2010;30:8203-13.
161. Millan MJ. The induction of pain: An integrative review. Prog Neurobiol. 1999 Jan;57(1):1-164.
162. Wilcox GL. Pharmacological studies of grooming and scratching behavior elicited by spinal substance P and excitatory amino acids. Ann N Y Acad Sci; 1988;525:228-36.
163. Dougherty PM, Willis WD. Enhancement of spinothalamic neuron responses to chemical and mechanical stimuli following combined micro-iontophoretic application of n-methyl-d-aspartic acid and substance P. Pain. 1991;47:85-93.
164. Radhakrishnan V, Henry JL. Novel substance P antagonist, CP-96,345, blocks responses of cat spinal dorsal horn neurons to noxious cutaneous stimulation and to substance P. Neurosci Lett. 1991;132:39-43.
165. Fleetwood-Walker SM, Mitchell R, Hope PJ, El-Yassir N, Molony V, Bladon CM. The involvement of neurokinin receptor subtypes in somatosensory processing in the superficial dorsal horn of the cat. Brain Res. 1990;519:169-82.
166. Khasabov SG, Rogers SD, Ghilardi JR, Peters CM, Mantyh PW, Simone DA. Spinal neurons that possess the substance P receptor are required for the development of central sensitization. J Neurosci. 2002;22:9086-98.
167. Neugebauer V, Weiretter F, Schaible HG. Involvement of substance P and neurokinin-1 receptors in the hyperexcitability of dorsal horn neurons during development of acute arthritis in rat's knee joint. J Neurophysiol. 1995;73:1574-83.
168. Radhakrishnan V, Henry JL. Antagonism of nociceptive responses of cat spinal dorsal horn neurons in vivo by the NK-1 receptor antagonists CP-96,345 and CP-99,994, but not by CP-96,344. Neuroscience. 1995;64:943-58.
169. Sluka KA, Milton MA, Willis WD, Westlund KN. Differential roles of neurokinin 1 and neurokinin 2 receptors in the development and maintenance of heat hyperalgesia induced by acute inflammation. Br J Pharmacol. 1997;120:1263-73.
170. Suzuki R, Morcuende S, Webber M, Hunt SP, Dickenson AH. Superficial NK1-expressing neurons control spinal excitability through activation of descending pathways. Nat Neurosci. 2002;5:1319-26.
171. Yashpal K, Radhakrishnan V, Coderre TJ, Henry JL. CP-96,345, but not its stereoisomer, CP-96,344, blocks the nociceptive responses to intrathecally administered substance P and to noxious thermal and chemical stimuli in the rat. Neuroscience. 1993;52:1039-47.
172. Neugebauer V, Rümenapp P, Schaible HG. Calcitonin gene-related peptide is involved in the spinal processing of mechanosensory input from the rat's knee joint and in the generation and maintenance of hyperexcitability of dorsal horn neurons during development of acute inflammation. Neuroscience. 1996;71:1095-109. [cited 2020 Jul 9] Available from: https://pubmed.ncbi.nlm.nih.gov/8684614/
173. Schaible H-G, Hope PJ, Lang CW, Duggan AW. Calcitonin Gene-related Peptide Causes Intraspinal Spreading of Substance P Released by Peripheral Stimulation. Eur J Neurosci. 1992;4:750-7.
174. Aimone LD, Jones SL, Gebhart GF. Stimulation-produced descending inhibition from the periaqueductal gray and nucleus raphe magnus in the rat: mediation by spinal monoamines but not opioids. Pain. 1987;31:123-36.
175. Dubuisson D, Melzack R. Analgesic brain stimulation in the cat: Effect of intraventricular serotonin, norepinephrine, and dopamine. Exp Neurol. 1977;57:1059-66.

176. Fardin V, Oliveras JL, Besson JM. A reinvestigation of the analgesic effects induced by stimulation of the periaqueductal gray matter in the rat. II. Differential characteristics of the analgesia induced by ventral and dorsal PAG stimulation. Brain Res. 1984;306:125-39.
177. Gebhart GF, Sandkuhler J, Thalhammer JG, Zimmermann M. Quantitative comparison of inhibition in spinal cord of nociceptive information by stimulation in periaqueductal gray or nucleus raphe magnus of the cat. J Neurophysiol. 1983;50:1433-45
178. Heinricher MM. Organizational characteristics of supraspinally mediated responses to nociceptive input. In: Yaksh TL (Ed.) Anesthesia: Biologic foundations. Philadelphia: Lippincott-Raven, 1998, p. 643-51.
179. Jones SL, Gebhart GF. Spinal pathways mediating tonic, coeruleospinal, and raphe-spinal descending inhibition in the rat. J Neurophysiol. 1987;58:138-59.
180. Lewis VA, Gebhart GF. Morphine-induced and stimulation-produced analgesias at coincident periaqueductal central gray loci: Evaluation of analgesic congruence, tolerance, and cross-tolerance. Exp Neurol. 1977;57:934-55.
181. Li W, Zhao ZQ. Yohimbine reduces inhibition of lamina X neurones by stimulation of the locus coeruleus. Neuroreport. 1993;4:751-3.
182. Liebeskind JC, Guilbaud G, Besson JM, Oliveras JL. Analgesia from electrical stimulation of the periaqueductal gray matter in the cat: behavioral observations and inhibitory effects on spinal cord interneurons. Brain Res. 1973;50:441-6.
183. Light AR, Casale EJ, Menetrey DM. The effects of focal stimulation in nucleus raphe magnus and periaqueductal gray on intracellularly recorded neurons in spinal laminae I and II. J Neurophysiol. 1986;56:555-71.
184. Reynolds DV. Surgery in the rat during electrical analgesia induced by focal brain stimulation. Science. 1969 Apr 25;164(3878):444-5.
185. Rossi GC, Pasternak GW, Bodnar RJ. μ and δ opioid synergy between the periaqueductal gray and the rostro-ventral medulla. Brain Res. 1994;665:85-93.
186. Tsuruoka M, Willis WD. Descending modulation from the region of the locus coeruleus on nociceptive sensitivity in a rat model of inflammatory hyperalgesia. Brain Res. 1996;743:86-92.
187. Zhao ZQ, Duggan AW. Idazoxan blocks the action of noradrenaline but not spinal inhibition from electrical stimulation of the locus coeruleus and nucleus Kolliker-Fuse of the cat. Neuroscience. 1988;25:997-1005.
188. Zorman G, Belcher G, Adams JE, Fields HL. Lumbar intrathecal naloxone blocks analgesia produced by microstimulation of the ventromedial medulla in the rat. Brain Res. 1982;236:77-84.
189. Correa JB, Pena Costa LO, de Oliveira NT, Sluka KA, Liebano RE. Central sensitization and changes in conditioned pain modulation in people with chronic nonspecific low back pain: a case-control study. Exp Brain Res. 2015;233:2391-9.
190. Ellingson LD, Koltyn KF, Kim JS, Cook DB. Does exercise induce hypoalgesia through conditioned pain modulation? Psychophysiology. 2014;51:267-76.
191. Graven-Nielsen T, Wodehouse T, Langford RM, Arendt-Nielsen L, Kidd BL. Normalization of widespread hyperesthesia and facilitated spatial summation of deep-tissue pain in knee osteoarthritis patients after knee replacement. Arthritis Rheum. 2012;64:2907-16.
192. Leffler A-S, Hansson P, Kosek E. Somatosensory perception in a remote pain-free area and function of diffuse noxious inhibitory controls (DNIC) in patients suffering from long-term trapezius myalgia. Eur J Pain. 2002;6:149-59.
193. Lemley KJ, Hunter SK, Bement MKH. Conditioned pain modulation predicts exercise-induced hypoalgesia in healthy adults. Med Sci Sports Exerc. 2015;47:176-84.
194. Mlekusch S, Neziri AY, Limacher A, Juni P, Arendt-Nielsen L, Curatolo M. Conditioned pain modulation in patients with acute and chronic low back pain. Clin J Pain. 2016;32:116-21.
195. Yarnitsky D, Crispel Y, Eisenberg E, Granovsky Y, Ben-Nun A, Sprecher E, et al. Prediction of chronic post-operative pain: Pre-operative DNIC testing identifies patients at risk. Pain. 2008;138:22-8.

196. Machelska H, Stein C. Leukocyte-derived opioid peptides and inhibition of pain J Neuroimmune Pharmacol. 2006 Mar;1(1):90-7.
197. Stein C. The control of pain in peripheral tissue by opioids. N Engl J Med. 1995;332:1685-90.
198. Stein C, Hassan AHS, Przewlocki R, Gramsch C, Peter K, Herz A. Opioids from immunocytes interact with receptors on sensory nerves to inhibit nociception in inflammation. Proc Natl Acad Sci U S A. 1990;87(15):5935-9.
199. Fields HL, Basbaum AI, Heinricher MM. Central nervous system mechanisms of pain modulation. In: McMahon S, Koltzenburg M, eds. Textbook of Pain. 5th ed. Burlington, Massachusetts, USA: Elsevier Health Sciences; 2005:125-42.
200. Millan MJ. Descending control of pain. Prog Neurobiol. 2002 Apr;66(6):355-474.
201. Sluka KA, Rohlwing JJ, Bussey RA, Eikenberry SA, Wilken JM. Chronic muscle pain induced by repeated acid injection is reversed by spinally administered - and δ-, but not κ-, opioid receptor agonists. J Pharmacol Exp Ther. 2002;302:1146-50.
202. Yaksh T. Central pharmacology of nociceptive transmission. In: McMahon S, Kolzenburg M, editors. Textbook of pain. Philadelphia: Elsevier; 2006; p. 371-414.
203. DosSantos MF, Martikainen IK, Nascimento TD, Love TM, Deboer MD, Maslowski EC, et al. Reduced basal ganglia μ-opioid receptor availability in trigeminal neuropathic pain: A pilot study. Mol Pain. 2012 Sep 24;8:74.
204. Harris RE, Clauw DJ, Scott DJ, McLean SA, Gracely RH, Zubieta JK. Decreased central μ-opioid receptor availability in fibromyalgia. J Neurosci. 2007;27:10000-–6.
205. Vieira CMP, Fragoso RM, Pereira D, Medeiros R. Pain polymorphisms and opioids: An evidence based review. Mol Med Rep. 2019;19:1423-34.
206. Baba H, Ji RR, Kohno T, Moore KA, Ataka T, Wakai A, et al. Removal of GABAergic inhibition facilitates polysynaptic A fiber-mediated excitatory transmission to the superficial spinal dorsal horn. Mol Cell Neurosci. 2003;24:818-30.
207. Castro-Lopes JM, Tavares I, Tölle TR, Coito A, Coimbra A. Increase in GABAergic Cells and GABA Levels in the Spinal Cord in Unilateral Inflammation of the Hindlimb in the Rat. Eur J Neurosci. 1992;4:296-301.
208. Hammond DL, Drower EJ. Effects of intrathecally administered THIP, baclofen and muscimol on nociceptive threshold. Eur J Pharmacol. 1984;103:121-5.
209. Stewart P, Hammond D. Activation of spinal delta-1 or delta-2 opioid receptors reduces carrageenan-induced hyperalgesia in the rat. J Pharmacol Exp Ther. 1994;268:701-8.
210. Lin Q, Peng YB, Willis WD. Inhibition of primate spinothalamic tract neurons by spinal glycine and GABA is reduced during central sensitization. J Neurophysiol. 1996;76:1005-14.
211. Barbaro NM, Hammond DL, Fields HL. Effects of intrathecally administered methysergide and yohimbine on microstimulation-produced antinociception in the rat. Brain Res. 1985;343:223-9.
212. Brodie MS, Proudfit HK. Antinociception induced by local injections of carbachol into the nucleus raphe magnus in rats: Alteration by intrathecal injection of monoaminergic antagonists. Brain Res. 1986;371:70-9.
213. Brito RG, Rasmussen LA, Sluka KA. Regular physical activity prevents development of chronic muscle pain through modulation of supraspinal opioid and serotonergic mechanisms. Pain Rep. 2017 Aug 21;2(5):e618.
214. Clark FM, Proudfit HK. The projection of locus coeruleus neurons to the spinal cord in the rat determined by anterograde tracing combined with immunocytochemistry. Brain Res. 1991;538:231-45.
215. Goldin SM, Subbarao K, Sharma R, Knapp AG, Fischer JB, Daly D, et al. Neuroprotective Use-Dependent Blockers of Na+ and Ca2+ Channels Controlling Presynaptic Release of Glutamatea. Ann N Y Acad Sci. 1995;765:210-29.
216. Kuraishi Y, Hirota N, Sato Y, Kaneko S, Satoh M, Takagi H. Noradrenergic inhibition of the release of substance P from the primary afferents in the rabbit spinal dorsal horn. Brain Res. 1985;359:177-82.

217. Proudfit HK. Pharmacologic evidence for the modulation of nociception by noradrenergic neurons. Prog Brain Res. 1988;77:357-70.
218. Nuseir K, Proudfit HK. Bidirectional modulation of nociception by GABA neurons in the dorsolateral pontine tegmentum that tonically inhibit spinally projecting noradrenergic A7 neurons. Neuroscience. 2000;96:773-83.
219. Ashina S, Bendtsen L, Ashina M, Magerl W, Jensen R. Generalized hyperalgesia in patients with chronic tension-type headache. Cephalalgia Cephalalgia. 2006;26:940-8.
220. Sarlani E, Garrett PH, Grace EG, Greenspan JD. Temporal summation of pain characterizes women but not men with temporomandibular disorders. J Orofac Pain. 2007;21:309-17.
221. Staud R, Vierck C, Mauderli A, Cannon R. Abnormal temporal summation of second pain (wind-up) in patients with the fibromyalgia syndrome. Arthritis Rheum. 1998;41:S353-S353.
222. Corrêa JB, Costa LOP, de Oliveira NTB, Sluka KA, Liebano RE. Central sensitization and changes in conditioned pain modulation in people with chronic nonspecific low back pain: a case–control study. Exp Brain Res. 2015;233:2391-9.
223. Daenen L, Nijs J, Roussel N, Wouters K, Van Loo M, Cras P. Dysfunctional pain inhibition in patients with chronic whiplash-associated disorders: An experimental study. Clin Rheumatol. 2013;32:23-31.
224. Dailey DL, Rakel BA, Vance CGT, Liebano RE, Amrit AS, Bush HM, et al. Transcutaneous electrical nerve stimulation reduces pain, fatigue and hyperalgesia while restoring central inhibition in primary fibromyalgia. Pain. 2013;154:2554-62.
225. Normand E, Potvin S, Gaumond I, Cloutier G, Corbin JF, Marchand S. Pain inhibition is deficient in chronic widespread pain but normal in major depressive disorder. J Clin Psychiatry. 2011;72:219-24.
226. Peters ML, Schmidt AJM, Van den Hout MA, Koopmans R, Sluijter ME. Chronic back pain, acute postoperative pain and the activation of diffuse noxious inhibitory controls (DNIC). Pain. 1992;50:177-87.
227. Sandrini G, Rossi P, Milanov I, Serrao M, Cecchini AP, Nappi G. Abnormal modulatory influence of diffuse noxious inhibitory controls in migraine and chronic tension-type headache patients. Cephalalgia. 2006;26:782-9.

ESTIMULAÇÃO ELÉTRICA NERVOSA TRANSCUTÂNEA

CAPÍTULO 7

Richard Eloin Liebano

DEFINIÇÃO

A estimulação elétrica nervosa transcutânea consiste na aplicação de correntes elétricas na superfície da pele por meio de eletrodos com a finalidade de estimular fibras nervosas a produzirem efeitos fisiológicos.[1-6] Frequentemente, é designada pela sigla em inglês TENS, que significa *Transcutaneous Electrical Nerve Stimulation*. Trata-se de um método não farmacológico, de custo acessível, seguro, não invasivo e de manuseio simples para o controle da dor.[1,3]

É importante destacar que a TENS não é propriamente um equipamento ou uma corrente elétrica específica, mas um método de ativação de fibras nervosas por meio de impulsos elétricos para modular a dor. Dessa forma, qualquer tipo de corrente elétrica que promova a ativação de fibras nervosas sem a disrupção da barreira cutânea, ou seja, com o uso de eletrodos de superfície, é denominada TENS e pode ser realizada com a utilização de diferentes tipos de equipamentos.[7] Embora o acrônimo TENS não se refira a um tipo específico de corrente, os equipamentos que se utilizam dessa terminologia emitem, tradicionalmente, dois tipos de corrente elétrica: corrente pulsada bifásica simétrica retangular e corrente pulsada bifásica assimétrica balanceada (Fig. 7-1). Essas correntes não apresentam polos fixos, ou seja, são denominadas correntes não polarizadas e podem ser usadas por longos períodos de tempo e com altas amplitudes sem apresentar risco de queimaduras químicas da pele.

Os primeiros modelos de TENS foram desenvolvidos e tornaram-se conhecidos após a publicação da Teoria das Comportas da Dor por Melzack e Wall, em 1965.[8] De acordo com essa teoria de modulação da dor, a estimulação de fibras nervosas aferentes de grande diâmetro promove a inibição da atividade das fibras nociceptivas no corno dorsal da medula. Atualmente, a TENS é considerada um dos agentes eletrofísicos mais utilizados pelos profissionais da área da saúde visando à redução de dores agudas e crônicas.[1,3,9] O principal efeito fisiológico resultante da aplicação da TENS é a ativação de receptores opioides[10] no sistema nervoso central e periférico.[11-13]

PARÂMETROS IMPORTANTES DA TENS

Os equipamentos de TENS apresentam, basicamente, três parâmetros físicos que podem ser ajustados: amplitude, duração do pulso e frequência. A amplitude, ou intensidade, representa a magnitude da corrente ou tensão, geralmente sendo mensurada em miliamperes (mA), volts (V) ou milivolts (mV). A duração ou "largura" do pulso se refere ao intervalo de tempo de duração do mesmo, sendo mensurado em microssegundos (μs)

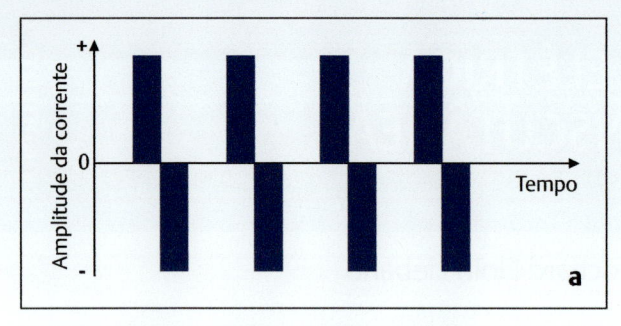

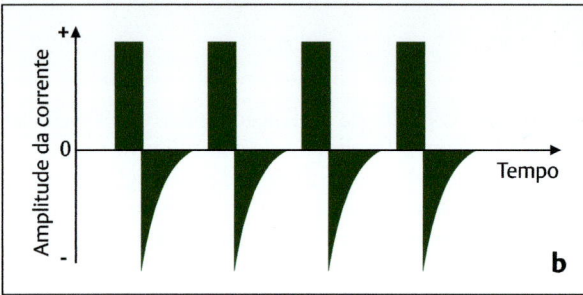

Fig. 7-1. Equipamentos de TENS, tradicionalmente, emitem dois tipos de correntes: corrente pulsada bifásica simétrica retangular (**a**) e corrente pulsada bifásica assimétrica balanceada (**b**).

ou milissegundos (ms). A duração do pulso, portanto, é uma medida relacionada com o tempo, sendo assim, é preferível utilizar o termo duração do pulso em vez de largura do pulso. A frequência é o parâmetro que se refere ao número de pulsos gerados por segundo, sendo mensurada em hertz (Hz), ciclos por segundo (CPS) ou simplesmente pulsos por segundo (PPS). Normalmente os equipamentos de TENS geram frequências de pulso até 200 Hz. Considera-se TENS de baixa frequência ajustes de até 10 Hz e TENS de alta frequência ajustes superiores a 10 Hz até 150 a 200 Hz (normalmente, o valor máximo atingido pelo equipamento). Os parâmetros da TENS aqui apresentados podem ser ajustados pelo clínico, na maioria dos equipamentos, por meio de controladores digitais ou analógicos.

Além dos parâmetros fundamentais da TENS (amplitude, duração do pulso e frequência), também pode ser possível selecionar o modo de emissão dos pulsos: modo contínuo (geralmente denominado "C" ou "normal"), modo *bursts* (trens de pulso de alta frequência emitidos em baixa frequência, geralmente denominado "B") e padrão modulado (variação nos parâmetros de duração de pulso, frequência ou amplitude de pulso de forma cíclica, geralmente denominado "M"). Esse último modo foi adicionado pelos fabricantes de forma a evitar a habituação sensorial e se tornar mais confortável ao paciente, no entanto, faltam evidências que comprovem essa teoria. Os ajustes dos parâmetros citados permitem que sejam utilizadas quatro modalidades ou modos de TENS: TENS convencional, TENS acupuntura, TENS em trens de pulso ou *burts* e TENS breve e intensa, conforme descritos na Tabela 7-1.

MODALIDADES OU MODOS DE TENS
TENS Convencional
A TENS convencional é o modo mais frequentemente usado de TENS, sendo denominado, também, como TENS sensorial ou de alta frequência/baixa intensidade. Com esse modo de

Tabela 7-1. Modalidades da TENS e seus Respectivos Parâmetros

Modalidades de TENS	Frequência (F)	Duração do pulso (T)	Amplitude (I)
Convencional	10-200 Hz	≤ 100 µs	Nível sensorial
Acupuntura	< 10 (1-4) Hz	150-200 µs	Nível motor
Burst	100 modulada em 2 Hz	200 µs	Nível motor
Breve-intensa	200 Hz	150-200 µs	Nível motor/doloroso

estimulação é possível ativar, principalmente, as fibras nervosas aferentes do grupo II (Aβ), o que produz uma confortável sensação de parestesia, ou seja, trata-se de um efeito prioritariamente sensorial. Os parâmetros desse modo de estimulação são frequência alta (geralmente de 80 a 110 Hz), duração de pulso curta (50 a 100 µs) e intensidade baixa. Vale a pena destacar que as evidências atuais demonstram que para uma analgesia efetiva a intensidade da estimulação não pode ser demasiadamente fraca. Dessa reforma, recomenda-se que nesta modalidade a intensidade seja suficiente para produzir uma parestesia forte, mas confortável.

TENS Acupuntura

O modo TENS acupuntura, ou também denominada TENS de baixa frequência/alta intensidade, é uma forma de estimulação elétrica realizada com intensidade alta o suficiente para evocar contrações musculares visíveis em miótomos relacionados à área de dor. Nessa modalidade utiliza-se frequência abaixo de 10 Hz (geralmente 1-4 Hz) e longa duração de pulso (~200 µs). Como a estimulação ocorre em nível motor, além da ativação das fibras do grupo II (Aβ) ocorre a ativação das fibras do grupo I (Aα), levando à produção de contrações musculares rítmicas. Apesar de frequentemente ser presumido que essas contrações promovem a ativação de fibras do grupo III (Aδ) oriundas dos ergorreceptores musculares, foi demonstrado, através de registros no dorso da medula espinal de animais, que apenas as fibras aferentes primárias de grande diâmetro dos tecidos profundos são ativadas por TENS de alta e baixa frequência com intensidades em nível sensorial e motor.[14] Para a ativação das fibras aferentes do grupo III (Aδ) foi necessário dobrar o valor da intensidade depois de ser atingido o limiar motor. Um estudo em humanos demonstrou que a aplicação da TENS de baixa frequência (4 Hz) com intensidade máxima tolerável ativou apenas as fibras aferentes Aβ, enquanto a ativação de fibras Aδ ocorreu apenas com intensidades acima das máximas toleráveis. Os autores concluíram, portanto, que tanto o modo de aplicação de TENS convencional quanto acupuntura ativam fibras aferentes periféricas semelhantes (Aβ predominantemente).[15]

TENS em Trens de Pulso ou Burst

O modo TENS em trens de pulso (burst) é uma combinação do modo convencional com o modo acupuntura, sendo que muitos autores denominam esse modo apenas como acupuntura. Esse modo de aplicação possui trens de pulsos de alta frequência (cerca de 100 Hz) emitidos em baixa frequência (1-4 Hz) e longa duração de pulso (~ 200 s) em nível motor.[15,16] Alguns pacientes consideram esse modo de aplicação mais confortável na produção de contração muscular quando comparado ao TENS acupuntura.[16-18]

TENS Breve e Intenso

O modo TENS breve e intenso é aplicado na maior intensidade suportada pelo paciente por um curto período (no máximo 15 minutos), em alta frequência (100-150 Hz) e longa duração de pulso (150-250 μs). Essa modalidade vem sendo utilizada para promover analgesia durante procedimentos dolorosos como troca de curativos, desbridamentos, punção venosa e remoção de suturas.[19] Por ser uma técnica que causa desconforto ao paciente, não é a primeira escolha dos clínicos, sendo utilizada quando os outros modos não promovem os resultados satisfatórios na modulação da dor.

MECANISMOS ANALGÉSICOS E TENS

A teoria mais utilizada para explicar a modulação da dor através da TENS é a Teoria das Comportas da Dor.[20] De acordo com essa teoria, a estimulação de fibras aferentes de grande diâmetro (Aβ) promove a ativação de circuitos inibitórios locais no corno dorsal da medula espinal e impede que impulsos nociceptivos transportados por fibras de pequeno diâmetro (C e Aδ) atinjam centros cerebrais superiores. A região cinzenta da medula espinal é subdividida em 10 camadas (I-X), do sentido posterior para o anterior. As fibras aferentes relacionadas com a dor (C e Aδ) realizam sinapses nas camadas I-V; fibras aferentes dos mecanorreceptores cutâneos (Aβ) nas camadas III-VI; as fibras relacionadas com os fusos neuromusculares e órgãos tendinosos de Golgi (Aα realizam sinapses nas camadas VI, VII e IX).[21]

A substância gelatinosa (camadas II e III)[22] é reconhecida como o "portão da dor".[8,23] Ela é formada por pequenos interneurônios densamente compactados que apresentam efeitos inibitórios sobre as fibras nervosas terminais que são associadas à dor e realizam sinapses com a célula T. Dessa forma, de acordo com a teoria de comportas da dor, a ativação das fibras Aβ gera estímulos excitatórios por um ramo colateral, que excitam os interneurônios da substância gelatinosa (SG), e estes por sua vez, inibem as fibras nociceptivas e a atividade das células T. Assim, os interneurônios da SG "fecham o portão" para a propagação dos estímulos nociceptivos e diminuem a dor. Em contrapartida, as fibras Aδ e C enviam estímulos inibitórios pelo ramo colateral reduzindo o efeito inibitório dos interneurônios da SG nos terminais das fibras nociceptivas, aumentando a taxa de disparo da célula T. Assim, o "portão se abre" e os estímulos nociceptivos seguem para os centros superiores, levando à informação que poderá ser interpretada como dor. Essa teoria do "portão da dor" também sugere a presença de influências descendentes do controle central que podem auxiliar na modulação da dor.

A teoria do portão da dor foi ampliada e revisada diversas vezes desde sua publicação, em 1965. A teoria original sugere que as fibras da dor inibiriam diretamente os interneurônios da SG, no entanto, foi demonstrado que as fibras da dor são excitatórias e ativam um interneurônio que inibe as células da SG. Além disso, a teoria original sugere que ocorre apenas inibição pré-sináptica, no entanto, estudos posteriores demonstraram que existe também inibição pós-sináptica[24-26] e que o neurotransmissor inibitório ácido gama-aminobutírico (GABA) desempenha um papel inibitório pré e pós-sináptico.[27] Apesar dessas novas descobertas, a teoria do portão da dor continua sendo utilizada para explicar os mecanismos analgésicos de diversos tipos de intervenções terapêuticas.

TENS de Alta Frequência – Mecanismos Analgésicos

A aplicação da TENS de alta frequência aumenta a concentração de β-endorfinas na corrente sanguínea e no líquido cefalorraquidiano (LCR), bem como a de metionina-encefalina no LCR, aumenta a liberação do neurotransmissor GABA, a ativação dos receptores $GABA_A$[28] e muscarínicos (M1 e M3)[29] no corno dorsal da medula.[30-32] O bloqueio de receptores δ–opioides na região ventrolateral da substância cinzenta periaquedutal (PAG), na região rostral ventromedial do bulbo (RVM) ou medula espinal reduz o efeito anti-hiperalgésico produzido pela TENS de alta frequência.[11,12] Nas inflamações articulares de animais, a TENS de alta frequência demonstrou ativar receptores δ-opioides e assim diminuir as quantidades de glutamato e aspartato no corno dorsal da medula.[33] De forma periférica, essa modalidade de TENS diminui a substância P dos neurônios presentes nos gânglios da raiz dorsal[34] e ativa receptores α2A-adrenérgicos.[35]

TENS de Baixa Frequência – Mecanismos Analgésicos

Estudos envolvendo animais demonstraram que a TENS de baixa frequência (menos de 10 Hz) é capaz de estimular estruturas que fazem parte das vias descendentes de inibição da dor como a região ventrolateral da PAG que envia projeções para a RVM e essa, por sua vez, para a medula espinal, promovendo um efeito anti-hiperalgésico. O bloqueio das áreas citadas resulta na inibição dos efeitos analgésicos da TENS. Estudos experimentais demonstram que a TENS de baixa frequência ativa receptores μ-opioides na RVM e no corno dorsal da medula espinal.[11,12] Além disso, essa modalidade de TENS promove a ativação dos receptores de serotonina $5-HT_{2A}$, $5-HT_3$,[36] $GABA_A$,[28] receptores muscarínicos M1 e M3[29] e liberação de serotonina.[37-39]

A TENS de baixa frequência promove também a ativação de receptores μ-opioides periféricos. No estudo de Sabino et al.[10] foi demonstrado que o bloqueio desses receptores com naloxona (Narcan) diminuiu o efeito anti-hiperalgésico da TENS de baixa frequência em modelo animal com dor inflamatória, porém, não interferiu na ação anti-hiperalgésica quando a TENS de alta frequência foi aplicada. Além disso, a TENS de baixa frequência é capaz de ativar os receptores α2A-adrenérgicos contribuindo para os efeitos anti-hiperalgésicos.[35]

IMPORTÂNCIA DA INTENSIDADE DO ESTÍMULO

É imprescindível que o ajuste da amplitude da corrente elétrica seja realizado de forma adequada para o sucesso do tratamento, uma vez que apenas as intensidades mais fortes produzem uma hipoalgesia significativa. Deve-se aumentar a intensidade até que o paciente descreva uma sensação de parestesia forte e ao mesmo tempo confortável.[40-44] Bjordal et al.[45,46] confirmaram, por meio de revisões de literatura, que para analgesia em pacientes com osteoartrite do joelho e para redução de dor pós-operatória, a TENS é mais eficaz quando aplicada em intensidades adequadas.

Outro ponto importante durante a aplicação da TENS é que o clínico deve questionar frequentemente o paciente sobre a habituação sensorial, definida como uma redução da sensação da corrente elétrica durante a aplicação. Caso esse fenômeno ocorra, a intensidade deverá ser novamente aumentada até que se relate uma parestesia forte, porém ainda confortável.[47] Sato et al.[48] demonstraram que o aumento de 10% por dia da amplitude de pulso na TENS de alta e baixa frequências retardou o início da tolerância analgésica em ratos com inflamação de joelho. Além disso, eles confirmaram que a intensidade de estimulação adequada é fundamental para o êxito da aplicação da TENS, visto que a aplicação da TENS com baixa intensidade (p. ex., 50% do limiar motor) não teve efeito analgésico quando comparada a TENS simulada, enquanto a TENS aplicada com alta intensidade (p. ex., 90% do limiar motor) reverteu a hiperalgesia. Assim, esses resultados sugerem que os pacientes devem ser incentivados pelos clínicos a aumentar a intensidade do equipamento em um nível forte, confortável, abaixo do limiar motor e aumentar a intensidade em todas as sessões de acordo com o tolerado.[49]

TOLERÂNCIA ANALGÉSICA E TENS

A tolerância analgésica pode ser entendida como o processo de redução da eficácia analgésica mediante a utilização repetida de determinada modalidade terapêutica.[50] De acordo com estudos realizados em ratos[13] e humanos,[6] esse processo pode ser resultado da utilização frequente de medicamentos opioides que causam a estimulação repetida de receptores e também da aplicação repetida da TENS de baixa ou alta frequência. Solomon *et al.*[51] demonstraram que indivíduos que fizeram uso frequente de medicamentos opioides e desenvolveram tolerância analgésica antes da realização de diferentes tipos de cirurgia também não responderam à TENS aplicada no período pós-operatório. Além disso, foi demonstrado que a TENS de baixa frequência promove tolerância cruzada em receptores µ-opioides enquanto a TENS de alta frequência promove tolerância cruzada em receptores δ-opioides da medula espinal de animais.[13]

Ao decidir a frequência da TENS, os clínicos devem ponderar se o paciente faz ou fez, recentemente, uso de medicamentos opioides. A grande maioria desses medicamentos utilizados comercialmente é capaz de ativar receptores µ-opioides, sendo que o desenvolvimento de tolerância analgésica a esses medicamentos resulta na ineficácia da utilização da TENS de baixa frequência. Um estudo que incluiu humanos com dor crônica que faziam uso de opioides verificou resposta positiva ao uso de TENS de alta frequência (TENS convencional), porém, a TENS de baixa frequência (TENS acupuntura) se mostrou ineficaz nessa população, confirmando dados experimentais anteriores.[52] Além disso, verificaram que os pacientes que não utilizavam opioides apresentaram resultados positivos tanto com TENS de alta frequência como de baixa frequência.

De forma geral, os clínicos podem testar a TENS de alta frequência, analisar a resposta do paciente e, sendo ineficaz, pode-se tentar a TENS de baixa frequência ou mudança na posição dos eletrodos. Em um estudo conduzido por Law e Cheing[53] em pacientes com osteoartrite de joelho foram aplicadas três diferentes frequências de TENS (2 Hz, 100 Hz e frequência alternada 2 Hz/100 Hz). Foi observado que nos três grupos que receberam a TENS ativa (2 Hz, 100 Hz e 2/100 Hz) a intensidade da dor foi menor do que no grupo placebo. Não foram observadas diferenças entre os grupos que receberam a TENS ativa, demonstrando que independentemente do ajuste de frequência realizado, a TENS foi efetiva na diminuição da intensidade da dor dessa população.

CONSUMO DE CAFEÍNA E TENS

A analgesia promovida pela TENS é mediada por receptores de adenosina na medula espinal.[54,55] A cafeína é um antagonista dos receptores de adenosina e, assim, pode interferir de maneira negativa na eficácia da TENS. Marchand e Charest[56] conduziram um estudo em que aplicaram TENS de alta frequência em indivíduos saudáveis expostos à dor térmica de forma induzida e verificaram que a cafeína (pílula de 200 mg) pode bloquear o efeito analgésico da TENS de alta frequência quando comparado ao grupo placebo. Outro estudo investigou se uma xícara de café forte (100 mg de cafeína) interferiria na resposta à TENS em indivíduos saudáveis com dor induzida experimentalmente por meio de pressão, frio e estímulo elétrico.[57] Os pesquisadores concluíram que essa quantidade de cafeína não é capaz de afetar a hipoalgesia, porém, a cafeína é encontrada em outros alimentos como chá, chocolate, refrigerantes, medicamentos e bebidas energéticas e, assim, monitorar as quantidades de cafeína ingeridas antes da sessão de TENS é importante para potencializar o efeito da TENS.

APLICAÇÃO DA TENS NA CLÍNICA
Eletrodos
O eletrodo é o material de interface entre o estimulador da TENS e a pele do paciente, cuja função é fornecer um meio elétrico para a condução das correntes elétricas aos tecidos do corpo.[17] Os dois tipos de eletrodos mais comuns para realização da TENS são os de borracha impregnadas com carbono e os autoadesivos. Os eletrodos de borracha necessitam de gel condutor e normalmente são fixados no paciente por meio de fita adesiva ou faixas elásticas, já os autoadesivos não necessitam de gel condutor e são de uso único do paciente. Além disso, têm sido fabricadas roupas de condução como luvas, meias e mangas para as pernas e braços.[17] Cowan *et al.*[58] conduziram um estudo aplicando TENS de alta frequência e compararam os efeitos analgésicos do eletrodo em luva e eletrodos autoadesivos padrão. Os dois tipos de eletrodos apresentaram efeitos analgésicos positivos, o que demonstra mais uma opção de aplicação da TENS aos clínicos.

Tamanho dos Eletrodos
Ao escolher o tamanho do eletrodo deve-se considerar a área do corpo do paciente que será tratada, sendo que os eletrodos pequenos (0,8 ± 0,8 cm) são mais confortáveis na estimulação de nervos superficiais (profundidade de 0,1 cm) e camadas finas de gordura (profundidade de 0,25 cm), e os eletrodos maiores (4,1 ± 4,1 cm) são mais confortáveis para camadas de gordura mais espessas (profundidade de 2 cm) e nervos mais profundos (profundidade de 1,1 cm).[59] Os eletrodos pequenos também são mais efetivos para estimular pontos gatilho ou de acupuntura e os maiores são melhores para áreas maiores como a coluna vertebral, por exemplo.[17,60]

Além disso, um fator importante na decisão do tamanho do eletrodo é que esse influencia diretamente na densidade da corrente, ou seja, a quantidade de corrente por unidade de área. Assim, eletrodos grandes promovem densidades mais baixas e uma estimulação mais confortável, enquanto eletrodos pequenos promovem densidades mais altas e com maiores chances de causar desconforto ao paciente.[60,61]

Configurações dos Eletrodos
Os eletrodos devem ser posicionados de forma adequada para potencializar os efeitos da TENS, sendo que diversas posições são possíveis de acordo com as queixas do paciente. Os diferentes posicionamentos podem ser testados em cada paciente para encontrar a melhor forma de aplicação. A posição mais popular é diretamente sobre a área dolorida ou ao redor, que pode ser de forma paralela ou cruzada se estiverem sendo utilizados dois canais.

Outras possibilidades de posicionamento dos eletrodos são: ao longo do trajeto do nervo periférico que inerva a região dolorosa; sobre os forames intervertebrais da coluna vertebral, estimulando as raízes nervosas dos nervos espinhais responsáveis pela inervação dos dermátomos correspondentes às áreas de dor; diretamente sobre pontos de acupuntura, pontos gatilhos ou pontos motores nos miótomos relacionados à área de dor. Os eletrodos podem ser posicionados utilizando um ou dois canais, com o objetivo de abranger a maior região dolorosa possível (Fig. 7-2).

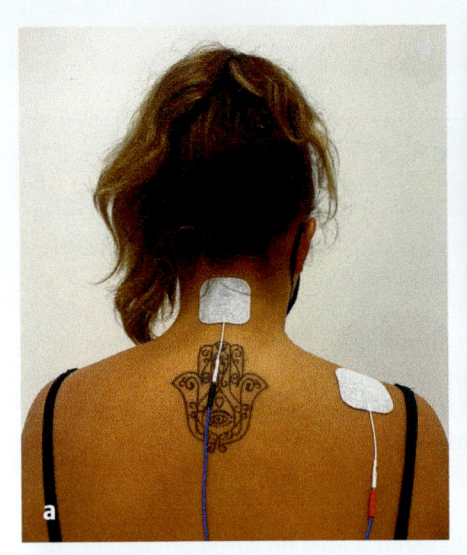

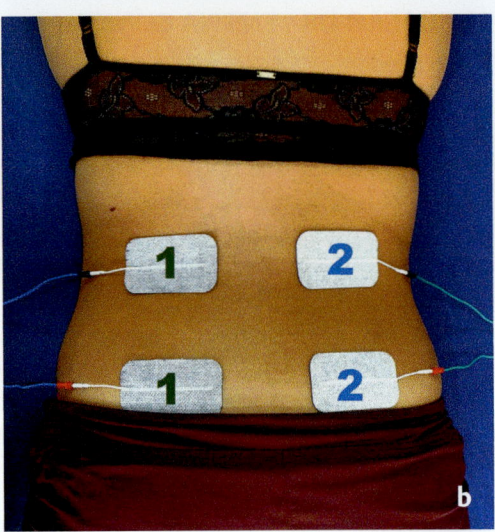

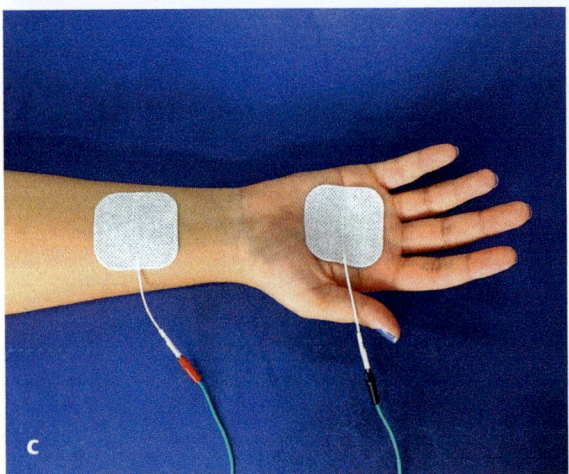

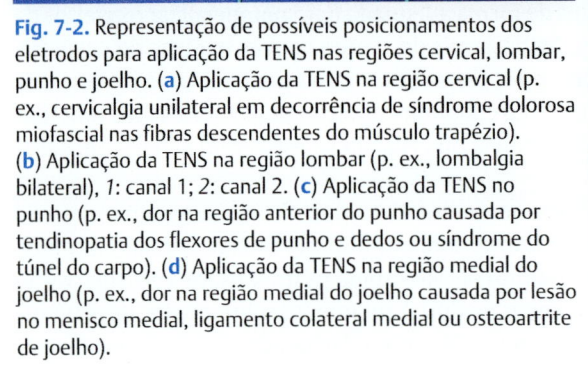

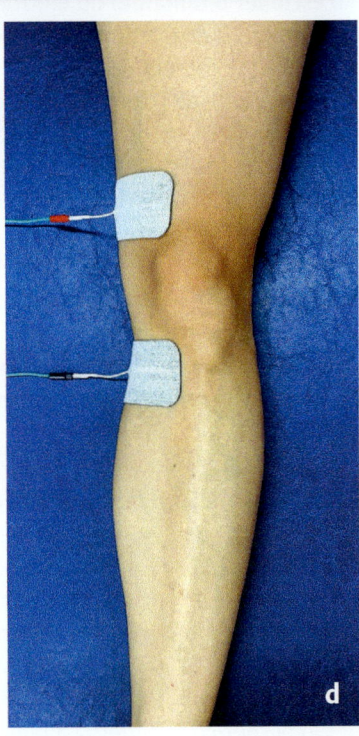

Fig. 7-2. Representação de possíveis posicionamentos dos eletrodos para aplicação da TENS nas regiões cervical, lombar, punho e joelho. (**a**) Aplicação da TENS na região cervical (p. ex., cervicalgia unilateral em decorrência de síndrome dolorosa miofascial nas fibras descendentes do músculo trapézio). (**b**) Aplicação da TENS na região lombar (p. ex., lombalgia bilateral), *1*: canal 1; *2*: canal 2. (**c**) Aplicação da TENS no punho (p. ex., dor na região anterior do punho causada por tendinopatia dos flexores de punho e dedos ou síndrome do túnel do carpo). (**d**) Aplicação da TENS na região medial do joelho (p. ex., dor na região medial do joelho causada por lesão no menisco medial, ligamento colateral medial ou osteoartrite de joelho).

Tempo de Tratamento

A primeira aplicação da TENS deve ser relativamente curta, ou seja, 30 minutos ou menos, para que o paciente se familiarize à sensação e o clínico possa monitorar qualquer reação adversa. Após a primeira aplicação, a TENS pode ser utilizada por até uma hora.[16] Em pacientes com osteoartrite de joelho, o ideal são 40 minutos de aplicação para promover analgesia, de acordo com um estudo conduzido por Cheing et al.[62] Em decorrência de o tempo de aplicação da TENS necessitar ser relativamente longo, o uso em clínicas é limitado. Assim, em diversos países em que os pacientes respondem bem ao tratamento com a TENS é recomendado que o mesmo faça o uso domiciliar. Nesses casos, os pacientes devem ser orientados quanto aos cuidados com a pele, para que a inspecionem frequentemente. Além disso, devem ser instruídos para que utilizem quantas vezes for necessário, porém, sem ultrapassar uma hora por vez e com intervalos de meia hora a cada aplicação, a fim de minimizar possíveis irritações.

Aplicação da TENS

1. Prepare a região que será estimulada: água e sabão ou álcool podem ser usados. No entanto, lembre-se de que o álcool causa o ressecamento da pele em aplicações repetidas. Quantidades excessivas de pelos também devem ser removidas, pois podem prejudicar a condução elétrica.
2. Faça a conexão dos fios condutores e dos eletrodos ao aparelho de TENS.
3. Ao utilizar os eletrodos de silicone-carbono, aplique gel condutor em toda a superfície que estará em contato com a pele do paciente. Os eletrodos devem ser posicionados de forma uniforme estando completamente em contato com a pele. Assim, ao utilizar fita adesiva ou faixa elástica para fixar os eletrodos, deve-se atentar para não utilizar pressão excessiva e fazer curvaturas nos eletrodos. Os eletrodos autoadesivos não necessitam de gel condutor ou fita para fixação.
4. Faça o ajuste dos parâmetros da TENS: frequência do pulso, duração do pulso e tempo de duração do tratamento.
5. Ligue o equipamento TENS e certifique-se de que a amplitude da corrente esteja no mínimo ao iniciar o tratamento.
6. A amplitude deve ser aumentada de forma gradual até que o paciente relate sensação de parestesia (formigamento) forte, mas confortável. Após um período, o paciente pode relatar diminuição da percepção do estímulo elétrico, ou seja, uma habituação sensorial, assim, deve-se aumentar a amplitude do equipamento até que sensação desejada retorne.
7. Ao final do tempo de tratamento proposto, diminua a amplitude ao valor mínimo e desligue o equipamento. Retire os eletrodos e faça uma inspeção da pele. É normal que a pele esteja rosada ou levemente avermelhada em decorrência do aumento de fluxo sanguíneo local, no entanto, essa hiperemia deve desaparecer em algumas horas. Em caso de efeitos adversos como bolhas ou vermelhidão intensa, a TENS não deve ser usada novamente até que a pele se recupere e, a partir de então, os parâmetros devem ser ajustados de forma a reduzir o estímulo administrado. É importante destacar que como a corrente emitida pela maioria dos equipamentos de TENS não é polarizada, queimaduras são extremamente raras e caso isso ocorra o equipamento deverá ser avaliado pelo fabricante, bem como a qualidade dos eletrodos. No entanto, alguns pacientes podem apresentar alergia aos eletrodos ou às fitas adesivas, dessa forma a constante inspeção da pele se faz necessária.

PRECAUÇÕES E CONTRAINDICAÇÕES

Não existe um consenso na literatura sobre contraindicações e precauções na maioria das diretrizes acerca da eletroterapia. Além disso, há discordância entre o que é considerada uma precaução ou contraindicação. Portanto, deve-se considerar o conhecimento clínico básico do terapeuta e análise dos casos de forma individual. De acordo com Houghton *et al.*[63] deve-se ter precaução no uso da TENS em situações que o paciente tem risco de desenvolver um evento adverso, enquanto o uso é contraindicado em situações específicas em que a TENS pode ser prejudicial ao paciente.

Situações em que se deve ter precaução na aplicação da TENS:

- Dor sem diagnóstico.
- Epífise ativa.
- Doenças de pele como eczema ou psoríase.
- Região anterior do tronco ou inferior do abdome.
- Pele frágil ou com lesões.

Situações em que a aplicação da TENS é contraindicada:
- Regiões internas do corpo como olhos, boca e órgãos reprodutores.
- Área cardíaca ou região torácica: em pacientes com doenças cardíacas como por exemplo, arritmias ou insuficiências cardíacas.
- Alterações sensitivas, de cognição ou comunicação: é importante haver o *feedback* preciso em relação à sensação causada pela corrente elétrica.
- Trombose venosa profunda ou tromboflebite: não se deve aplicar a TENS nos membros acometidos por essas afecções uma vez que pode promover o aumento da circulação sanguínea e a possibilidade de deslocamentos de trombos, causando embolia.
- Tumores malignos: são se conhece o efeito da TENS no crescimento de células cancerígenas ou metástases, assim, não deve ser administrada. No entanto, a TENS pode ser utilizada no tratamento da dor de pacientes em cuidados paliativos.
- Hemorragia: a TENS pode aumentar o fluxo sanguíneo e intensificar o sangramento em pacientes com hemorragias recentes ou áreas com sangramento tecidual ativo.
- Tecidos com infecção, feridas com osteomielite subjacente e tuberculose.
- Marca-passo cardíaco ou cardioversores (desfibriladores) implantados: estudos demonstraram que a TENS pode interferir no funcionamento de alguns marca-passos cardíacos e implantes elétricos ativos, portanto, não deve ser aplicada próximo ou sobre a região.
- Seio carotídeo: o seio carotídeo se encontra localizado na origem das artérias carótidas internas e contêm barorreceptores que detectam alterações na pressão arterial, assim, a estimulação com a TENS na região anterior do pescoço deve ser evitada uma vez que pode provocar quedas na frequência cardíaca e pressão arterial. Além disso, pode estimular os nervos vagos e frênicos e causar espasmos laríngeos.
- Convulsão: não utilizar na região da cabeça e pescoço de pacientes que apresentem convulsão.
- Gestação: ainda não existem evidências que comprovem que a aplicação de correntes elétricas no útero de gestantes seja segura. Assim, os eletrodos não devem ser posicionados no abdome, pelve, região lombar ou quadril (com exceção no trabalho de parto), principalmente durante o primeiro trimestre.

EVIDÊNCIAS CIENTÍFICAS

A prática clínica deve ser sempre com base em evidências científicas. Na Tabela 7-2 encontram-se os resultados das principais revisões sistemáticas de ensaios clínicos randomizados que tiveram como objetivo investigar a eficácia do uso da TENS no controle da dor. De acordo com esses estudos a TENS foi eficaz em reduzir dores agudas e crônicas, como em casos de osteoartrite de joelho,[64] síndrome do túnel do carpo,[64] dor pélvica crônica,[65] dor neuropática,[66] dismenorreia primária,[67] histeroscopia,[68] dor lombar crônica[69] e dor pós-operatória.[45,70-72] Para outras condições clínicas como fibromialgia,[73] dor lombar aguda,[74] dor cervical,[75] doença falciforme,[76] tendinopatia do manguito rotador,[77] dor fantasma e dor no coto[78] são necessários mais ensaios clínicos controlados randomizados que tenham alta qualidade metodológica para certificar se a TENS deve ser utilizada. Além disso, estudos experimentais em animais e humanos e ensaios clínicos demonstraram que a TENS promove além de analgesia local, analgesia remota, ou seja, em locais distais a estimulação.[79] A TENS, portanto, é um recurso analgésico a ser empregado em pacientes com dor generalizada, sendo importante que mais ensaios clínicos sejam realizados nessa população.

Tabela 7-2. Revisões sistemáticas em relação a eficácia da TENS para controle da dor

Estudos	População	ECRs	n	Parâmetros utilizados na maioria dos estudos				Conclusão
				f (Hz)	T (μs)	Amplitude	Tempo (min)	
Bjordal et al., 2003[45]	Dor pós-operatória	21	1350	85	–	Forte, máxima tolerável, sem dor	–	A TENS com intensidade forte e subnóxica, frequência adequada e na área da ferida operatória pode reduzir significativamente o consumo de analgésicos no pós-operatório
Sbruzzi et al., 2012[70]	Dor pós-operatória de cirurgia torácica	11	545	80-278	50-150	Sensorial	20 min a 72 horas	A TENS associada à analgesia farmacológica foi eficaz na diminuição dor após toracotomia e esternotomia
Johnson et al., 2015[78]	Dor fantasma e dor no coto	0	–	–	–	–	–	Não foram encontrados ECRs para julgar a efetividade da TENS na dor fantasma e na dor no coto de amputados.
Johnson et al., 2015[80]	Dor aguda	19	1346	80-100	50-400	Sensação forte, porém, confortável	20-60	A TENS reduziu a intensidade da dor comparado com o tratamento placebo em adultos com dor aguda

(Continua)

Tabela 7-2. *(Cont.)* Revisões sistemáticas em relação a eficácia da TENS para controle da dor

Estudos	População	ECRs	n	Parâmetros utilizados na maioria dos estudos				Conclusão
				f (Hz)	T (μs)	Amplitude	Tempo (min)	
Jauregui et al., 2016[69]	Dor lombar crônica	13	267	2-20 / 80-100	100-250	Sensorial	15-60	A TENS demonstrou redução significativa da intensidade da dor lombar
Desmeules et al., 2016[77]	Tendinopatia do manguito rotador	6	247	50-100	150-250	15-30 mA	15-20	Inconclusivo em razão do pequeno número de estudos incluídos que ainda apresentam alto risco de viés
Johnson et al., 2017[73]	Fibromialgia	7	315	80-150	70 - 200	Sensação forte, porém, confortável	20-40	Evidência científica de alta qualidade insuficiente para apoiar ou refutar o uso da TENS na fibromialgia
Zhu et al., 2017[71]	Artroplastia total de joelho	6	529	40-150	150-300	Máxima tolerável	15-20	A TENS reduziu significativamente a dor, o consumo de morfina pós-operatório durante o período de 24 horas e melhorou a amplitude de movimento ativo do joelho
Yue et al., 2018[72]	Artroplastia total de joelho	7	560	70-150	100-250	Forte, porém confortável (15-40 mA)	20 min a 24 horas	A TENS promoveu analgesia efetiva após artroplastia total de joelho
Almeida et al., 2018[64]	Dor aguda e crônica	8	825	80-120	80-330	Nível sensorial	20-60	TENS e IFC têm efeitos globais semelhantes em relação à melhora da dor e à capacidade em indivíduos com dor aguda e crônica sem diferença entre elas
Resende et al., 2018[81]	Dor lombar crônica e dor cervical	9	655	80-100	40-250	Sensorial	15-60	Inconclusiva em razão da baixa qualidade dos estudos
Martimbianco et al., 2019[75]	Dor cervical crônica	7	651	60-100	40-250	Tolerável, sensação de formigamento sem contração	20-60	Foi encontrada baixa evidência para utilização da TENS comparada com TENS placebo na redução da intensidade da dor cervical crônica

Tabela 7-2. *(Cont.)* Revisões sistemáticas em relação a eficácia da TENS para controle da dor

Estudos	População	ECRs	n	Parâmetros utilizados na maioria dos estudos				Conclusão
				f (Hz)	T (μs)	Amplitude	Tempo (min)	
Binny et al., 2019[74]	Dor lombar aguda	3	192	100-200	60-100	Sensorial	30	Evidência científica insuficiente para verificar a eficácia do uso da TENS na dor lombar aguda
Cottrell et al., 2019[65]	Dor pélvica crônica	4	190	85-110	100	25 mA	10-30	A TENS isolada ou associada à termoterapia reduziu significativamente a intensidade da dor comparado ao placebo em indivíduos com dor pélvica crônica
Elboim-Gabyzon & Kalichman 2020[67]	Dismenorreia primária	8	317	50-120	100	Máxima tolerável com ajuste contínuo	Enquanto sentir dor (20 min a 8 horas)	A TENS é eficaz na diminuição da dor, no consumo de analgésicos e na melhora da qualidade de vida em mulheres com dismenorreia primária
Ogle et al., 2020[66]	Dor neuropática	5	155	2-180	200-250	Nível motor/ máxima tolerável/ 20-30 mA	30-60	TENS pode reduzir a dor de origem neuropática
Ghamry et al., 2020[68]	Histeroscopia ambulatorial	2	234	80-100	100/400	Nível sensorial forte, sem dor e sem contração	5-10 minutos antes do procedimento	A TENS mostrou redução significativa da intensidade da dor comparada com placebo
Pal et al., 2020[76]	Doença falciforme	1	22	100	30	Nível sensorial confortável	–	Inconclusivo em razão da baixa qualidade do estudo e alto risco de viés.

TENS: estimulação elétrica nervosa transcutânea; ECRs: ensaios clínicos controlados randomizados; IFC: corrente interferencial; n: número de participantes; f: frequência; Hz: Hertz; T: tempo de duração do pulso; μs: microssegundos; I: amplitude da corrente; mA: miliampère; min: minutos

REFERÊNCIAS BIBLIOGRÁFICAS

1. Liebano RE, Ferreira LM, Sabino Neto M. Experimental model for transcutaneous electrical nerve stimulation on ischemic random skin flap in rats. Acta Cir Bras. 2003;18:54-9.
2. Chen CC, Johnson MI, Mcdonough S, Cramp F. The effect of transcutaneous electrical nerve stimulation on local and distal cutaneous blood flow following a prolonged heat stimulus in healthy subjects. Clin Physiol Funct Imaging. 2007;27(3):154-61.
3. Jones I, Johnson MI. Transcutaneous electrical nerve stimulation. CEACCP. 2009;9(4):130-5.
4. Liebano RE, Abla LEF, Ferreira LM. Effect of low-frequency transcutaneous electrical nerve stimulation (TENS) on the viability of ischemic skin flaps in the rat: An amplitude study. Wound Repair Regen. 2008;16(1):65-9.

5. Liebano RE, Abla LEF, Ferreira LM. Effect of high frequency transcutaneous electrical nerve stimulation on viability of random skin flap in rats. Acta Cir Bras. 2006;21(3):133-8.
6. Liebano R, Rakel B, Vance CGT, Walsh DM, Sluka KA. An investigation of the development of analgesic tolerance to transcutaneous electrical nerve stimulation (TENS) in humans. Pain. 2011;152(2):335-42.
7. Alon G. Principles of electrical stimulation. In: Nelson RM, Hayes KW, Currier DP (Eds.). Clinical electrotherapy, 3rd ed. New York: Appleton & Lange; 1999. p. 55-139.
8. Melzack R, Wall PD. Pain mechanisms: A new theory. Science. 1965;150(3699):971-9.
9. Warke K, Al-Smadi J, Baxter D, Walsh DM, Lowe-Strong AS. Efficacy of transcutaneous electrical nerve stimulation (TENS) for chronic low-back pain in a multiple sclerosis population: A randomized, placebo-controlled clinical trial. Clin J Pain. 2006;22(9):812-9.
10. Sabino GS, Santos CMF, Francischi JN, de Resende MA. Release of endogenous opioids following transcutaneous electric nerve stimulation in an experimental model of acute inflammatory pain. J Pain. 2008;9(2):157-63.
11. Sluka KA, Deacon M, Stibal A, Strissel S, Terpstra A. Spinal blockade of opioid receptors prevents the analgesia produced by TENS in arthritic rats. J Pharmacol Exp Ther. 1999;289(2):840-6.
12. Kalra A, Urban MO, Sluka KA. Blockade of opioid receptors in rostral ventral medulla prevents antihyperalgesia produced by transcutaneous electrical nerve stimulation (TENS). J Pharmacol Exp Ther. 2001;298(1):257-63.
13. Chandran P, Sluka KA. Development of opioid tolerance with repeated transcutaneous electrical nerve stimulation administration. Pain. 2003;102(1-2):195-201.
14. Radhakrishnan R, Sluka KA. Deep tissue afferents, but not cutaneous afferents, mediate transcutaneous electrical nerve stimulation-induced antihyperalgesia. J Pain. 2005;6(10):673-80.
15. Levin M, Hui-Chan C. Conventional and acupuncture-like transcutaneous electrical nerve stimulation excite similar afferent fibers. Arch Phys Med Rehabil. 1993;74(1):54-60.
16. Walsh DM. TENS: Clinical applications and related theory. London: Churchill Livingstone; 1997.
17. Johnson MI. Transcutaneous Electrical Nerve Stimulation (TENS): Research to support clinical practice. Oxford University Press; 2014.
18. Johnson MI. Acupuncture-like transcutaneous electrical nerve stimulation (AL-TENS) in the management of pain. Phys Ther Rev. 1998;3(2):73-93.
19. Gardner SE, Blodgett NP, Hillis SL, Borhart E, Malloy L, Abbott L, et al. HI-TENS reduces moderate-to-severe pain associated with most wound care procedures: A pilot study. Biol Res Nurs. 2014;16(3):310-9.
20. Sluka KA, Walsh D. Transcutaneous electrical nerve stimulation: Basic science mechanisms and clinical effectiveness. J Pain. 2003;4(3):109-21.
21. Noback C, Strominger N, Demarest R, Ruggiero D. The human nervous system: structure and function. 6th ed. Totowa: Humana Press Inc.; 2005.
22. Wall PD. The role of substantia gelatinosa as a gate control. Res Publ Assoc Res Nerv Ment Dis. 1980;58:205-31.
23. Santos SFA, Rebelo S, Derkach VA, Safronov BV. Excitatory interneurons dominate sensory processing in the spinal substantia gelatinosa of rat. J Physiol. 2007;581(1):241-54.
24. Sluka KA. Mechanisms and management of pain for the physical therapist. Seatte: IASP Press; 2009.
25. Garrison DW, Foreman RD. Effects of transcutaneous electrical nerve stimulation (TENS) on spontaneous and noxiously evoked dorsal horn cell activity in cats with transected spinal cords. Neurosci Lett. 1996;216(2):125-8.
26. Garrison DW, Foreman RD. Decreased activity of spontaneous and noxiously evoked dorsal horn cells during transcutaneous electrical nerve stimulation (TENS). Pain. 1994;58(3):309-15.
27. Duggan AW, Foong FW. Bicuculline and spinal inhibition produced by dorsal column stimulation in the cat. Pain. 1985;22(3):249-59.
28. Maeda Y, Lisi TL, Vance CGT, Sluka KA. Release of GABA and activation of GABA(A) in the spinal cord mediates the effects of TENS in rats. Brain Res. 2007;1136(1):43-50.

29. Radhakrishnan R, Sluka KA. Spinal muscarinic receptors are activated during low or high frequency TENS-induced antihyperalgesia in rats. Neuropharmacology. 2003;45(8):1111-9.
30. Han JS, Chen XH, Sun SL, Xu XJ, Yuan Y, Yan SC, et al. Effect of low- and high-frequency TENS on Met-enkephalin-Arg-Phe and dynorphin A immunoreactivity in human lumbar CSF. Pain. 1991;47(3):295-8.
31. Salar G, Job I, Mingrino S, Bosio A, Trabucchi M. Effect of transcutaneous electrotherapy on CSF β-endorphin content in patients without pain problems. Pain. 1981;10(2):169-72.
32. Hughes GS, Lichstein PR, Whitlock D, Harker C. Response of plasma beta-endorphins to transcutaneous electrical nerve stimulation in healthy subjects. Phys Ther. 1984;64(7):1062-6.
33. Sluka KA, Vance CGT, Lisi TL. High-frequency, but not low-frequency, transcutaneous electrical nerve stimulation reduces aspartate and glutamate release in the spinal cord dorsal horn. J Neurochem. 2005;95(6):1794-801.
34. Rokugo T, Takeuchi T, Ito H. A histochemical study of substance P in the rat spinal cord: effect of transcutaneous electrical nerve stimulation. J Nippon Med Sch. 2002;69(5):428-33.
35. King EW, Audette K, Athman GA, Nguyen HOX, Sluka KA, Fairbanks CA. Transcutaneous electrical nerve stimulation activates peripherally located alpha-2A adrenergic receptors. Pain. 2005;115(3):364-73.
36. Radhakrishnan R, King EW, Dickman JK, Herold CA, Johnston NF, Spurgin ML, et al. Spinal 5-HT2 and 5-HT3 receptors mediate low, but not high, frequency TENS-induced antihyperalgesia in rats. Pain. 2003;105(1–2):205-13.
37. Sluka K, Lisi T, Westlund K. Increased release of serotonin in the spinal cord during low, but not high, frequency transcutaneous electric nerve stimulation in rats with joint inflammation. Arch Phys Med Rehabil. 2006;87(8):1137-40.
38. DeSantana JM, Walsh DM, Vance C, Rakel BA, Sluka KA. Effectiveness of transcutaneous electrical nerve stimulation for treatment of hyperalgesia and pain. Curr Rheumatol Rep. 2008;10(6):492-9.
39. Vance CGT, Dailey DL, Rakel BA, Sluka KA. Using TENS for pain control: the state of the evidence. Pain Manag. 2014;4(3):197-209.
40. Aarskog R, Johnson MI, Lofthus A, Iversen V, Lopes-Martins R, Joensen J, et al. Is mechanical pain threshold after transcutaneous electrical nerve stimulation (TENS) increased locally and unilaterally? A randomized placebo-controlled trial in healthy subjects. Physiother Res Int. 2007;12(4):251-63.
41. Rakel B, Cooper N, Adams HJ, Messer BR, Frey Law LA, Dannen DR, et al. A new transient sham TENS device allows for investigator blinding while delivering a true placebo treatment. J Pain. 2010;11(3):230-8.
42. Moran F, Leonard T, Hawthorne S, Hughes CM, McCrum-Gardner E, Johnson MI, et al. Hypoalgesia in response to transcutaneous electrical nerve stimulation (TENS) depends on stimulation intensity. J Pain. 2011;12(8):929-35.
43. Lazarou L, Kitsios A, Lazarou I, Sikaras E, Trampas A. Effects of intensity of transcutaneous electrical nerve stimulation (TENS) on pressure pain threshold and blood pressure in healthy humans. Clin J Pain. 2009;25(9):773-80.
44. Claydon L, Chesterton L, Barlas P, Sim J. Dose-specific effects of transcutaneous electrical nerve stimulation (TENS) on experimental pain: a systematic review. Clin J Pain. 2011;27(7):635-47.
45. Bjordal JM, Johnson MI, Ljunggreen AE. Transcutaneous electrical nerve stimulation (TENS) can reduce postoperative analgesic consumption. A meta-analysis with assessment of optimal treatment parameters for postoperative pain. Eur J Pain. 2003;7(2):181-8.
46. Bjordal JM, Johnson MI, Lopes-Martins RAB, Bogen B, Chow R, Ljunggren AE. Short-term efficacy of physical interventions in osteoarthritic knee pain. A systematic review and meta-analysis of randomised placebo-controlled trials. BMC Musculoskelet Disord. 2007;8(1):51.
47. Pantaleão MA, Laurino MF, Gallego NLG, Cabral CMN, Rakel B, Vance C, et al. Adjusting pulse amplitude during transcutaneous electrical nerve stimulation (TENS) application produces greater hypoalgesia. J Pain. 2011;12(5):581-90.
48. Sato KL, Sanada LS, Rakel BA, Sluka KA. Increasing intensity of TENS prevents analgesic tolerance in rats. J Pain. 2012;13(9):884-90.

49. Sluka KA, Bjordal JM, Marchand S, Rakel BA. What makes transcutaneous electrical nerve stimulation work? Making sense of the mixed results in the clinical literature. Phys Ther. 2013;93(10):1397-402.
50. Li P, Maguma HT, Thayne K, Davis B, Taylor DA. Correlation of the time course of development and decay of tolerance to morphine with alterations in sodium pump protein isoform abundance. Biochem Pharmacol. 2010;79(7):1015-24.
51. Solomon R, Viernstein M, Long D. Reduction of postoperative pain and narcotic use by transcutaneous electrical nerve stimulation. Surgery. 1980;87(2):142-6.
52. Léonard G, Cloutier C, Marchand S. Reduced analgesic effect of acupuncture-like TENS but not conventional tens in opioid-treated patients. J Pain. 2011;12(2):213-21.
53. Law PPW, Cheing GLY. Optimal stimulation frequency of transcutaneous electrical nerve stimulation on people with knee osteoarthritis. J Rehabil Med. 2004;36(5):220-5.
54. Salter MW, Henry JL. Evidence that adenosine mediates the depression of spinal dorsal horn neurons induced by peripheral vibration in the cat. Neuroscience. 1987;22(2):631-50.
55. Sawynok J. Adenosine receptor activation and nociception. Eur J Pharmacol. 1998;347(1):1-11.
56. Marchand S, Li J, Charest J. Effects of caffeine on analgesia from transcutaneous electrical nerve stimulation. N Engl J Med. 1995;333(5):325-6.
57. Dickie A, Tabasam G, Tashani O, Marchant P, Johnson MI. A preliminary investigation into the effect of coffee on hypolagesia associated with transcutaneous electrical nerve stimulation. Clin Physiol Funct Imaging. 2009;29(4):293-9.
58. Cowan S, McKenna J, McCrum-Gardner E, Johnson MI, Sluka KA, Walsh DM. An investigation of the hypoalgesic effects of TENS delivered by a glove electrode. J Pain. 2009;10(7):694-701.
59. Kuhn A, Keller T, Lawrence M, Morari M. The influence of electrode size on selectivity and comfort in transcutaneous electrical stimulation of the forearm. IEEE Trans Neural Syst Rehabil Eng. 2010;18(3):255-62.
60. Robertson V, Ward A, Low J, Redd A. Electrotherapy Explained - Principles and practice, 4th ed. London: Butterworth Heinemann Elsevier; 2006.
61. Patterson RP, Lockwood JS. The influence of electrode size and type on surface stimulation of the quadriceps. IEEE Trans Rehabil Eng. 1993;1(1):59-62.
62. Cheing GLY, Hui-Chan CWY. Analgesic effects of transcutaneous electrical nerve stimulation and interferential currents on heat pain in healthy subjects. J Rehabil Med. 2003;35(1):15-9.
63. Houghton P, Nussbaum E, Hoens A. Electrophysical agents - contraindications and precautions: an evidence-based approach to clinical decision making in physical therapy. Physiother Canada. 2010;62(5):1-80.
64. Almeida CC de, Silva VZM da, Júnior GC, Liebano RE, Durigan JLQ. Transcutaneous electrical nerve stimulation and interferential current demonstrate similar effects in relieving acute and chronic pain: a systematic review with meta-analysis. Braz J Phys Ther. 2018;22(5):347-54.
65. Cottrell AM, Schneider MP, Goonewardene S, Yuan Y, Baranowski AP, Engeler DS, et al. Benefits and Harms of Electrical Neuromodulation for Chronic Pelvic Pain: A Systematic Review. Eur Urol Focus. 2019;6(3):559-71.
66. Ogle T, Alexander K, Miaskowski C, Yates P. Systematic review of the effectiveness of self-initiated interventions to decrease pain and sensory disturbances associated with peripheral neuropathy. J Cancer Surviv. 2020;14(4):444-63.
67. Elboim-Gabyzon M, Kalichman L. Transcutaneous electrical nerve stimulation (TENS) for primary dysmenorrhea: An overview. Int J Womens Health. 2020;12:1-10.
68. Ghamry NK, Samy A, Abdelhakim AM, Elgebaly A, Ibrahim S, Ahmed AA, et al. Evaluation and ranking of different interventions for pain relief during outpatient hysteroscopy: A systematic review and network meta-analysis. J Obstet Gynaecol Res. 2020;46(6):807-27.
69. Jauregui JJ, Cherian JJ, Gwam CU, Chughtai M, Mistry JB, Elmallah RK, et al. A meta-analysis of transcutaneous electrical nerve stimulation for chronic low back pain. Surg Technol Int. 2016;28:296-302.
70. Sbruzzi G, Silveira SA, Silva DV, Coronel CC, Plentz RDM. Estimulação elétrica nervosa transcutânea no pós-operatório de cirurgia torácica: Revisão sistemática e metanálise de estudos randomizados. Braz J Cardiovasc Surg. 2012;27(1):75-87.

71. Zhu Y, Feng Y, Peng L. Effect of transcutaneous electrical nerve stimulation for pain control after total knee arthroplasty: A systematic review and meta-analysis. J Rehabil Med. 2017;49(9):700-4.
72. Yue C, Zhang X, Zhu Y, Jia Y, Wang H, Liu Y. Systematic review of three electrical stimulation techniques for rehabilitation after total knee arthroplasty. J Arthroplasty. 2018;33(7):2330-7.
73. Johnson MI, Claydon LS, Herbison GP, Jones G, Paley CA. Transcutaneous electrical nerve stimulation (TENS) for fibromyalgia in adults. Cochrane Database Syst Rev. 2017;10(10):CD012172.
74. Binny J, Joshua Wong NL, Garga S, Lin CWC, Maher CG, McLachlan AJ, et al. Transcutaneous electric nerve stimulation (TENS) for acute low back pain: systematic review. Scand J Pain. 2019;19(2):225-33.
75. Martimbianco A, Porfírio G, Pacheco R, Torloni M, Riera R. Transcutaneous electrical nerve stimulation (TENS) for chronic neck pain. Cochrane Database Syst Rev. 2019;12(12):CD011927.
76. Pal S, Dixit R, Moe S, Godinho MA, Abas AB, Ballas SK, et al. Transcutaneous electrical nerve stimulation (TENS) for pain management in sickle cell disease. Cochrane Database Syst Rev. 2020;3:CD012762.
77. Desmeules F, Boudreault J, Roy JS, Dionne CE, Frémont P, MacDermid JC. Efficacy of transcutaneous electrical nerve stimulation for rotator cuff tendinopathy: A systematic review. Physiotherapy. 2016;102(1):41-9.
78. Johnson MI, Mulvey MR, Bagnall AM. Transcutaneous electrical nerve stimulation (TENS) for phantom pain and stump pain following amputation in adults. Cochrane Database Syst Rev. 2015;8(8):CD007264.
79. Gozani SN. Remote analgesic effects of conventional transcutaneous electrical nerve stimulation: A scientific and clinical review with a focus on chronic pain. J Pain Res. 2019;26(12):3185-201.
80. Johnson MI, Paley CA, Howe TE, Sluka KA. Transcutaneous electrical nerve stimulation for acute pain. Cochrane Database Syst Rev. 2015;15(6):CD006142.
81. Resende L, Merriwether E, Rampazo É, Dailey D, Embree J, Deberg J, et al. Meta-analysis of transcutaneous electrical nerve stimulation for relief of spinal pain. Eur J Pain. 2018;22(4):663-78.

CORRENTE INTERFERENCIAL

CAPÍTULO 8

Richard Eloin Liebano

DEFINIÇÃO

A corrente interferencial (*Interferential Current, IFC*) foi desenvolvida na década de 1950 pelo Dr. Hans Nemec, em Viena, tornando-se cada vez mais popular no Reino Unido durante a década de 1970.[1] É uma corrente utilizada na prática clínica, principalmente, para promover analgesia,[2] produzir contração muscular[3] e reduzir edemas.[4,5] Atualmente é uma das correntes elétricas mais utilizadas em serviços de Fisioterapia em países como Canadá, Austrália e Inglaterra.[6] Trata-se de um tratamento relativamente simples, não farmacológico e não invasivo.

A terapia interferencial consiste na aplicação transcutânea de correntes alternadas de média frequência (ou seja, entre 1 e 10 kilohertz [kHz]), com amplitude modulada em baixa frequência (0-250 Hz), formando "pacotes" ou *bursts* de corrente, com finalidades terapêuticas. A corrente interferencial, portanto, é formada mesclando-se duas correntes de média frequência, que apresentam frequências ligeiramente distintas e que sofrem interferência. Pelo fato de apresentarem frequências distintas, as ondas, em alguns momentos, encontrar-se-ão em fase e, em outros momentos, fora de fase, fazendo com que a corrente resultante tenha sua amplitude somada (interferência construtiva) e cancelada (interferência destrutiva) ao longo do tempo, sendo dessa forma uma corrente modulada em amplitude.

A frequência da corrente resultante será igual à média das duas correntes originais e sofrerá variação em amplitude com uma frequência igual à diferença entre essas duas correntes[4,7] (Fig. 8-1). A interferência entre as correntes, e a consequente modulação em baixa frequência, pode ocorrer nos tecidos biológicos e, neste caso, a corrente é popularmente conhecida como "interferencial verdadeira". Existe também a possibilidade de a corrente ser modulada automaticamente dentro do equipamento, sendo dessa forma denominada "interferencial pré-modulada".

Vantagens

A IFC apresenta, teoricamente, certas vantagens em relação às correntes de baixa frequência. Uma dessas vantagens é a capacidade de redução da impedância elétrica da pele, ou seja, da resistência oferecida pelo tecido. Assim, a corrente é capaz de atingir tecidos mais profundos e ao mesmo tempo ser confortável ao paciente, quando comparada a outras correntes tradicionais de baixa frequência.[4,8] No entanto, ainda não há evidências que comprovem esses efeitos e mais estudos são necessários.[9-11]

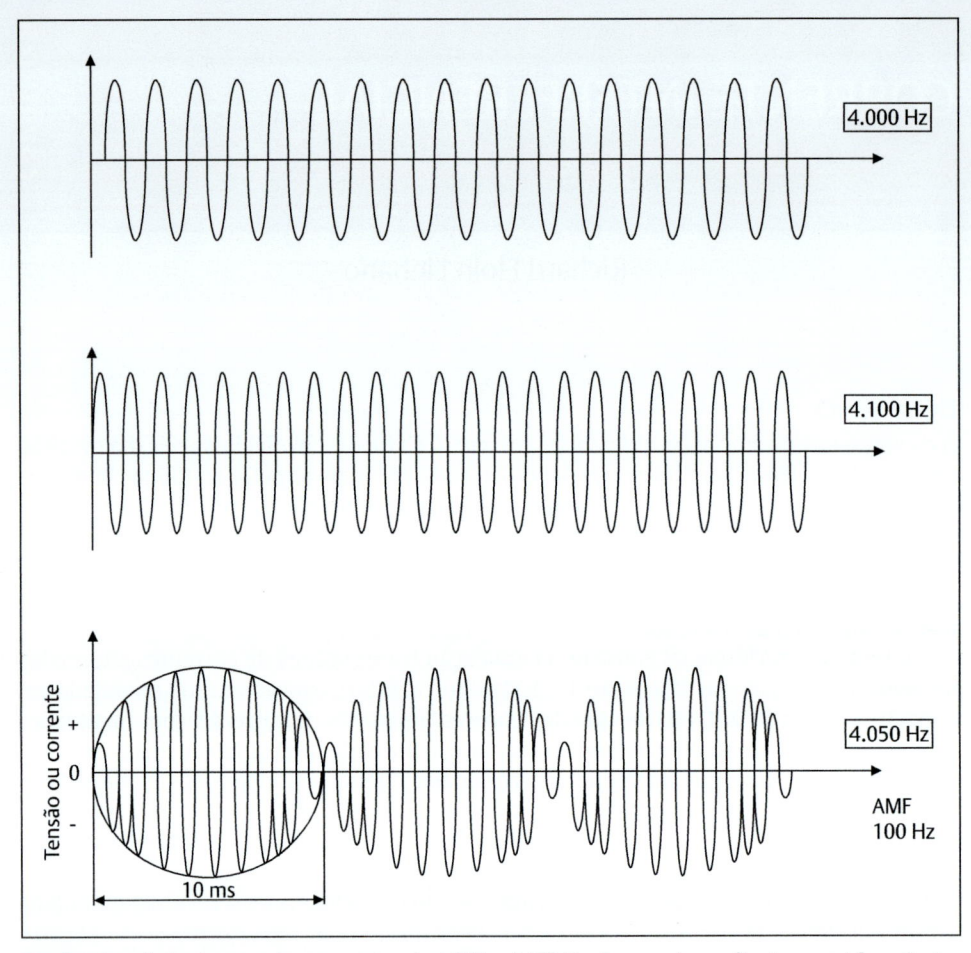

Fig. 8-1. Interferência entre duas correntes de 4.000 e 4.100 Hz. A corrente resultante possui frequência de 4.050 Hz. A duração de cada *burst* é 10 ms e a frequência de modulação da amplitude (AMF) é 100 Hz. Considera-se a frequência de menor valor como sendo a frequência portadora. Nesse caso, a frequência portadora da corrente interferencial é de 4.000 Hz.

PARÂMETROS AJUSTÁVEIS
Frequência Portadora
Os equipamentos de IFC normalmente permitem o ajuste da frequência portadora de 1 a 10 kHz. Geralmente utiliza-se a frequência de 2 kHz para promover fortalecimento muscular e frequência de 4 kHz para promover analgesia. Isto porque, quando se utiliza a frequência de 2 kHz, a duração da fase da onda é de 250 microssegundos (µs), e na frequência de 4 kHz a duração da fase da onda é 125 µs. Assim, de acordo com as curvas força-duração,[12] a duração de fase mais longa da frequência de 2 kHz é mais indicada para ativação de fibras nervosas motoras, enquanto a duração de fase menor da frequência de 4 kHz é mais adequada para a ativação de fibras nervosas sensitivas. No entanto, essa informação

é proveniente de livros e manuais de equipamentos. Um estudo realizado pelo nosso grupo comparou o efeito das diferentes frequências portadoras da IFC na dor induzida por pressão em indivíduos saudáveis. A frequência de 1 kHz promoveu melhor efeito hipoalgésico quando comparada às frequências de 8 e 10 kHz. Contudo, foi observado que as frequências de 4, 8 e 10 kHz foram mais confortáveis comparadas às frequências de 1 e 2 kHz.[13] Em um estudo adicional, investigamos o efeito analgésico da IFC, com frequências de 1 e 4 kHz, em 150 pacientes com dor lombar crônica. Ambas as frequências promoveram redução no consumo de analgésicos comparado ao grupo placebo, mas somente o grupo tratado com a frequência de 1 kHz apresentou redução da somação temporal da dor.[14]

Frequência de Modulação da Amplitude (*Amplitude-Modulated Frequency – AMF*)

A frequência de modulação da amplitude (AMF), também conhecida como frequência de batida ou de batimento, foi considerada por muitos anos o principal parâmetro da IFC. Acreditava-se que esse parâmetro seria capaz de simular os efeitos produzidos pelas correntes de baixa frequência, sendo que, teoricamente, os componentes da média frequência seriam responsáveis por agir como correntes portadoras conduzindo a AMF de baixa frequência para o interior dos tecidos.[1,4,8,15,16] A maioria dos equipamentos de IFC permite que a AMF seja ajustada entre 1 a 250 Hz e para cada efeito fisiológico e terapêutico desejado recomendava-se determinado valor de AMF. Por exemplo, para efeito sedativo 130 Hz seria o valor mais efetivo, enquanto para ativação de fibras nervosas parassimpáticas e aumento de fluxo sanguíneo, uma variação entre 10 e 150 Hz deveria ser utilizada.[17] No entanto, essas informações eram provenientes das experiências clínicas dos autores da época e não embasadas em evidências científicas.

Embora não exista um consenso na literatura sobre o valor mais adequado de AMFs para o controle da dor,[7,18,19] tem sido afirmado que uma AMF de 100 Hz é o ideal para promover analgesia.[17,20,21] Assim, a grande maioria dos estudos de avaliação dos efeitos hipoalgésicos da corrente interferencial utiliza AMF de 100 Hz.[7,22,23]

No entanto, no estudo conduzido por Johnson e Tabasam não foram observadas mudanças no limiar da dor induzida pelo frio em indivíduos saudáveis utilizando-se diferentes valores de AMFs.[7] Gundog *et al*. compararam três valores diferentes de AMFs (40 Hz, 100 Hz e 180 Hz) em pacientes com osteoartrite de joelho e também não observaram diferenças entre os grupos.[19] Em outro estudo foi realizada a comparação entre a ausência de AMF (0 Hz) e a presença (100 Hz) na dor induzida por pressão em indivíduos saudáveis.[18] Os autores concluíram que a inclusão do parâmetro AMF não influenciou na sensibilidade à dor dos indivíduos. Assim, as evidências científicas atuais não sustentam a teoria de que a AMF influencia nos efeitos hipoalgésicos da corrente interferencial.

Frequência de Varredura

Na maior parte dos equipamentos da IFC, a AMF pode ser ajustada de duas formas: modo contínuo (constante) e modo frequência de varredura (∆F ou *sweep frequency*). Nessa, a AMF é aumentada e diminuída dentro de uma faixa (espectro) preestabelecida de forma automática e rítmica. O ∆F é uma variação da AMF em que ocorrem aumentos e diminuições da frequência em padrões estabelecidos no equipamento. Portanto, se utilizada uma AMF de 100 Hz, com ∆F de 50 Hz, a variação da AMF ocorrerá entre 100 e 150 Hz. É preconizado que o ∆F seja ajustado com valor de 50 a 60% da AMF base, com exceção em casos crônicos, em que o ∆F pode ser utilizado com valores iguais ou próximos da AMF base escolhida. O objetivo da frequência de varredura é prevenir ou reduzir a ocorrência de habituação sensorial no paciente. Dessa forma, uma pesquisa foi realizada com 15 voluntários saudáveis de ambos os sexos para se investigar o efeito do ΔF, com alteração de frequência a cada 1 segundo (1:1), no tempo necessário para a ocorrência da primeira habituação sensorial e no número de habituações durante 10 minutos de aplicação da corrente. Os autores concluíram que a utilização do ΔF (1:1) não alterou a ocorrência da habituação sensorial.[24] Portanto, mais estudos são necessários para comprovar a importância deste parâmetro nas aplicações da IFC.

Padrão de Varredura

O padrão de varredura, também chamado de *sweep mode* ou *slope*, é caracterizado pelo aumento da AMF a partir da frequência mais baixa para a mais alta durante certo período de tempo. A maioria dos equipamentos permite que esse ajuste seja feito pelo clínico. No padrão de varredura de 6:6 (s), a AMF aumenta da frequência mínima para a máxima durante o período de 6 segundos e retorna à AMF base em mais 6 segundos. O padrão de varredura também pode ser de 1:5:1 (s). Nesse, a frequência aumenta em 1 segundo, passando por todos os valores do espectro, mantém-se por 5 segundos com o maior valor do espectro e retorna à AMF base em 1 segundo, passando novamente por todos os valores do espectro. No padrão de 1:1 (s), a AMF base é mantida por 1 segundo, segue para a frequência mais alta e permanece por 1 segundo (Figs. 8-2 a 8-4).

No estudo conduzido por Johnson e Tabasam foi realizada a comparação dos efeitos dos diferentes padrões de varredura no alívio da dor induzida pelo frio em indivíduos saudáveis e os autores não encontraram diferenças entre os diferentes padrões de varredura.[7] Resultados semelhantes foram observados em pacientes com dor lombar,[25] contudo, uma

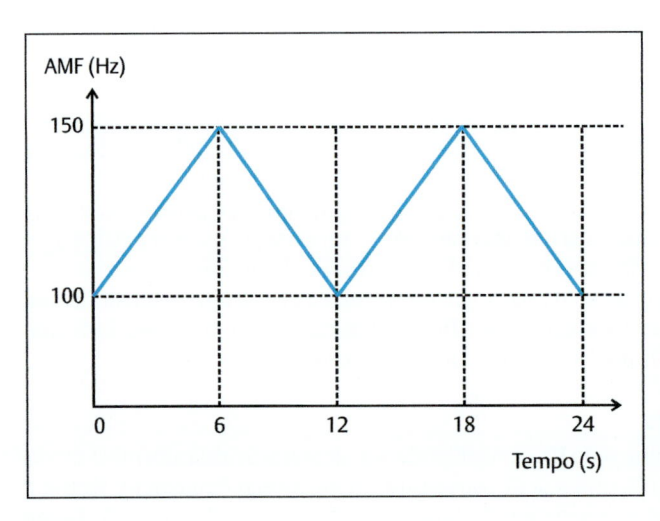

Fig. 8-2. Padrão de varredura de 6:6 (s). Nesse caso, a frequência de modulação da amplitude (AMF) aumenta da frequência mais baixa para a mais alta em um período de 6 segundos e retorna à AMF base em mais 6 segundos.

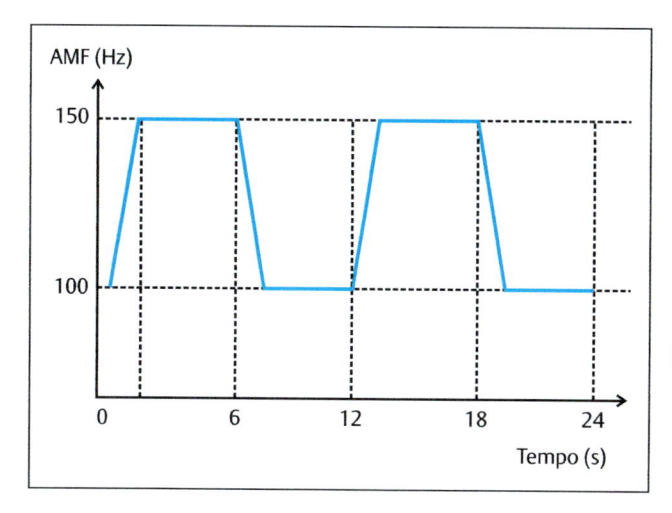

Fig. 8-3. Padrão de varredura de 1:5:1 (s). A frequência de modulação da amplitude (AMF) aumenta em 1 segundo, se mantém por 5 segundos e volta para AMF base em 1 segundo.

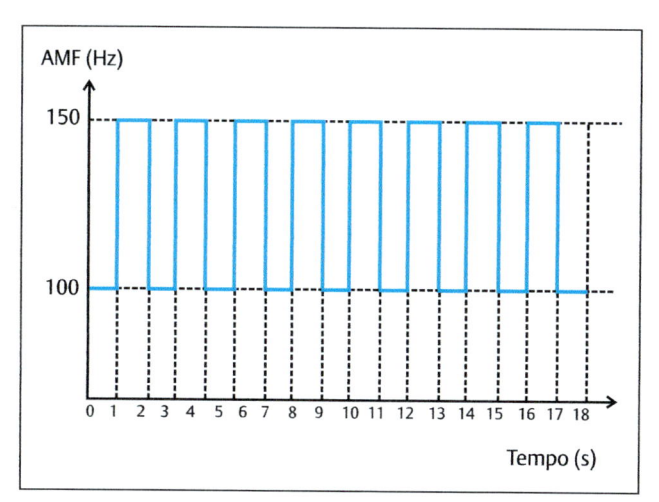

Fig. 8-4. Padrão de varedura de 1:1 (s), em que a frequência de modulação da amplitude (AMF) base é mantida durante 1 segundo, mudando em seguida para a frequência mais alta do espectro de varredura em que também permanece por 1 segundo.

pesquisa realizada em 18 mulheres saudáveis comparou os padrões de varredura de 1:1; 1:5;1 e 6:6 no tempo e número de ocorrências de habituação sensorial. Concluiu-se que o padrão de varredura de 1:5:1 promoveu menor número de ocorrências de habituação sensorial quando comparado ao padrão de 6:6.[26]

Embora ainda exista uma carência de evidências científicas robustas que mostrem diferenças entre os padrões de varredura, habitualmente se utiliza o padrão de varredura de 6:6 (s) na fase aguda, 1:5:1 (s) na fase subaguda e 1:1 (s) na fase crônica.

Forma de Aplicação

A aplicação da IFC pode ser de forma quadripolar ou bipolar. No modo quadripolar (ou tetrapolar) os eletrodos são dispostos de forma cruzada de modo que as correntes produzam interferência no interior dos tecidos (Fig. 8-5). No modo bipolar (ou pré-modulada) há 1 ou 2 canais independentes em que as correntes não se cruzam (Figs. 8-6 e 8-7). Nesse caso, a

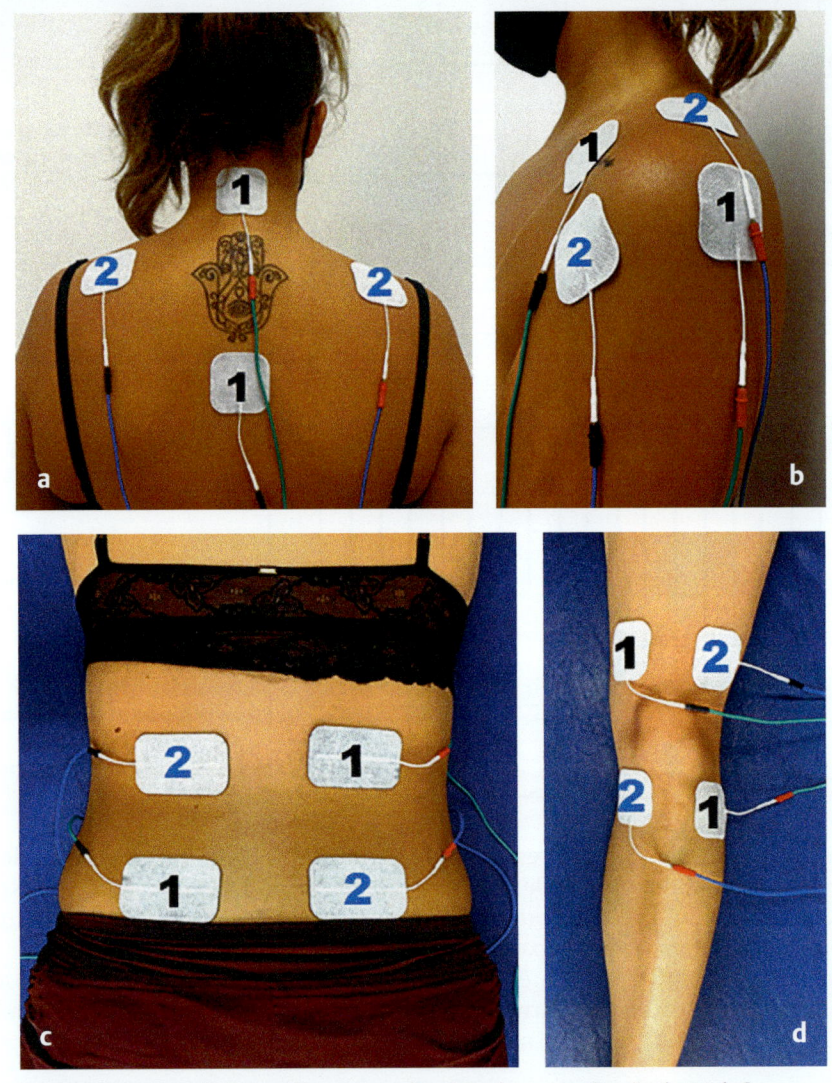

Fig. 8-5. Representação do posicionamento dos eletrodos para aplicação da IFC de forma quadripolar (ou tetrapolar). (**a**) Aplicação tetrapolar na região cervical (p. ex., cervicalgia com dor difusa bilateral). (**b**) Aplicação tetrapolar no ombro (p. ex., tendinopatia do manguito rotador). (**c**) Aplicação tetrapolar na região lombar (p. ex., Lombalgia bilateral). (**d**) Aplicação tetrapolar no joelho (p. ex., osteoartrite de joelho). *1*: Canal 1; *2*: canal 2.

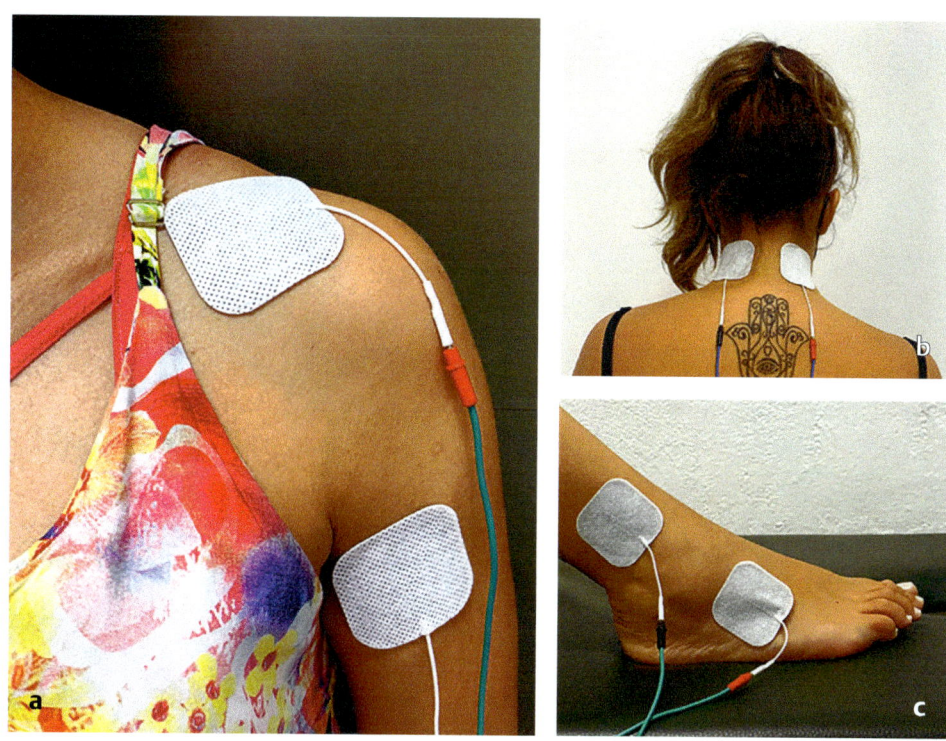

Fig. 8-6. Representação do posicionamento dos eletrodos para aplicação da IFC de forma bipolar. (**a**) Aplicação no ombro (p. ex., tendinopatia da cabeça longa do bíceps braquial). (**b**) Aplicação na cervical (p. ex., cervicalgia com dor localizada). (**c**) Aplicação no tornozelo (p. ex., entorse em inversão de tornozelo).

interferência das correntes ocorre no interior do equipamento. Considera-se que enquanto a IFC quadripolar é criada pela interferência das correntes profundamente dentro dos tecidos, a IFC bipolar é distribuída de modo similar à estimulação elétrica convencional, com intensidades de corrente máximas abaixo dos eletrodos, diminuindo progressivamente com a distância.[8] No entanto, um estudo mais recente relatou que o modo de aplicação bipolar é capaz de penetrar mais profundamente nos tecidos, produzindo maior torque e conforto em indivíduos saudáveis.[3]

Tempo de Aplicação

Ainda não existe um consenso na literatura acerca do tempo ideal de aplicação da IFC. Frequentemente administra-se por 10 a 20 minutos.[27,28] Uma revisão sistemática recente sobre o uso da IFC nas desordens musculoesqueléticas[6] demonstrou que a maioria dos protocolos utiliza tempos de 10 a 20 minutos, de 2 a 4 semanas, totalizando 12 sessões. Outros estudos recentes têm utilizado protocolos de 30 minutos para analgesia.[29,30]

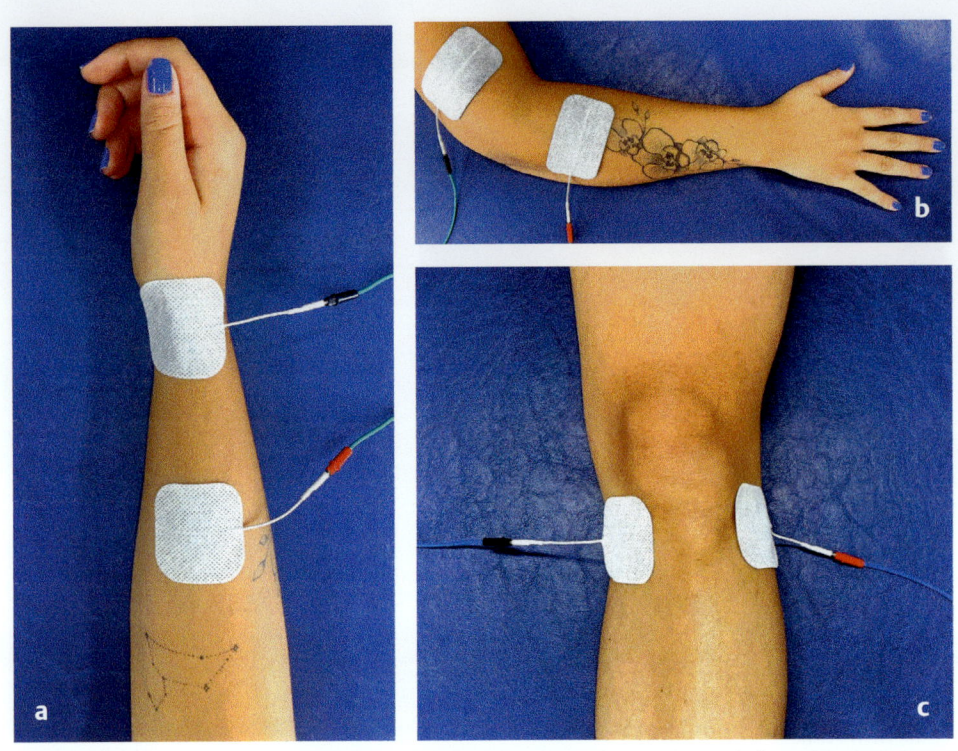

Fig. 8-7. Representação do posicionamento dos eletrodos para aplicação da IFC de forma bipolar. (**a**) Aplicação para dor no punho (p. ex., tenossinovite estenosante de DeQuervain). (**b**) Aplicação para dor no cotovelo (p. ex., epicondilalgia lateral). (**c**) Aplicação para dor na região anterior do joelho (p. ex., tendinopatia patelar (joelho do saltador)).

MECANISMO DE ANALGESIA

A teoria mais utilizada para explicar os mecanismos envolvidos na analgesia promovida pela IFC é a Teoria das Comportas da dor.[4] De acordo com essa teoria, os estímulos sensoriais ativam fibras não nociceptivas (fibras Aβ) e essas ativam interneurônios que inibem a transmissão do impulso nervoso das fibras nociceptivas no corno posterior da medula espinal (fibras Aδ e C), gerando analgesia localizada.[31] Outros mecanismos de analgesia têm sido sugeridos, como o aumento do fluxo sanguíneo, que poderia remover substâncias algogênicas do sítio de lesão, ativação de vias analgésicas descendentes, bloqueio fisiológico da condução nervosa das fibras de dor e efeito placebo.[10] No entanto, esses mecanismos sugeridos ainda não foram confirmados em estudos experimentais e clínicos.

CONTRAINDICAÇÕES

As contraindicações em relação ao uso da IFC são semelhantes a outras formas de estimulação com corrente elétrica. Algumas contraindicações são: portadores de marca-passo, trombose venosa profunda, câncer, útero gravídico e portadores de doenças cardíacas. Além disso, é necessário precaução ao aplicar a corrente em indivíduos que tenham alteração de sensibilidade ou alergia no local de aplicação dos eletrodos.

CONSIDERAÇÕES FINAIS

Os equipamentos de IFC apresentam uma variedade de parâmetros ajustáveis, no entanto, ainda não há evidência robusta sobre a influência de cada um desses parâmetros nas respostas fisiológicas e terapêuticas. As evidências sugerem que os efeitos analgésicos da IFC e correntes de baixa frequência, encontradas nos equipamentos de estimulação elétrica nervosa transcutânea, são semelhantes,[29,32] mas ainda há necessidade de estudos sobre os mecanismos de ação analgésica da IFC.

REFERÊNCIAS BIBLIOGRÁFICAS

1. Ganne JM. Interferential therapy. Aust J Physiother. 1976;22:101-10.
2. Ward AR, Robertson VJ, Makowski RJ. Optimal frequencies for electric stimulation using medium-frequency alternating current. Arch Phys Med Rehabil. 2002;83:1024-7.
3. Ozcan J, Ward AR, Robertson VJ. A comparison of true and premodulated interferential currents. Arch Phys Med Rehabil. 2004;85:409-15.
4. Goats GC. Interferential current therapy. Br J Sports Med. 1990;24:87-92.
5. Jarit GJ, Mohr KJ, Waller R, Glousman RE. The effects of home interferential therapy on postoperative pain, edema, and range of motion of the knee. Clin J Sport Med. 2003;13:16-20.
6. Fuentes JP, Olivo SA, Magee DJ, Gross DP. Effectiveness of interferential current therapy in the management of musculoskeletal pain: a systematic review and meta-analysis. Phys Ther. 2010 Sep;90(9):1219-38.
7. Johnson MI, Tabasam G. A single-blind investigation into the hypoalgesic effects of different swing patterns of interferential currents on cold-induced pain in healthy volunteers. Arch Phys Med Rehabil. 2003;84:350-7.
8. Hansjuergens A. Interferential current clarification. Phys Ther. 1986;66:1002.
9. Alon G. Interferential current news. Phys Ther. 1987;67:280-1.
10. Palmer S, Martin D. Corrente interferencial para controle da dor. Eletroterapia prática baseada em evidências. São Paulo: Manole; 2003. p. 287-98.
11. Ward AR, Chuen WLH. Lowering of sensory, motor, and pain-tolerance thresholds with burst duration using kilohertz-frequency alternating current electric stimulation: part II. Arch Phys Med Rehabil. 2009;90:1619-27.
12. Howson D. Peripheral neural excitability. Implications for transcutaneous electrical nerve stimulation. Phys Ther. 1978;58:1467-73.
13. Venancio RC, Pelegrini S, Gomes DQ, Nakano EY, Liebano RE. Effects of carrier frequency of interferential current on pressure pain threshold and sensory comfort in humans. Arch Phys Med Rehabil. 2013;94:95-102.
14. Corrêa JB, Costa LOP, Oliveira NTB, Lima WP, Sluka KA, Liebano RE. Effects of the carrier frequency of interferential current on pain modulation and central hypersensitivity in people with chronic nonspecific low back pain: a randomized placebo-controlled trial. Eur J Pain. 2016;20:1653-66.
15. De Domenico G. Pain relief with interferential therapy. Aust J Physiother. 1982;28:14-8.
16. Willie C. Interferential therapy. Physiotherapy. 1969;55:503-5.
17. Nikolova L. Treatment with interferential current. Edinburgh: Churchill Livingstone; 1987.
18. Fuentes CJ, Armijo-Olivo S, Magee DJ, Gross D. Does amplitude-modulated frequency have a role in the hypoalgesic response of interferential current on pressure pain sensitivity in healthy subjects? A randomised crossover study. Physiotherapy. 2010;96:22-9.
19. Gundog M, Atamaz F, Kanyilmaz S, Kirazli Y, Celepoglu G. Interferential current therapy in patients with knee osteoarthritis: comparison of the effectiveness of different amplitude-modulated frequencies. Am J Phys Med Rehabil. 2012;91:107-13.
20. Johnson MI, Tabasam G. A single-blind placebo-controlled investigation into the analgesic effects of interferential currents on experimentally induced ischaemic pain in healthy subjects. Clin Physiol Funct Imaging. 2002;22:187-96.
21. Savage B. Interferential therapy. London: Wolfe Publishing; 1992.

22. Atamaz FC, Durmaz B, Baydar M, Demircioglu OY, Iyiyapici A, Kuran B, et al. Comparison of the efficacy of transcutaneous electrical nerve stimulation, interferential currents, and shortwave diathermy in knee osteoarthritis: a double-blind, randomized, controlled, multicenter study. Arch Phys Med Rehabil. 2012;93:748-56.
23. Shanahan C, Ward AR, Robertson VJ. Comparison of the analgesic efficacy of interferential therapy and transcutaneous electrical nerve stimulation. Physiotherapy. 2006;92:247-53.
24. Pivetta KM, Bertolini GRF. ΔF effects on the interferential current accommodation in healthy subjects. Rev Bras Med Esporte. 2012;18(5):330-2.
25. Adedoyin RA, Ob Olaogun M, Onipede TO. Effects of different swing patterns of interferential currents on patients with low back pain: a single control trial. Fiz Rehabil. 2005;16(2):61-6.
26. Guerra TEC, Bertolini GRF. Efeitos da variação da rampa de entrega do delta F sobre a acomodação da corrente interferencial em mulheres saudáveis. Rev Dor. 2012;13(1):25-9.
27. Johnson MI. The mystique of interferential currents when used to manage pain. Physiotherapy. 1999;85(6):294-297.
28. Johnson MI, Tabasam G. A double blind placebo controlled investigation into the analgesic effects of inferential currents (IFC) and transcutaneous electrical nerve stimulation (TENS) on cold-induced pain in healthy subjects. Physiother Theory Pract. 1999;15:217-33.
29. Facci LM, Nowotny JP, Tormem F, Trevisani VFM. Effects of transcutaneous electrical nerve stimulation (TENS) and interferential currents (IFC) in patients with nonspecific chronic low back pain: randomized clinical trial. São Paulo Med J. 2011;129(4):206-16.
30. Lara-Palomo IC, Aguilar-Ferrándiz ME, Matarán-Peñarrocha GA, Saavedra-Hernández M, Granero-Molina J, Fernández-Sola C, et al. Short-term effects of interferential current electro-massage in adults with chronic non-specific low back pain: A randomized controlled trial. Clin Rehabil. 2013;27:439-49.
31. Melzack R, Wall P. Pain Mechanisms: A New Theory. Br J Psychiatry. 1965;112:211-2.
32. Almeida CC de, Silva VZM da, Júnior GC, Liebano RE, Durigan JLQ. Transcutaneous electrical nerve stimulation and interferential current demonstrate similar effects in relieving acute and chronic pain: a systematic review with meta-analysis. Braz J Phys Ther. Sep-Oct 2018;22(5):347-54.

ESTIMULAÇÃO ELÉTRICA PARA CONTRAÇÃO MUSCULAR

CAPÍTULO 9

James W. Bellew

INTRODUÇÃO

O uso da estimulação elétrica para induzir a contração do músculo esquelético é amplamente empregado em programas de reabilitação em todo o mundo. Seja para aumentar a força muscular, prevenir atrofias ou facilitar atividades funcionais, a ativação muscular eletricamente induzida representa grande parte do que é mais comumente conhecido como eletroterapia. Este capítulo descreverá os usos mais comuns da estimulação elétrica para contração muscular e fornecerá diretrizes com base em evidências para o uso clínico desta intervenção.

A estimulação elétrica para contração muscular comumente é realizada para dois objetivos; 1) Aumento ou prevenção de perda de força muscular, e, 2) Facilitação do desempenho em atividades funcionais durante a reabilitação. Em decorrência desses dois usos clínicos, a eletroestimulação muscular normalmente é identificada por dois termos.[1] Estimulação elétrica neuromuscular (*Neuromuscular Electrical Stimulation* – NMES) é o termo convencional para descrever o uso da eletroestimulação para promover ganhos de força muscular ou prevenir a perda de força e massa muscular (ou seja, prevenir atrofia). Estimulação elétrica funcional (*Functional Electrical Stimulation* – FES) é o termo usado quando a eletroestimulação é usada para promover contrações musculares que facilitem ou auxiliem no desempenho de algum tipo de atividade funcional que faz parte do programa de reabilitação. O objetivo primário da FES é promover a função motora pela substituição ou auxílio a uma capacidade voluntária de um paciente para executar ou controlar as funções prejudicadas, como aperto de mão, andar ou manutenção de determinada postura.[2] Como a NMES e a FES são baseadas na estimulação da contração muscular pela aplicação da estimulação elétrica transcutânea, os princípios da eletroterapia se aplicam a ambas. Os princípios específicos de cada uma delas serão descritos neste capítulo com diferenciação das características da NMES e da FES.

ESTIMULAÇÃO ELÉTRICA NEUROMUSCULAR (NMES)

Após lesão ou cirurgia, a presença de dor, imobilização e edema pode levar à diminuição da capacidade de contração muscular esquelética voluntária.[3] Essa manifestação clínica tem sido descrita como inibição muscular artrogênica (IMA) – uma diminuição ou incapacidade na ativação voluntária de um músculo.[4-6] IMA associada aos achados clínicos após lesão ou cirurgia, como dor e inflamação, podem resultar em atrofia muscular de até 20% e uma diminuição de força significativa de 30% em comparação com o lado não lesionado.[7]

Pacientes submetidos à artroplastia total de joelho (ATJ) demostram diminuição da ativação do quadríceps de aproximadamente 17%, embora alguns pacientes apresentem perdas muito maiores após a cirurgia.[3,8,9]

Esse déficit na capacidade de ativar voluntariamente a musculatura pode persistir ou piorar por meses após a cirurgia ou lesão.[5] Clinicamente, a IMA pode ser observada no músculo quadríceps como uma incapacidade de contraí-lo voluntariamente de forma adequada para a realização dos exercícios de reabilitação desejados. Por exemplo, o paciente pode não ser capaz de realizar a elevação da perna com extensão total de joelho (*Straight Leg Raise* – SLR anterior), ou o paciente pode demonstrar o sinal de *extensor lag*, que significa incapacidade de realizar com sucesso uma completa extensão do joelho de forma ativa, usando a força muscular do quadríceps. Além disso, o paciente pode relatar falseio ou instabilidade do joelho durante atividades funcionais, como caminhar ou subir escadas. Ao considerar o uso da NMES, é necessário verificar quais pacientes irão se beneficiar de sua utilização.

Kittelson *et al.* (2013)[3] criaram um modelo a partir de estudos longitudinais de pacientes submetidos à ATJ que delineou os fatores relacionados com a perda rápida e significativa de força após a ATJ. Embora esse modelo tenha sido originalmente criado a partir de pacientes submetidos à ATJ, o modelo se adequa a outras populações que demonstram perda de força muscular após a cirurgia ou lesão. Os fatores associados à perda de força foram identificados como fatores **intrínsecos**, como diminuição de massa muscular e diminuição do tamanho e do número de fibras musculares, ou fatores **extrínsecos** ou neurais, como diminuição da ativação muscular voluntária devido ao comprometimento do recrutamento de unidades motoras em relação ao tamanho e número das unidades motoras e frequência e sincronização do recrutamento das unidades motoras (Tabela 9-1). Esse modelo constitui a base do papel e do tempo para o uso da NMES para aumentar, ou prevenir perda de força muscular. Imediatamente após a cirurgia ou lesão, ocorre um declínio rápido da força muscular. Nas semanas iniciais após a cirurgia ou lesão, essa diminuição de força muscular é predominantemente extrínseca, ou neural, mas com o tempo ela é superada por uma perda intrínseca adicional por conta dos períodos prolongados de desuso ou falta de treinamento em decorrência da ativação muscular voluntária prejudicada. São esses fatores neurais que levam ou precedem a atrofia e maior perda de força. Portanto, é nesse período inicial após a cirurgia ou lesão que a NMES é considerada mais indicada, efetiva e evidenciada.[3,7,10-13]

Historicamente, o uso da NMES para aumentar a força muscular ou prevenir a atrofia tem sido primariamente estudado no quadríceps femoral, e em duas populações distintas: indivíduos saudáveis sem fraqueza e indivíduos com fraqueza muscular, porém, com

Tabela 9-1. Diminuição da Força Muscular após a Cirurgia ou Lesão

Fatores intrínsecos (musculares)
↓ da massa muscular
↓ do tamanho das fibras musculares
↓ do número de fibras musculares
Fatores extrínsecos ou neurais
↓ do tamanho e número de unidades motoras
↓ da frequência do recrutamento de unidades motoras
↓ da sincronização do recrutamento de unidades motoras

inervação preservada. Estudos prévios sobre o uso da NMES em indivíduos saudáveis sem fraqueza mostraram que; 1) A NMES é melhor do que nenhum exercício para o aumento de força muscular,[14-16] 2) Não há diferença nos ganhos de força ao comparar NMES e exercício voluntário assumindo a mesma ou semelhante intensidade de treinamento (ou seja, a força muscular provocada pela NMES foi igual à força muscular produzida durante o exercício voluntário),[15,17] e, 3) Para aumentar a força muscular, não há suporte substancial para o uso simultâneo da NMES e exercício *versus* cada uma das modalidades usadas isoladamente.[14,18,19]

Em músculos fracos, porém inervados, as evidências sugerem que: 1) para aumentar a força muscular, a maioria dos estudos relatou que a NMES é mais eficaz do que somente o exercício,[20-25] mas nem todos os estudos observaram os mesmos resultados,[26-28] 2) a NMES combinada a um programa de fortalecimento voluntário é mais eficaz para aumentar a força muscular do que um programa de fortalecimento isolado[5,10,12,29-31] e, 3) há correlação positiva entre a intensidade de contração e o ganho de força muscular.[24]

Apesar do reconhecimento de para quem a NMES é mais indicada e a evidência histórica sobre o papel da NMES, está muito claro que – estudos anteriores e atuais de estimulação elétrica para contração muscular diferem muito em suas metodologias, incluindo as formas de onda e demais parâmetros.[3,32] Além disso, as diferenças incluem o momento em que a estimulação foi iniciada, a duração do tratamento, o volume e a intensidade do treinamento, bem como o uso de outras intervenções associadas, como exercício terapêutico, alongamento e outras estratégias comuns do processo de reabilitação.[3] Para entender e interpretar melhor os estudos anteriores, é essencial identificar e diferenciar essas variações entre os estudos para que a tomada de decisão clínica seja melhor.

A NMES tem sido foco de pesquisa na forma de vários ensaios clínicos, controlados randomizados, e tópicos criticamente avaliados (*Critically Appraised Topics* – CATs). Coletivamente, esses estudos revelam evidências conflitantes da eficácia da NMES que são difundidas em toda a literatura.[3] Entretanto, maior clareza é obtida quando as especificidades de cada estudo são examinadas de forma mais detalhada. Por exemplo, quatro ensaios clínicos publicados desde 2009 reportaram efeitos da NMES na função e força muscular do quadríceps após a ATJ.[13,33-35] Dois destes estudos relataram eficácia da NMES,[13,33] um estudo relatou que a NMES não foi mais eficaz do que o exercício isolado,[35] e outro estudo (estudo de não inferioridade) demonstrou que a NMES isolada é tão eficaz quanto um programa tradicional de Fisioterapia após ATJ.[34]

Dois CATs recentes também apresentaram evidências aparentemente conflitantes para o uso da NMES. Em 2017, Bremner *et al.* concluíram que há apenas evidências de nível B para apoiar uso da NMES isoladamente ou combinada a exercícios terapêuticos para aumentar a ativação do quadríceps em pacientes com alterações ortopédicas no joelho (por exemplo, lesões ligamentares, osteoartrose, ou ATJ).[36] Em contra partida, Lynch e Lauber (2017) reportaram que há evidências de nível A para apoiar a inclusão da NMES em um programa de fortalecimento após a cirurgia de ligamento cruzado anterior (LCA), com aumento significativo na força do quadríceps em todos os estudos incluídos no CAT.[30]

Quando esses estudos são examinados de forma mais cautelosa, há grande variação no tamanho da amostra, tipo de população, como e quando a NMES foi administrada, como a força foi avaliada e quais medidas de desfechos foram consideradas.[3] O que esses estudos mais revelaram não foi tanto o quanto os efeitos da NMES são variados, mas, que há grande variabilidade em como os efeitos da NMES são estudados. Um exame cuidadoso dos parâmetros e resultados dos estudos sugerem que a NMES, quando realizada regularmente e durante o pós-operatório imediato, pode melhorar a força muscular e prevenir maior perda de força após a ATJ.[3,30]

Uma conclusão básica da literatura inicial e recente, que pode ser obtida coletivamente, é que a NMES é mais indicada quando o paciente é incapaz de contrair o músculo voluntariamente em um nível adequado para aumento de força muscular. Ou seja, quando o paciente não consegue voluntariamente ativar o músculo o suficiente para concluir o exercício desejado, a NMES é indicada para auxiliar o músculo até que a ativação voluntária seja suficiente para permitir a realização do exercício e melhorar a força muscular. Ironicamente, uma vez que o paciente pode ativar voluntariamente o músculo o suficiente para realizar os exercícios de fortalecimento, a eficácia da NMES diminui.[3] Quando usada adequadamente, há mais evidências para apoiar o uso da NMES para aumento de força muscular do que para refutá-la, e a NMES é mais indicada nas primeiras semanas após a cirurgia ou lesão, quando fatores extrínsecos (neurais) constituem a base da incapacidade de ativação muscular de forma voluntária e adequada para permitir a realização de um programa de exercícios para aumento de força muscular.

POR QUE A NMES FUNCIONA?

O ganho de força muscular resultante de um programa de treinamento muscular voluntário tradicional normalmente ocorre de maneira não linear, com o aumento inicial de força induzido, principalmente, por adaptações neurais ou não musculares e, posteriormente, o aumento de força muscular é induzido principalmente por adaptações musculares intrínsecas.[37] Acredita-se que as adaptações neurais ocorram por alterações no recrutamento de unidades motoras, visto como aumento do tamanho, número e frequência das unidades motoras recrutadas, bem como uma melhor sincronização do recrutamento das unidades motoras.[38] Essas adaptações neurais precedem alterações musculares intrínsecas, como aumento da massa muscular ou do tamanho da fibra. As adaptações neurais geralmente ocorrem nas primeiras semanas após o início de um programa de treinamento de força, enquanto as adaptações musculares ocorrem posteriormente e mais lentamente. Isso explica por que muitas pessoas não treinadas observam rápido aumento na força muscular ao iniciar um programa de fortalecimento. O ganho de força muscular é uma adaptação que ocorre com o estresse repetido no músculo e a estimulação elétrica pode servir como estímulo de treinamento ou estresse muscular quando o paciente é incapaz de ativar voluntariamente o músculo até o nível apropriado.

A ativação voluntária de unidades motoras tem sido classicamente descrita pelo princípio de tamanho de Henneman do recrutamento voluntário de unidades motoras.[39] As unidades motoras são recrutadas de maneira progressiva, conforme o tamanho da unidade motora, da menor para a maior. As unidades motoras menores e mais lentas são recrutadas primeiro, sendo acompanhadas das unidades maiores e mais rápidas. Tem sido sugerido que a estimulação elétrica poderia ser capaz de reverter princípio de recrutamento por tamanho, com base na observação fisiológica de que corpos celulares maiores (ou seja, motoneurônios) despolarizam de forma mais facilitada por causa de sua menor impedância elétrica e seus corpos celulares tem maior velocidade de condução.[40,41]

Entretanto, recentemente, Gregory and Bickel (2005)[42] e Bickel et al. (2011)[43] sugeriram que o recrutamento de unidades motoras com estimulação elétrica ocorre em um padrão não seletivo, espacialmente fixo e temporalmente sincrônico, em vez de uma reversão da ordem de recrutamento fisiológico observada durante a ativação muscular. Esse padrão temporalmente sincrônico e espacialmente fixo implica que dentro do campo elétrico aplicado, maiores e mais unidades motoras são recrutadas (ou seja, espacial), e ao mesmo tempo (ou seja, sincrônica). Além disso, dependendo da frequência do pulso, as unidades motoras podem ser recrutadas com mais frequência. Esses fatores constituem a base dos benefícios fisiológicos das contrações musculares induzidas eletricamente. Do ponto de vista fisiológico, essas alterações no recrutamento das unidades motoras pela NMES refletem algumas das alterações no recrutamento de unidades motoras que ocorrem como uma adaptação ao treinamento. Do ponto de vista prático ou funcional, a estimulação elétrica de um músculo funciona pela ativação de mecanismos neurofisiológicos responsáveis pela adaptação, levando à melhora da contração e a aumento da força muscular.[3] De forma mais simples, quando um músculo não pode contrair adequadamente, a estimulação elétrica pode fornecer a ativação apropriada e fornecer o estímulo que leva a uma adaptação positiva.

CORRENTES ELÉTRICAS USADAS PARA INDUZIR A CONTRAÇÃO MUSCULAR

A estimulação elétrica para contração muscular pode ser realizada usando estimuladores alimentados por fio ou portáteis (alimentados por bateria). Embora a maioria das unidades alimentadas por fio seja capaz de fornecer amplitude de corrente maior, há evidências que sugerem que alguns estimuladores portáteis são adequados para produzir uma amplitude de corrente suficiente para induzir forças musculares apropriadas para atingir objetivos terapêuticos.[44,45] Existe uma grande variedade de correntes elétricas, ou formas de onda, que podem ser usadas para estimular a contração muscular esquelética. Embora todas as formas de onda elétrica possam ser descritas pelos parâmetros de duração de pulso, frequência de pulso e amplitude (ou intensidade), a forma da onda é o que mais as difere.

Corrente Pulsada Bifásica Simétrica

Uma das primeiras formas de onda elétrica usada para contração muscular esquelética é a corrente pulsada bifásica simétrica, tipicamente de forma quadrada ou retangular (Fig. 9-1). Este tipo de corrente tem sido, historicamente, uma das formas de onda mais comumente usada em eletroestimuladores e particularmente em muitos dispositivos portáteis. É produzida por muitos fabricantes em todo o mundo. Enquanto a corrente pulsada bifásica assimétrica também existe e é mais comumente usada para modulação da dor, a corrente pulsada bifásica simétrica é usada para induzir a contração muscular.

Ao olhar para a forma de onda da corrente pulsada bifásica simétrica quadrada ou retangular, existem algumas características que tornam essa forma de onda eficaz para

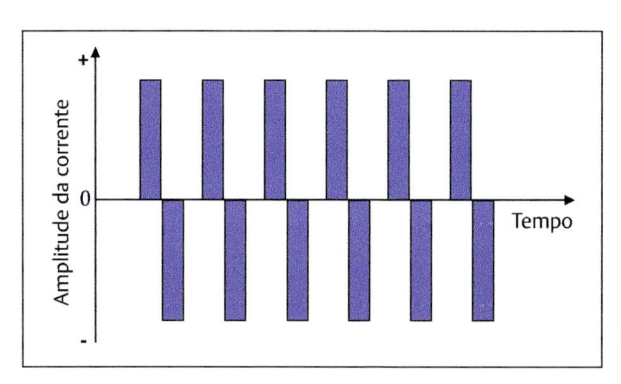

Fig. 9-1. Corrente pulsada bifásica simétrica.

a contração muscular. Para cada pulso, há uma taxa de subida quase instantânea (isto é, tempo de subida), o que significa que o pico de amplitude de pulso é alcançado muito rapidamente. Em segundo lugar, com uma forma quadrada ou retangular, o pico de amplitude é mantido durante toda a duração de pulso, sem diminuição da amplitude de pico, como ocorre com outras formas, como formas de ondas triangulares ou sinusoidais que se mantêm no pico de amplitude por um tempo reduzido. Essas características são responsáveis pelo uso de longa data da corrente bifásica simétrica em estimuladores portáteis ou a fio.

Os eletroestimuladores musculares que possuem uma corrente pulsada bifásica simétrica geralmente têm duração de pulso variável de 200 a 600 microssegundos (µs), frequência de 20 a 80 hertz (Hz) e amplitude de pico de 100 a 200 miliamperes (mA). Esses parâmetros e a forma de onda tornam a corrente pulsada bifásica simétrica muito adequada para provocar a contração muscular.

VMS®

VMS *(Variable Muscle Stimulator)* é uma forma de onda fabricada pela *Chattanooga Company* dos Estados Unidos. A forma de onda elétrica VMS também é uma corrente pulsada bifásica simétrica de forma quadrada ou retangular. Entretanto, a característica única da forma de onda do VMS é a incorporação de um intervalo interfase fixo de 100 µs (Fig. 9-2). O uso de um intervalo interfásico de 100 µs tem mostrado induzir força muscular semelhante com aproximadamente 10% a menos da amplitude da corrente.[46] Os dados que sustentam o uso de um intervalo interfásico foram demonstrados por Laufer *et al.* (2013).[47] Foram usados intervalos interfásicos de 0, 10, 50, 150 e 250 µs em uma corrente pulsada de 50 Hz. Não houve aumento da força muscular induzida pela NMES com os intervalos interfásicos de 0 a 10 µs. No entanto, foi observado aumento de força muscular induzida quando os intervalos interfásicos foram aumentados para 50, 150 e 250 µs.

Os eletroestimuladores que possuem o VMS são alimentados por fio e, portanto, destinados para uso em ambiente clínico. A forma de onda do VMS tem uma duração de pulso variável de 40-800 µs, uma frequência de pulso variável de 1 a 200 Hz e um pico de amplitude de 200 mA.

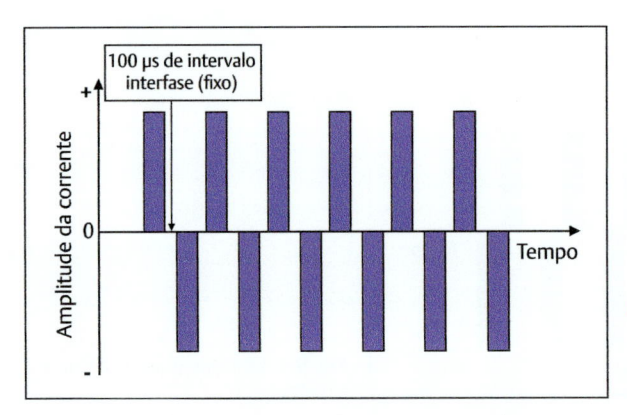

Fig. 9-2. Corrente pulsada bifásica simétrica com intervalo interfásico (VMS®). µs, microssegundos; *VMS, variable muscle stimulator.*

Correntes Alternadas Moduladas em *Burst* (Corrente Russa e Corrente Aussie)

Correntes alternadas moduladas em *burst* (*Burst Modulated Alternating Currents* - BMACs) têm sido utilizadas há muito tempo na reabilitação para ativação da contração muscular. Originalmente popularizada na década de 1970 pelo cientista russo Dr. Yakov Kots, a corrente Russa passou ser a corrente mais conhecida em todo o mundo. A Corrente Russa convencional é uma corrente alternada com forma de onda sinusoidal de 2.500 Hz que é modulada em *bursts* ("pacotes") de 50 Hz por segundo, com duração de 10 milissegundos (ms) e intervalos inter-*burst* de 10 ms (Fig. 9-3a). A frequência portadora de 2.500 Hz equivale a uma duração de ciclo de 400 µs, que é semelhante às durações de pulso de muitas outras formas de onda usadas para a estimulação muscular. O protocolo russo original do Dr. Kots foi chamado de "10-50-10" com 10 segundos de contração muscular, 50 segundos de repouso entre as contrações e 10 contrações máximas por sessão.

Uma variação mais recente de BMAC é conhecida como corrente Aussie e foi originalmente descrita pelo Dr Alex Ward, da University of Latrobe, Australia. A corrente Aussie, assim como a corrente Russa, também é uma forma de corrente alternada modulada em *burst*, com forma de onda sinusoidal, porém difere nos demais parâmetros. Em vez de uma frequência portadora de 2.500 Hz, a corrente Aussie possui uma frequência portadora de 1.000 Hz e uma duração de *burst* menor, de 2 ou 4 ms. (Fig. 9-3b). Esses recursos tornaram a corrente Aussie uma corrente popular e amplamente usada na América do Sul e parte da Europa.

VMS-*burst*

Também fabricado pela *Chattanoga Company* nos Estados Unidos, o VMS-*burst* é uma forma de VMS modulada em *burst*. Nesta forma de onda, três pulsos bifásicos simétricos com

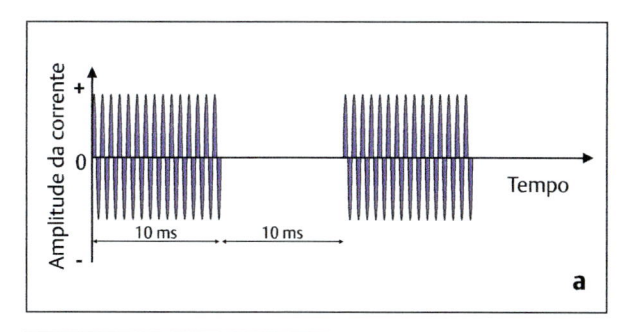

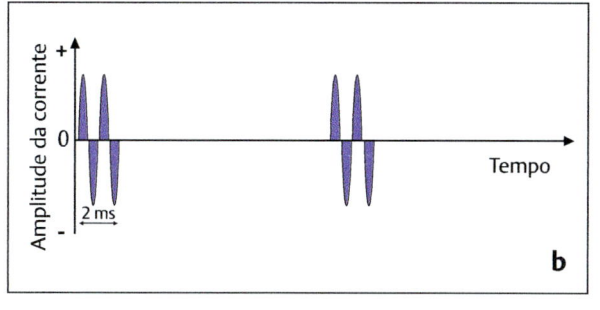

Fig. 9-3. Corrente alternada modulada em *burst*. (**a**) Corrente Russa; (**b**) corrente Aussie. *ms*, milissegundos.

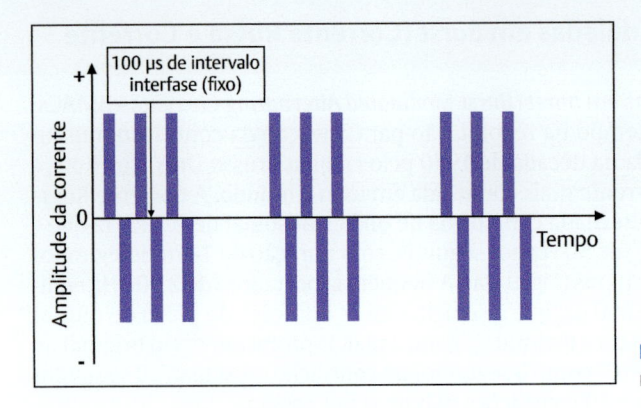

Fig. 9-4. Corrente pulsada bifásica modulada em *burst* (VMS-burst®).

intervalos interfásicos de 100 μs são entregues em *burst* (Fig. 9-4). Essa forma de onda combina o efeito do intervalo interfásico usado na forma de onda VMS e a característica *burst* usada nas correntes Russa e Aussie.

Os estimuladores musculares com a forma de onda VMS-*burst* também são alimentados pela rede elétrica. Semelhantes à VMS, a forma de onda VMS-*burst* tem uma duração de pulso de 40-800 μs, uma frequência de pulso de 1 a 200 Hz e amplitude de pico de 200 mA. Esses parâmetros, o intervalo interfásico e o *burst* oferecem uma forma de onda exclusiva para induzir a contração muscular.

EVIDÊNCIAS PARA A SELEÇÃO DOS PARÂMETROS DA FORMA DE ONDA

Ao selecionar uma forma de onda para contração muscular, é importante considerar qual é a proposta ou objetivo terapêutico. É importante lembrar que na NMES a principal medida de desfecho é a força muscular.[48,49] Considerando que eficácia da NMES é dependente de produção de força muscular suficiente para promover ganhos de força, Scott *et al.* (2009), sugeriram que o principal objetivo para fortalecimento com NMES é a produção de maior força muscular esquelética possível.[50]

Os parâmetros básicos para a eletroestimulação foram descritos anteriormente no Capítulo 2. Este capítulo abordará o uso daqueles parâmetros específicos para realização da estimulação elétrica com o objetivo de produzir contração muscular para fortalecimento (p. ex., NMES), e contração muscular para facilitar uma atividade funcional (p. ex., FES). Há muitos estudos que comparam a força muscular induzida eletricamente entre as formas de onda com muitas evidências recentes para orientar a tomada de decisão clínica em relação aos parâmetros da estimulação elétrica.

Frequência de Pulso

Gregory *et al.* (2007) e Bickel *et al.* (2011) avaliaram o impacto da variação da frequência de pulso na força muscular induzida. Os achados demonstraram uma relação entre frequência e força.[43,51] À medida que a frequência de pulso foi aumentada para 100 Hz, a força muscular atingiu um pico entre 50 e 80 Hz e diminuiu posteriormente (Fig. 9-5). Esses achados sugerem que a frequência de pulso desejada para aumentar a força com a estimulação elétrica deva estar entre 50 e 80 Hz. A seleção de uma frequência maior que 80 Hz pode levar a uma fadiga mais precoce e uma frequência menor que 50 Hz pode não provocar a contração muscular intensa suficiente para gerar ganho de força muscular.

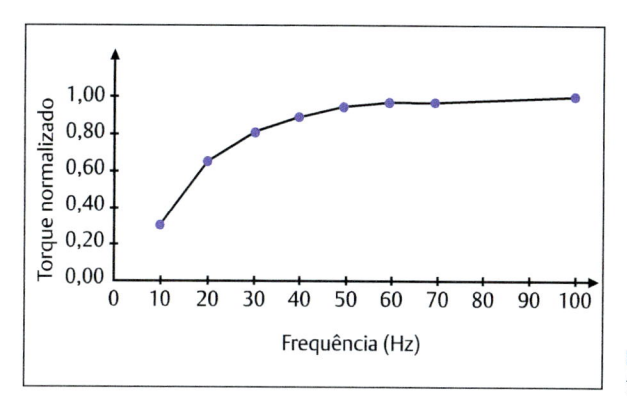

Fig. 9-5. Curva da relação entre frequência e força.

Duração de Pulso

Para a mesma amplitude de pulso, uma maior duração de pulso fornecerá mais energia elétrica ao tecido (Fig. 9-6). Os efeitos da duração de pulso foram examinados em relação à obtenção de força muscular ao usar a estimulação elétrica.[50-53] Esses estudos sugeriram que a duração de pulso mais longa leva a uma maior contração. Por exemplo, Bellew et al. (2014) induziram 98% da força isométrica voluntária máxima (FIVM) ao usar uma duração de pulso de 900 μs.[53] Em comparação, a corrente Russa tem duração de pulso de 400 μs e a corrente pulsada de alta voltagem (às vezes usada para contração muscular, mas com resultados muito menores) possui uma duração de pulso de apenas 100 μs. Scott et al. (2009) compararam a força muscular da NMES com pulsos de 50 e 200 μs e encontraram força significativamente maior com a maior duração do pulso.[50] Os estimuladores elétricos atuais geralmente oferecem durações de pulso que variam de 200 a 800 μs, mas as evidências atuais sugerem que para obter maior força muscular há necessidade de durações de pulso mais longas do que curtas. Portanto, se for utilizar a estimulação elétrica para aumentar a força muscular, recomenda-se usar uma duração de pulso maior do que menor.

Amplitude do Estímulo ou Dose

A força muscular induzida eletricamente geralmente é proporcional à intensidade da corrente elétrica aplicada.[48,49,54] Snyder-Mackler *et al.* (1994) relataram uma relação linear entre

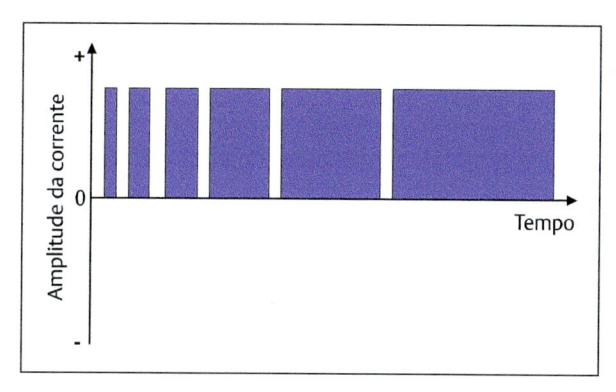

Fig. 9-6. Duração do pulso e energia elétrica. Para a mesma amplitude de pulso, uma duração de pulso maior significará que mais energia é entregue ao tecido.

a recuperação da força do quadríceps após lesão do ligamento cruzado anterior (LCA) e a intensidade da NMES.[24] Para aumentar a força muscular, a estimulação elétrica deve gerar estresse ou sobrecarga adequada no músculo, da mesma forma que um programa convencional de treinamento de força ou de resistência deve gerar sobrecarga nos músculos. Portanto, para maximizar o efeito da NMES é recomendado que os clínicos maximizem a intensidade do treinamento.[55] O nível apropriado de estimulação elétrica para obter a quantidade adequada de força muscular deve ser pensado como uma dosagem, da mesma maneira que a dosagem é usada para determinar a quantidade terapêutica de um medicamento.

Para determinar a dosagem apropriada, o clínico pode seguir estas etapas:

1. Quantifique a FIVM do mesmo grupo muscular na extremidade não envolvida. Um dinamômetro ou uma máquina de musculação padrão com níveis graduados de resistência são úteis para isso. Se estes não forem possíveis, então o teste muscular manual pode substituí-los.
2. Determinar a intensidade de treinamento submáxima desejada para o grupo muscular envolvido. Os programas de treinamento de força tradicionais que utilizam pesos livres podem usar porcentagens submáximas de 60-80% da FIVM. Alon and Smith (2005)[56] sugeriram uma faixa terapêutica de 25 a 50% da FIVM para NMES, porém, mesmo em porcentagens tão baixas quanto 5% da FIVM, outros autores demonstraram eficácia da NMES na manutenção da massa muscular durante a imobilização[57] e no aumento da força muscular em indivíduos saudáveis.[16]
3. Com o paciente adequadamente instrumentado para o uso da NMES no músculo desejado, determine a duração e a frequência de pulso desejadas. Depois disso, ao medir a força muscular, aumente a amplitude do estímulo até que a força muscular desejada seja atingida. Esta amplitude é então registrada e usada para essa sessão de treinamento de NMES.
4. Nas sessões seguintes de treinamento, a dose pode ser aumentada para potencializar o estresse ou a carga de trabalho do músculo que está sendo treinado com a NMES.

Como foi demonstrado que a tolerância à estimulação elétrica aumentará tanto dentro de uma única sessão de treinamento quanto de uma para a próxima sessão,[56] é provável que a intensidade de treinamento desejada possa ser aumentada após o início da sessão de treinamento e nas sessões subsequentes. Ao aumentar progressivamente a intensidade de treinamento desejada, adaptações ou aumentos na força muscular podem continuar sendo otimizados.

Carga de Fase

Carga de fase é o termo para a quantidade total de energia elétrica em uma única fase. Para um pulso bifásico, a carga de pulso é a quantidade total de carga no pulso. A carga de fase é um determinante muito importante da quantidade de energia elétrica entregue ao músculo e, portanto, um determinante crítico da força muscular produzida durante a NMES. A carga de fase é determinada por três fatores; duração da fase, amplitude da fase e a forma da fase. Para duas fases com a mesma duração e amplitude, a carga total de fase dependerá do formato da fase. Por exemplo, a diferença na carga total de fase entre uma forma de fase quadrada e sinusoidal pode ser determinada ao visualizar as formas de onda em um gráfico padrão x-y. Para a mesma duração de fase (variável x) e a mesma amplitude de fase (variável y), a área da onda quadrada é maior que a área da onda sinusoidal.[58] Ao usar cálculos básicos de integração matemática para a área sob a curva, a área da onda

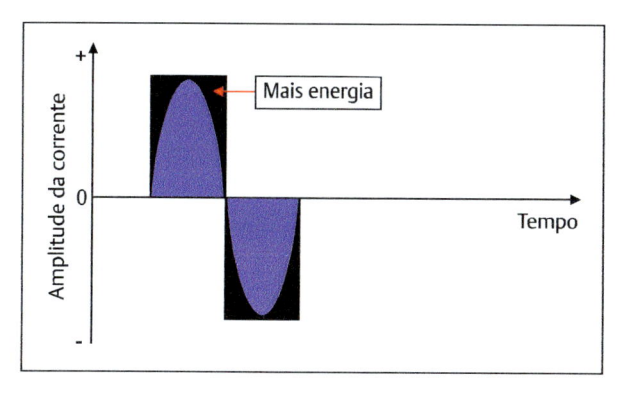

Fig. 9-7. Diferença na carga de fase entre as formas de onda quadrada e sinusoidal.

sinusoidal será 36,3% menor que a onda quadrada, assumindo que cada uma tenha a mesma duração e amplitude (Fig. 9-7). Essas informações sustentam os dados de Laufer et al. (2013)[47] que relataram carga de fase 30-35% menor com ondas sinusoidais, bem como dados de outros estudos que demonstraram que, quanto maior a carga de fase, maior a produção de força muscular.[50,53]

TOLERÂNCIA E EFICIÊNCIA DA NMES

O uso da estimulação elétrica para a contração muscular pode ser desconfortável e a tolerância a esse desconforto é considerada um fator limitante significativo no uso e eficácia da NMES.[45,50,59-64] Alguns pacientes relatam muito desconforto, enquanto outros relatam nenhum desconforto.[65-68] O desconforto pode ser tão significante que muitos pacientes preferem evitar ou não usar a NMES, apesar das evidências de seus benefícios terapêuticos.[65,66,68]

A literatura ainda não está clara em relação ao desconforto comparado a diferentes formas de onda.[59] Fukuda et al. (2013) não observaram diferença na força muscular entre a corrente pulsada bifásica e corrente alternada modulada em burst (p. ex., corrente Russa) apesar de menor desconforto com a corrente Russa.[69] Em contrapartida, Dantas et al. (2015) compararam o torque muscular e desconforto entre as correntes pulsada, Russa e Aussie. A corrente Russa produziu menor torque muscular comparado as outras correntes e não foi encontrado diferença em relação ao desconforto.[70] A revisão sistemática de Silva et al. (2015)[71] não observou diferença significativa no torque e, entre os estudos que compararam autorrelato de desconforto, não foi encontrada diferença na comparação entre corrente alternada modulada em burst (sinusoidal e retangular) e corrente pulsada.[70,72,73] Da mesma forma, Laufer e Elboim (2008) não observaram diferença no desconforto ou na força muscular induzida entre as correntes Russa e pulsada.[74]

Bellew et al. (2018)[59] foram os primeiros a usar o termo "eficiência da NMES". Eficiência da NMES é definida como a quantidade de força muscular induzida eletricamente em um determinado nível de desconforto (p. ex., 5 em 10 na escala de visual analógica – EVA – de dor). A eficiência da NMES considera as experiências físicas e subjetivas que os pacientes toleram com a estimulação elétrica para contração muscular. O conceito de eficiência da NMES foi criado para responder à questão clínica, "Se a NMES for indicada e o paciente estiver disposto a suportar algum desconforto, qual forma de onda fornecerá a maior quantidade de força muscular em um nível específico autorrelato de desconforto?" Bellew et al.

(2018)[59] demonstraram que, para o mesmo nível de desconforto (por exemplo EVA: 5 de 10 pontos), aproximadamente um terço a mais de força muscular foi produzida usando corrente pulsada bifásica modulada em *burst* (ou, VMS-*burst*) quando comparada à corrente alternada modulada em *burst* (ou, corrente Russa). Como a eficácia da eletroestimulação é baseada na obtenção de força muscular, é desejada maior eficiência da NMES. Embora muitas formas de onda possam ser usadas para obter contração muscular, os clínicos devem considerar o conceito de eficiência da NMES ao selecionar uma forma de onda para o uso clínico em um paciente.

POSICIONAMENTO DO PACIENTE PARA A NMES

Quando a estimulação elétrica for usada para ganho de força, é importante lembrar de dois princípios fundamentais da fisiologia musculoesquelética; princípio de comprimento-tensão e relação força-velocidade. Quando o músculo está encurtado ou alongado além do comprimento ideal, a capacidade contrátil dos sarcômeros apresenta-se comprometida. De uma perspectiva funcional, o comprimento ideal de um músculo pode ser definido como a posição da articulação ou comprimento do músculo em que a maior força muscular possa ser produzida. As medidas de força muscular voluntária do quadríceps são maiores no intervalo médio dos movimentos articulares.[75-77] Portanto, posicionar o músculo ou grupo muscular para ser eletroestimulado em uma posição nem muito encurtada nem muito alongada, aumenta a probabilidade de os sarcômeros serem posicionados de tal maneira que suas capacidades contráteis sejam otimizadas. Um exemplo disto ocorre, frequentemente, durante a eletroestimulação do quadríceps quando um paciente é posicionado em decúbito dorsal com o joelho em extensão total. Nesta posição, o quadríceps está encurtado e sua capacidade contrátil é limitada. Uma posição mais eficaz seria alongar o quadríceps com uma flexão de joelho de 30-90 graus. Recentemente, Bremner *et al.* (2019) recomendaram angulação do joelho de 60° a 90° para estimular o quadríceps.[78] Pressupõe-se que o paciente seja capaz de atingir o ângulo articular desejado, mas mesmo uma leve flexão de joelho, posicionará o quadríceps de forma mais adequada para que os elementos contráteis dos músculos produzam mais força. Além disso, evidências para flexionar o joelho durante a eletroestimulação do quadríceps foram relatados por Bremner *et al.* (2015) que observaram maior conforto ou tolerância durante a eletroestimulação do quadríceps em uma posição fletida de joelho comparada à extensão.[79] Novamente, se o objetivo da eletroestimulação é aumentar a força muscular, então, é desejado um comprimento muscular em que o músculo possa produzir mais força.

O segundo princípio fundamental da fisiologia musculoesquelética é o de relação força-velocidade que afirma que, em contrações isométricas há maior geração de força em relação à força produzida em contrações concêntricas. Portanto, para produzir maior força muscular durante a eletroestimulação, são recomendadas contrações isométricas sobre concêntricas. Isso é feito facilmente fixando ou imobilizando o segmento distal referente ao grupo muscular a ser estimulado. Por exemplo, com a estimulação do quadríceps, um terapeuta pode imobilizar ou estabilizar o segmento distal do membro inferior (p. ex., tíbia) na maca com auxílio de um cinto ou faixa não elástica. Outra opção é o paciente posicionar-se em decúbito dorsal com o joelho fletido sobre um travesseiro e o membro inferior imobilizado por pesos. Com a adesão a estes dois princípios fundamentais da fisiologia musculoesquelética, a eficácia da NMES é aumentada.

NÚMERO DE CONTRAÇÕES
Ao usar a NMES durante a reabilitação, o clínico deve considerar a quantidade de tempo ou duração em que a NMES será administrada. Como a maioria dos eletroestimuladores possui algum tipo de *timer*, é fácil e tentador contar com o *timer* para determinar a duração da sessão de treinamento. No entanto, o clínico é encorajado a considerar a sessão de treinamento da NMES como semelhante a uma sessão de treinamento tradicional de exercícios e assim, usar repetições como determinantes para a duração de uma sessão de treinamento e não apenas o tempo. Isso ocorre porque diferentes tempos *on-off* podem resultar em um número muito diferente de repetições, apesar da mesma duração cronológica. Por exemplo, se estiver usando contrações de 10 segundos e períodos de descanso de 50 segundos, o paciente completará uma repetição (contração) por minuto. No entanto, se estiver usando contrações de 10 segundos com 20 segundos de descanso, o paciente completará duas repetições (contrações) por minuto. Como os tempos "*on-off*" são adaptados para acompanhar o progresso do paciente, a duração da NMES pode permanecer a mesma, mas o número total de repetições pode diferir bastante. Por esse motivo, recomenda-se fortemente definir a duração do tratamento pelo número total de repetições.

FADIGA E TEMPO DE REPOUSO
Durante a ativação voluntária da musculatura esquelética, os padrões de recrutamento de unidades motoras assincrônicas permitem que unidades motoras adicionais sejam ativadas quando as fibras musculares que já foram ativadas começam a fadigar.[80] No entanto, como descrito anteriormente por Gregory e Bickel (2005)[42] e Bickel *et al.* (2011),[43] o recrutamento de unidades motoras durante a estimulação elétrica é espacialmente fixo e temporalmente sincrônico. Portanto, o recrutamento induzido pela estimulação elétrica não permite alterações no recrutamento de unidades motoras, conforme observado durante contrações voluntárias. Por causa disso, as contrações induzidas pela estimulação elétrica resultam em fadiga muscular significativamente maior e mais rapidamente em comparação às contrações voluntárias na mesma intensidade.[81,82] Essa alteração no recrutamento de unidades motoras é considerada a causa fundamental para o início mais rápido da fadiga com contrações induzidas com a eletroestimulação em relação a contrações voluntárias. Portanto, recomenda-se um período de repouso entre as contrações induzidas eletricamente. O período de repouso no protocolo convencional da corrente Russa é de 50 segundos para refletir as intensidades máximas de contração de cada uma das 10 repetições. Bremner *et al.* (2019)[78] também defendem 50 segundos entre as contrações. No entanto, períodos de repouso longos entre as repetições prolongarão a sessão de treinamento e isso pode não ser desejável, portanto, períodos de repouso de 20 a 30 segundos são comuns. Períodos de descanso mais curtos entre as contrações podem ser usados para treinar resistência, se este for um objetivo para o clínico e o paciente. Entretanto, isso geralmente é feito depois que a força muscular é recuperada ou restaurada para o nível desejado.

ELETRODOS PARA ATIVAÇÃO MUSCULAR
Tipo
Enquanto muita atenção tem sido dada à seleção do tipo e dos parâmetros da forma de onda, pouca atenção é dada ao tipo, tamanho e posição do eletrodo e número de vezes em que é utilizado. Isso é lamentável, pois o eletrodo serve como interface entre o estimulador

elétrico e os tecidos a serem estimulados. Os dois tipos mais comuns de eletrodos utilizados para a estimulação muscular são: eletrodos autoadesivos (descartáveis), de uso a curto prazo, e eletrodos de carbono com gel, de uso a longo prazo. Pietrosimone *et al.* (2011) relataram que não houve significância estatística na quantidade de ativação muscular que poderia ser alcançada durante a eletroestimulação, ao comparar eletrodos de carbono com eletrodos autoadesivos.[83] Em contraste, Lieber *et al.* (1991) descobriram que os eletrodos de borracha carbonizada induziram a maior quantidade de força muscular quando comparados aos eletrodos de gel autoadesivos e eletrodos de esponja.[84] Em 2016, Bellew *et al.*[32] não relataram diferença significativa na força muscular induzida eletricamente ao usar eletrodos adesivos ou de carbonos com gel do mesmo tamanho e forma. Até agora, não há concordância se um tipo de eletrodo é mais vantajoso que o outro para produzir força muscular com a NMES.

Local de Aplicação

Os eletrodos utilizados para estimular as contrações musculares devem ser posicionados sobre os pontos motores.[85] Os pontos motores do músculo esquelético foram descritos como o local em que uma resposta motora é gerada com a menor quantidade de estímulo elétrico.[86-88] Os mapas de pontos motores existem há muitos anos e foram comumente distribuídos pelos fabricantes de estimuladores elétricos, mas a consistência desses mapas tem sido um problema.[85] Além disso, Botter *et al.* (2011)[86] relataram uma grande variabilidade entre as localizações dos pontos motores ao comparar as localizações dos pontos entre os indivíduos. Em 2011, Gobbo *et al.*[87] relataram que a estimulação elétrica realizada através dos pontos motores identificados individualmente, em contraste com os mapas anatômicos para a colocação dos eletrodos, é fundamental para maximizar a força muscular gerada. Esses achados refletem a diferenciação dos pontos motores "anatômicos" de pontos motores "funcionais".[86,87] Gobbo *et al.* (2014)[85] descreveram posteriormente um método de mapeamento de pontos motores no qual pontos motores funcionais estão localizados individualmente nos músculos. Esses pontos motores funcionais representam áreas nas quais a ativação motora foi desencadeada com a menor quantidade de estímulo elétrico. Os achados de Gobbo *et al.* (2014)[85] podem ser utilizados clinicamente de maneira muito simples. Posicione um par de eletrodos com gel sobre o músculo a ser estimulado. Selecione uma forma de onda apropriada, duração de pulso e frequência; em seguida aumente a amplitude da corrente elétrica enquanto desliza lentamente os eletrodos sobre o músculo. A localização do eletrodo que provocar a melhor resposta motora pode ser considerada a área do ponto motor funcional e representa a localização do eletrodo para otimizar a NMES.

A colocação e o alinhamento dos eletrodos também foram estudados com resultados diferentes em relação à quantidade de força muscular produzida com a NMES. Brooks *et al.* (1990) sugeriram, originalmente, que a colocação de eletrodos retangulares em um alinhamento longitudinal ou paralelo às fibras musculares produziu maior força muscular do que quando os eletrodos foram colocados de forma transversal ou perpendicularmente.[89] Entretanto em um estudo de validação, os achados de Brooks *et al.* (1990) não foram confirmados.[90]

Tamanho

Os eletrodos possuem vários tamanhos e formas. Para a mesma quantidade de corrente, eletrodos menores terão maior densidade de carga que eletrodos maiores, e maior densidade de carga pode levar a maior desconforto da estimulação elétrica. No entanto, a literatura é inconclusiva se eletrodos maiores ou menores são mais confortáveis, e então mais eficazes durante a estimulação muscular para contração.[68,91-94] Especificamente para estimulação elétrica para contração muscular, três fatores sustentam o uso de eletrodos maiores em relação aos menores: 1) porque a densidade de carga, e então o desconforto, é menor em eletrodos maiores, eletrodos maiores são recomendados ao invés de eletrodos menores; 2) como eletrodos maiores abrangem mais pontos motores funcionais do que eletrodos menores, geralmente é recomendável combinar o tamanho do eletrodo com o músculo a ser estimulado para que o eletrodo cubra a maior área do músculo possível sem estimular outros músculos ao redor,[78] e 3) como a localização do ponto motor pode mudar levemente durante a contração muscular,[95] eletrodos maiores são preferidos para manter sua localização nos pontos motores funcionais.

Uso repetitivo dos eletrodos

A quantidade de vezes que os eletrodos podem ser utilizados é uma questão que deve ser considerada, mas é uma questão que não foi respondida pela literatura. Como escrito previamente, os dois tipos de eletrodos mais comuns são eletrodos de carbono com gel reutilizáveis e eletrodos autoadesivos descartáveis. Os dois tipos de eletrodos autoadesivos mais comuns são eletrodos revestidos em espuma e tecido. Foi encontrado apenas um estudo que relatou os efeitos do uso repetido sobre a condutividade do eletrodo. Para evitar a variabilidade intra e interindivíduos na resistência da pele e intolerância à estimulação elétrica, Bellew *et al.* (2018)[59] usaram um modelo de laboratório controlado com uma resistência elétrica conhecida e constante. Uma placa de cobre condutor foi utilizada para avaliar a propriedade da condutividade do eletrodo durante 20 sessões de 20 minutos de estimulação elétrica a 500 V constantes. Os resultados deste estudo mostraram variações pequenas, mas significantes na condutividade de eletrodos autoadesivos revestidos em espuma durante e entre usos, com variabilidade mínima em eletrodos de carbono e nenhuma variabilidade em eletrodos de tecido. As variações observadas de 0,01-0,02 amperes nos eletrodos autoadesivos revestidos em espuma equivalem a 10-20 mA. Como a eficácia terapêutica da eletroterapia é baseada em dosagem e administrações adequadas de energia elétrica, uma alteração, ou variação de 10 a 20 mA durante, e, entre as sessões de tratamento pode potencialmente impactar os resultados clínicos. A consistência da condutividade do eletrodo medida nos eletrodos de tecido e carbono sugere maior estabilidade de condução e menor variabilidade na amplitude de corrente fornecida ao paciente.

Do ponto de vista mais empírico, os eletrodos reutilizáveis devem ser descartados e substituídos quando ocorrer o seguinte; 1) há danos visíveis na superfície condutora do eletrodo, como erosão ou o tecido se descola do material adesivo (condutor), 2) há algum dano no conector ao qual o fio está conectado, 3) houver alguma mudança notável na percepção ou sensação do paciente durante a eletroestimulação, especialmente se o paciente relatar ardência ou queimação que não estava presente nas sessões anteriores, ou, 4) uma amplitude de estímulo significativamente maior é necessária para alcançar a mesma resposta que foi obtida nas sessões anteriores.

As recomendações para utilização da NMES estão resumidas na Tabela 9-2.

Tabela 9-2. Recomendações para Utilização da NMES

Parâmetros para estimulação elétrica	
Duração do pulso	400-1.000 μs com preferência na maior duração do pulso
Frequência do pulso	50-80 Hz (ideal para aumentar a força muscular)
Amplitude (intensidade)	25-80% da FVMI do lado oposto
Tempo de estimulação (T ON)	Aproximadamente 10 segundos de contrações intensas
Tempo de repouso (T OFF)	10-50 segundos; diminuir o tempo conforme a força aumente para o trabalho de resistência
Número de contrações	10-20 repetições
Eletrodos	
Tamanho	Grande o suficiente para cobrir o máximo do músculo
Tipo	Autoadesivos ou com gel
Posicionamento	Sobre o ponto motor funcional
Posicionamento do paciente	
Ângulo articular	O músculo não deve estar alongado nem encurtado (p. ex., 30-90° de flexão do joelho)
Tipo de contração	Isométrica; segmento distal imobilizado

INDICAÇÕES PARA NMES
NMES nas Doenças Crônicas

A eletroestimulação tem sido usada para aumento de força muscular ou retardo de atrofia (principais objetivos da NMES) por diversas décadas em populações de pacientes diferentes incluindo ATJ,[3] artroplastia total de quadril (ATQ),[96] e reparo de ligamentos e meniscos.[11,12] Recentemente os efeitos da eletroestimulação para contração muscular têm sido estudados em adultos com fraqueza muscular em razão de doenças avançadas como: insuficiência cardíaca, esclerose múltipla, doenças pulmonares, e pacientes críticos que permanecem por períodos prolongados em unidades de terapia intensiva (UTI).[97-102]

Pacientes com permanência prolongada na UTI estão propensos a adquirir fraqueza muscular e muitas doenças cardíacas e pulmonares estão associadas à perda significativa da força muscular esquelética e da capacidade funcional.[98,99] Por conta dessa perda de força muscular, pacientes são incapazes de participar de programas convencionais de treinamento resistido ou de exercícios baseados em mobilidade.[103] O uso de eletroestimulação nos principais grupos musculares das extremidades superior e inferior podem fornecer estímulos de treinamento adequado para evitar mais perda de força e melhorar capacidade a funcional. Abdellaoui *et al.* (2011) relataram aumento da força muscular do quadríceps e isquiotibiais e melhora no teste de caminhada de 6 minutos em pacientes com doença pulmonar obstrutiva crônica (DPOC) após 6 semanas de eletroestimulação, 1 hora por dia durante 5 dias da semana.[97]

Em 2013, Maddocks *et al.* publicaram uma revisão Cochrane sobre os efeitos da NMES para fraqueza muscular em adultos com doenças avançadas.[99] Eles concluíram que a NMES é uma intervenção efetiva para melhorar a fraqueza muscular e a capacidade de deambulação em pacientes adultos com doenças progressivas, como DPOC, insuficiência cardíaca crônica e câncer. Uma atualização da revisão de Maddocks *et al.* (2013), feita por Jones *et al.* (2016), reforçou as conclusões de Maddocks *et al.* (2013). Jones *et al.* (2016), concluíram que a NMES pode ser uma intervenção eficaz no tratamento da fraqueza muscular e melhora da capacidade funcional em adultos com doença progressiva avançada, e que a NMES pode ser considerada como um tratamento de exercício efetivo para uso em programas de reabilitação.[98,99]

NMES para Manutenção de ADM e Controle de Contraturas

Pacientes com lesões ortopédicas que necessitam ficar imobilizados por longos períodos, frequentemente desenvolvem rigidez da cápsula articular e encurtamento muscular, levando a limitações na ADM ativa e passiva. Disfunções neurológicas como traumatismos medulares, cranianos e acidentes vasculares encefálicos (AVEs), normalmente levam à perda da contração muscular voluntária, favorecendo o desenvolvimento de contraturas musculares e articulares.[104] Além dos exercícios de alongamento e mobilizações articulares a NMES pode ser também utilizada para prevenção e tratamento das contraturas articulares. Para isto, os eletrodos devem ser posicionados nos músculos agonistas ao movimento limitado e a intensidade da contração deve ser suficiente para gerar um movimento uniforme em toda a ADM. Deve-se evitar a contração excessiva nos extremos funcionais da ADM, pois, nesse caso, a grande força compressiva exercida na articulação pode gerar um processo inflamatório, causando edema e dor. As articulações que melhor respondem a este tipo de estimulação são: cotovelo, punho, dedos das mãos e joelho.[105]

NMES para Controle de Espasticidade

A NMES vem sendo utilizada desde a década de 1950 nos músculos antagonistas aos músculos espásticos para redução da espasticidade.[106] Essa redução possibilita melhor realização dos treinamentos funcionais nos programas de reabilitação. A explicação neurofisiológica da efetividade da NMES para a redução da espasticidade ainda não é completamente entendida. A hipótese inicial era que a redução do tônus se devia a inibição recíproca. No entanto essa justificativa é questionada pelos estudos que obtiveram redução do tônus muscular por até 24 horas após a estimulação. Assim, novas hipóteses foram levantadas como a ativação de caminhos multissinápticos da medula espinal associados à ativação do reflexo de flexão[104] e a depressão pós-tetânica.[105]

Outra possibilidade consiste na estimulação elétrica dos músculos espásticos. Neste tipo de estimulação normalmente se utilizam frequências de corrente elevadas para causar fadiga muscular. Outra possível explicação para redução da espasticidade nesse tipo de estimulação consiste nos efeitos dos potenciais antidrômicos evocados no axônio do motoneurônio da musculatura espástica. Os potenciais de ação que caminham em direção ao corpo celular localizado no corno anterior da medula espinal, podem gerar sinapses com as células de Renshaw, que são interneurônios inibitórios. A ativação antidrômica desses interneurônios poderia inibir a atividade dos motoneurônios hiperativos agonistas e sinergistas.[104] No entanto, esta hipótese ainda precisa ser confirmada experimentalmente.

Os programas de controle de espasticidade devem sempre ser seguidos de outras formas de terapia, como facilitação, treino de força e treino funcional.[104,107] Assim, normalmente se dá preferência pela estimulação dos músculos antagonistas aos espásticos, uma vez que, se a redução da espasticidade, quando se estimula o próprio músculo espástico, se der por fadiga, isso dificultará a realização das demais terapias. Dessa forma, a estimulação do músculo espástico normalmente é utilizada quando a resposta à estimulação do antagonista não é satisfatória ou, ainda, quando ocorre a resposta paradoxal, ou seja, a contração o músculo espástico quando o objetivo é estimular o antagonista.

Mais recentemente, estudos relacionados com o uso da estimulação elétrica em nível sensorial (TENS) foram publicados. Diferentes posicionamentos dos eletrodos já foram utilizados: sobre os músculos espásticos, sobre os músculos antagonistas aos espásticos, sobre o nervo fibular ou sobre pontos de acupuntura. Os parâmetros mais frequentemente utilizados são frequência de 100 Hz, duração de pulso de 200-300 μs e tempo de aplicação entre 30 e 60 minutos, sendo os melhores resultados observados com aplicações acima de 30 minutos. As evidências sugerem que essa aplicação promove redução de espasticidade e melhora do controle motor.[108]

NMES para Facilitação e Reeducação Neuromuscular

Os programas de facilitação e reeducação neuromuscular são indicados para pacientes que apresentam inibição da contração muscular, decorrente de problemas ortopédicos e/ou neurológicos. Têm como principal objetivo o aumento de recrutamento das unidades motoras, resultando em aumento de força e ganho de ADM ativa. Esses benefícios favorecem o aumento do controle motor.

Nesses programas usualmente utiliza-se um disparador manual da corrente elétrica, que deve ser acionado pelo terapeuta em momentos específicos das atividades motoras, favorecendo assim a realização do movimento. Dessa forma, os eletrodos devem ser posicionados nos músculos paréticos, agonistas ao movimento que se pretende facilitar. A cooperação ativa do paciente e o *feedback* visual são fatores determinantes para o sucesso deste tipo de estimulação.

NMES para Aumento de Fluxo Sanguíneo

Pacientes com restrição de mobilidade, especialmente em membros inferiores, podem apresentar estase venosa, favorecendo assim, a formação de trombos pela redução da atividade fibrinolítica aumentando o risco de embolia pulmonar. Os músculos mais frequentemente estimulados nesse programa são o tríceps sural e o tibial anterior. A maioria dos estudos foi realizada em pacientes lesados medulares, pacientes imóveis após diversos tipos de cirurgias e em pacientes anestesiados durante as cirurgias. Dentre os resultados observados destacam-se aumentos do retorno venoso, da atividade fibrinolítica e prevenção do tromboembolismo pulmonar.

NMES para Prevenção de Úlceras de Pressão

Alguns estudos já foram realizados com a finalidade de se estimular eletricamente músculos que frequentemente são submetidos a forças compressivas sobre saliências ósseas. Levine *et al.* (1952, 1990) publicaram dois trabalhos sobre o uso de estimulação elétrica da musculatura glútea para a prevenção de úlceras por pressão na região da tuberosidade isquiática.[106,109] Para isso foi utilizada uma corrente pulsada bifásica assimétrica com duração de pulso de 300 μs e frequência de 50 Hz para produzir contrações musculares na região glútea bilateralmente. Foi demonstrado que as contrações glúteas induzidas eletricamente podem variar a forma das nádegas sob carga e assim alterar o padrão de pressão da região isquiática, bem como aumentar de forma significativa o fluxo sanguíneo cutâneo e muscular. Essas alterações físicas e fisiológicas poderiam auxiliar na prevenção das ulcerações. No entanto, ainda são necessários estudos clínicos randomizados e controlados para se verificar a real eficiência dessa intervenção.[109]

NMES para Disfunções Urinárias

O principal objetivo da estimulação elétrica para incontinência urinária consiste no aumento do *feedback* sensitivo e no aumento de força dos músculos do assoalho pélvico, para a restauração da continência urinária. Atualmente a estimulação elétrica dos músculos do assoalho pélvico vem sendo realizada por via vaginal ou retal, embora já tenham sido realizados estudos com a aplicação de eletrodos externos. Existe a possibilidade de se utilizar intensidades de corrente relativamente baixas com o intuito se despolarizar o ramo nervoso aferente do nervo pudendo. O impulso gerado se propaga em direção à medula espinal e faz sinapse com os neurônios eferentes do mesmo nervo. Essa forma reflexa de recrutamento das unidades motoras gera menos fadiga e permite tempos maiores de estimulação. A utilização de correntes com amplitudes elevadas despolariza diretamente as fibras eferentes do nervo pudendo levando à contração dos músculos do assoalho pélvico. Essas intensidades mais elevadas normalmente são dolorosas reduzindo o número de adesões a esse tipo de tratamento. No passado já foi utilizada em pacientes sob anestesia e, atualmente, é mais frequentemente empregada em pacientes com redução ou ausência da inervação sensorial.[110]

Outra forma de estimulação pode ser utilizada nos casos de bexiga hiperativa e incontinência de urgência. O tipo mais frequente consiste na estimulação sensitiva dos aferentes de S2 e S3 com eletrodos internos vaginais ou retais. Existe também a possibilidade de a estimulação ser realizada externamente com eletrodos de superfície. O posicionamento dos eletrodos varia e inclui a região suprapúbica, a raiz nervosa e dermátomo de S3.[110]

Amarenco *et al.* (2003)[111] realizaram a estimulação elétrica transcutânea do nervo tibial (T = 200 μs, f = 10 Hz) em pacientes com bexiga hiperativa. Um eletrodo foi posicionado sobre o ponto motor do nervo tibial, atrás do maléolo medial, e o outro eletrodo foi posicionado a 10 cm acima deste. A estimulação foi realizada durante a cistometria e observou-se que a primeira contração involuntária do detrusor ocorreu com um volume urinário maior e a capacidade vesical aumentou. Resultados semelhantes também foram obtidos por outros autores com a estimulação transcutânea[112] e percutânea[113] do nervo tibial. Mais informações sobre o uso da estimulação elétrica para disfunções urinárias podem ser encontradas no Capítulo 10.

ESTIMULAÇÃO ELÉTRICA FUNCIONAL (FES)

A estimulação elétrica funcional (FES) é outra área da eletroterapia clínica. Semelhante à NMES, a FES é baseada na aplicação de estimulação elétrica terapêutica para induzir a contração muscular esquelética. A FES difere da NMES na medida em que geralmente é usada para facilitar ou auxiliar no desempenho ou execução de atividades ou tarefas "funcionais". Essas atividades ou tarefas funcionais podem variar entre os pacientes, mas a FES deve abordar as atividades que atendam às necessidades ou objetivo do paciente e aos objetivos da reabilitação.

Enquanto o objetivo principal da NMES é aumentar a força muscular ou prevenir a atrofia muscular, a FES está mais especificamente relacionada com atividades ou tarefas que são assistidas pela contração muscular induzida pela corrente elétrica. Alguns exemplos comuns da FES são: contração do músculo tibial anterior para auxiliar na dorsiflexão durante a fase de balanço na marcha, facilitação da preensão palmar funcional em paciente com espasticidade em membros superiores e redução de subluxação glenoumeral após acidente vascular encefálico (AVE). Esses são apenas alguns exemplos comuns do uso da

FES, já que muitos existem, e dependem das necessidades funcionais que um paciente pode ter e de como a aplicação da eletroestimulação pode ajudar a atender essas necessidades.

A FES é mais especificamente definida como o uso da eletroestimulação para auxiliar na ativação do músculo pela ativação de um nervo motor periférico intacto.[114] Portanto, uma condição fundamental para FES é que o paciente com lesão do neurônio motor superior tenha a inervação periférica intacta para os músculos a serem estimulados. Uma simples avaliação da inervação motora pode ser feita pela aplicação da eletroestimulação no músculo de interesse e na observação se há uma resposta motora adequada.[114] Se houver suspeita ou confirmação de desnervação, testes neurodiagnósticos mais específicos, como eletromiografia e eletroneuromiografia podem ser realizados. Uma vez que esteja estabelecido que o paciente tem inervação motora periférica intacta, pode ser elaborado um plano de reabilitação usando a FES.

Como a FES é baseada em gerar a contração muscular pela aplicação da estimulação elétrica, muitos dos mesmos princípios da NMES podem ser aplicados, mas com alguma consideração especial sobre a maneira pela qual a eletroestimulação é aplicada, a fim de facilitar ou auxiliar no desempenho da atividade funcional.

ESTIMULAÇÃO E FORMAS DE ONDA PARA A FES

Os eletroestimuladores geralmente vêm em duas formas, unidades maiores alimentadas por fios (rede elétrica) e unidades menores, portáteis, à bateria. Ambos podem ser usados para a FES, mas o mais adequado será determinado pela atividade funcional que será realizada. A FES para a marcha é realizada de uma forma melhor com o um estimulador portátil menor em relação a um dispositivo maior alimentado pela rede elétrica. Os aparelhos alimentados pela rede elétrica podem ser úteis se a atividade funcional não exigir que o paciente se movimente por grandes distâncias. A FES para a preensão palmar funcional, com o paciente sentado próximo a uma mesa pode ser um uso apropriado de um eletroestimulador maior alimentado pela rede elétrica. Vários estimuladores especializados em FES, operados à bateria, são fabricados com funções próprias que podem ser usadas para assistência durante a caminhada ou atividades funcionais de preensão palmar. O L300® (membros inferiores) e H200® (membros superiores) são dispositivos fabricados pela *Bioness Company*. Esses estimuladores especializados em FES são personalizados para as necessidades funcionais específicas do paciente e têm fornecido resultados significativos. Por fim, o melhor tipo de eletroestimulador será determinado por qual deles melhor permitir a melhor realização da atividade funcional que será realizada pelo uso da FES.

Todas as formas de ondas que podem ser usadas na NMES também podem ser usadas na FES. Isso ocorre, novamente porque a FES é baseada na produção de contração muscular. Em termos simples, se a forma de onda puder provocar contração muscular, essa forma de onda poderá ser usada para a FES. A tolerância subjetiva a uma forma de onda em detrimento de outra pode ditar qual a forma de onda é mais eficaz. No entanto, até o momento, não há evidências concretas a favor ou contra o uso de uma forma de onda específica em detrimento de outra para a FES.

PARÂMETROS DE FORMA DE ONDA PARA A FES
Frequência de Pulso

A relação de força e frequência para a NMES mostra que o pico de força é alcançado em uma faixa de frequência de 50 a 80 Hz, mas essa faixa pode não ser apropriada para a FES, pois atingir o pico de força não é o objetivo da FES. Como é mais provável que uma frequência de pulso mais alta resulte em fadiga muscular mais precoce e que muitos pacientes que necessitam da FES demonstrem fraqueza e resistência muscular reduzida, recomenda-se que a frequência de pulso seja a mais baixa possível, porém que seja capaz de provocar a contração muscular que alcance a atividade funcional desejada. A frequência mínima de pulso capaz de produzir contração muscular para atingir a atividade funcional desejada tem mais probabilidade de retardar a ocorrência da fadiga muscular e ser mais eficaz. Por exemplo, se a tarefa funcional a ser alcançada é a realização da dorsiflexão do pé durante a fase de balanço da marcha, uma frequência de pulso menor, porém suficiente para promover a dorsiflexão, será mais adequada que uma frequência de pulso maior. Como a marcha é uma atividade repetitiva, é mais vantajoso para o paciente evitar a fadiga precoce que pode se manifestar com o uso de uma frequência de pulso maior do que a necessária.

Duração do Pulso

Durações de pulso mais longas são bem fundamentadas na literatura para induzir a força muscular máxima com o uso da NMES. Com a FES, a geração de força máxima geralmente não é necessária, então, uma duração de pulso mais curta provavelmente será mais vantajosa. O recomendado é uma duração de pulso que gere uma contração muscular adequada para atingir a atividade funcional desejada. Assim como é mais provável que a fadiga inicie mais cedo com maior frequência de pulso, uma maior duração do pulso também resultará em fadiga precoce. Assim, pode ser recomendada uma combinação da menor frequência e menor duração do pulso que sejam capazes de realizar com sucesso a atividade funcional desejada.

Amplitude de Pulso

Assim como na frequência e duração do pulso, a amplitude do estímulo da FES deve-se concentrar na realização adequada da atividade funcional. Amplitudes de pulso maiores que as necessárias também têm maior probabilidade de resultar em desconforto e fadiga muscular precoce e isso pode ser um fator limitante na tolerância e na eficácia da FES.

Tempos *On-Off* e de Rampa

Os tempos de contração *on-off* para a FES são muito mais específicos e variáveis do que para a NMES em razão das muitas utilizações da FES e da variabilidade entre os pacientes. Os tempos *on-off* devem ser selecionados para corresponder ou replicar a sequência do tempo que normalmente seria vista no padrão de ativação muscular observado durante ativação voluntária sem lesão ou no desempenho da atividade funcional. Em razão da variabilidade inerente entre os pacientes no momento das atividades, os tempos *on-off* devem ser compatíveis com as habilidades do paciente e com relação aos objetivos a serem alcançados através do uso da corrente.

A FES é comumente utilizada em pacientes com espasticidade, em que essa condição limita ou impede a execução de movimentos intencionais ou funcionais. O alongamento rápido de um músculo espástico como resultado de uma ativação através da eletroestimulação de um músculo antagônico tem maior probabilidade de provocar um espasmo reflexo no músculo espástico. Logo, a rampa de subida merece maior consideração do que em relação à NMES. É comum o uso de tempos de rampa que variam de 1 a 5 segundos para a FES em pacientes com espasticidade para evitar um aumento na espasticidade por reflexo.

Os tempos de rampa também são de grande importância no momento da atividade funcional, portanto a ativação da contração muscular pode ser cronometrada para permitir que a atividade funcional ocorra. Usando o movimento de dorsiflexão como exemplo, é desejada uma rápida aceleração do tibial anterior para realizar um movimento coordenado dos pés, como visto na marcha normal, e também uma desaceleração com tempo adequado para replicar a flexão plantar excêntrica que ocorre no tornozelo após o contato inicial do calcanhar. É fundamental lembrar que a seleção de tempos de subida e descida adequados se baseia inteiramente em como a atividade desejada ou a contração muscular deve ocorrer. O tempo de ativação adequado e personalizado permitirá a conclusão da atividade ou tarefa funcional para a qual a FES está sendo utilizada.

INDICAÇÕES PARA FES

FES para Ortostatismo e Marcha em Lesados Medulares

A FES tem sido utilizada para o ortostatismo e marcha em pacientes lesados medulares em diversos centros de reabilitação norte-americanos. Esse tipo de estimulação elétrica pode ser utilizado com eletrodos de superfície ou implantados. Até o momento apenas um equipamento teve seu uso comercial aprovado nos Estados Unidos, o *Parastep I System*®.[105] Trata-se de um eletroestimulador micro computadorizado utilizado com eletrodos de superfície autoadesivos em conjunto com um andador adaptado que possui um controle com disparador das contrações musculares e órteses para tornozelo e pé. Existem modelos com 4 ou 6 canais que emitem corrente com duração de pulso de 150 μs e frequência de 24 Hz. A amplitude pode ser ajustada até 300 mA. Para o ortostatismo, estimula-se bilateralmente e de forma simultânea o músculo quadríceps femoral e glúteo máximo. Em alguns casos pode-se estimular também os músculos paravertebrais lombares para aumentar a estabilidade do tronco.[105] Para a marcha é estimulado o quadríceps femoral de um membro e, simultaneamente estimula-se o nervo fibular contralateral. A estimulação do nervo fibular normalmente causa um reflexo flexor (de retirada), que resulta na dorsiflexão e flexão de quadril.[115] Tanto para o ortostatismo como para a deambulação o paciente utiliza os membros superiores para auxiliar no equilíbrio e estabilização corporal.

FES para Dorsiflexão Assistida de Tornozelo Durante a Marcha

É comum que indivíduos que sofreram acidente vascular encefálico (AVE) apresentem déficit na dorsiflexão do tornozelo como sequela deste acometimento encefálico. Assim, é possível a utilização de correntes elétricas para a produção da contração muscular dos músculos dorsiflexores e eversores do tornozelo para possibilitar uma marcha funcional a estes indivíduos. Nesse caso os eletrodos são posicionados no ponto motor do nervo fibular e no ponto motor do músculo tibial anterior. Utiliza-se um disparador automático colocado no interior do calçado do pé plégico ou parético. Quando o paciente retira o pé do chão a estimulação elétrica inicia-se e é mantida na fase de oscilação da marcha. Ao apoiar o calcâneo no chão a corrente é desligada havendo assim o relaxamento muscular. Na ausência dos disparadores automáticos pode-se utilizar um disparador manual para a realização do treino de marcha nas barras paralelas. Mais recentemente começaram a ser desenvolvidos estimuladores que são disparados por sensores de movimento que se comunicam por ondas de radiofrequência, não havendo, assim, a necessidade de fios conectando o disparador ao eletroestimulador.[115] Isso facilita a utilização desse sistema nas atividades diárias dos pacientes aumentando a independência dos mesmos.

FES para Prevenção ou Redução da Subluxação Inferior de Ombro
Imediatamente após o AVE, os músculos do membro superior acometido tornam-se flácidos em aproximadamente 90% dos pacientes. Isso faz com que a subluxação inferior da articulação glenoumeral seja um problema frequente em pacientes hemiplégicos.[107]

A FES vem demonstrando resultados positivos na prevenção e no tratamento da subluxação, bem como na redução da dor e aumento da mobilidade do ombro de pacientes hemiplégicos.[107,116] Nesse programa os eletrodos são posicionados a fim de estimularem os músculos supraespinal e deltoide posterior, sendo que o tratamento deve ser iniciado o mais precocemente possível.[116] Como a estimulação normalmente é realizada por longos períodos de tempo (6-8 horas por dia) deve-se utilizar uma frequência de corrente suficiente para causar uma contração tetânica, porém não deve ser uma frequência muito alta para evitar a fadiga precoce (20-35 Hz). A relação TON (contração) / TOFF (relaxamento) varia entre os estudos publicados, no entanto deve-se sempre procurar reduzir o TOFF ao menor valor possível. Evidentemente que para isso é necessário um tratamento prévio, em que o TOFF vai sendo reduzido gradativamente.

FES no Auxílio à Realização de Exercícios Funcionais de Membros Superiores
Pacientes hemiparéticos frequentemente apresentam hipertonia no membro superior acometido, desenvolvendo um padrão flexor de punho e dedos. Esse padrão dificulta a extensão dos dedos e do punho deixando os mesmos em uma posição não funcional, não permitindo que o paciente pegue e solte objetos. A estimulação elétrica pode ser utilizada nos músculos extensores de punho e dedos, deixando o punho e a mão em posição funcional para o treinamento de diversas atividades de vida diária. Atualmente existem estimuladores acoplados à órteses que são disparados com a contração voluntária do paciente. Esses sistemas foram desenvolvidos para estimular os músculos: extensor comum dos dedos, extensor curto do polegar, flexor superficial dos dedos, flexor longo do polegar e músculos da região tenar.[107,116] A órtese é ajustável para cada paciente e fornece uma sustentação adicional ao punho minimizando a flexão excessiva e o desvio ulnar.[116]

AVALIAÇÃO DA EFICÁCIA DA NMES/FES: MEDIDAS DE DESFECHOS CLÍNICOS
Embora existam algumas diferenças inerentes entre a aplicação clínica da NMES e da FES com base em sua finalidade, ambas são baseadas na contração muscular para servir a uma finalidade terapêutica. No entanto, os objetivos principais de cada uma podem diferir. Além disso, como a eficácia de cada uma é determinada varia de acordo com o objetivo pretendido da eletroestimulação. Como, por definição comum, a NMES é usada, principalmente, para aumentar a força muscular, medidas de desfechos especificamente relacionadas com a força muscular devem ser o desfecho primário na avaliação da eficácia da eletroestimulação. No entanto, como mostra a literatura, medidas de resultados adicionais além de força muscular são frequentemente usados para determinar a eficácia clínica da NMES.[96,11] Isso apresenta alguma confusão e os clínicos devem interpretar cuidadosamente os resultados de estudos usando NMES quando outras variáveis além da força muscular forem relatadas. Por exemplo, medidas funcionais de desfechos, como velocidade da marcha, distância do salto, equilíbrio, dor, tempo afastado da atividade esportiva ou ocupacional, tempo de uso de muletas, etc., foram usadas para avaliar a eficácia da NMES. Embora essas variáveis e

até mesmo avaliações subjetivas de resultados como a Escala de Percepção Global (*Global Rating Scale (GRS)*) ou o questionário SF-36 (*36-Item Short Form Health Questionnaire*) possam ser de interesse do clínico e do paciente, elas não refletem o objetivo pretendido da NMES, que é o de aumentar a força muscular.

Para a FES, as medidas de desfecho podem variar bastante, dependendo das necessidades funcionais específicas do paciente, facilitadas pelo uso da eletroestimulação. Duas regras importantes em relação à FES são: 1) a função a ser facilitada pela FES deve ser significante para o paciente e 2) as atividades facilitadas pela FES devem ser mensuráveis e com objetivos. Por exemplo, um paciente com a marcha prejudicada por apresentar o pé caído, pode utilizar a FES para auxiliar a dorsiflexão durante a fase de balanço. A marcha mais eficaz provavelmente será significativa para o paciente e, medidas de desfecho como velocidade da marcha, teste de caminhada de 6 minutos, escalas de equilíbrio e mobilidade e outras podem ser usadas para avaliar a eficácia da FES. Da mesma forma, um paciente com comprometimento dos movimentos funcionais de preensão da mão em virtude da espasticidade após AVE, pode usar a FES para ajudar a facilitar o movimento de preensão funcional, e isso pode ser objetivamente medido usando medidas de desfecho, como a Escala modificada de Ashworth, testes funcionais de preensão palmar cronometrados como o *9-Hole Peg Test*, ou o *Action Research Arm Test* (ARAT).

CONCLUSÃO

A estimulação elétrica para produção de contração muscular é amplamente usada na reabilitação e para uma variedade de necessidades do paciente. A NMES é utilizada para induzir a contração muscular e tem como objetivo primário aumentar a força muscular. A FES também é usada para induzir a contração muscular com ênfase na função ou tarefas e/ou atividades intencionas. A seleção baseada em evidência das formas de onda e parâmetros fornece forte comprovação para orientar a tomada de decisão clínica quando as contrações musculares induzidas eletricamente são consideradas parte do plano completo da reabilitação.

REFERÊNCIAS BIBLIOGRÁFICAS

1. Bellew JW, Michlovitz SL, Nolan TPJ. Michlovitz's Modalities for Therapeutic Intervention. 6th ed. Philadelphia: FA Davis Company; 2016.
2. Bélanger A. Neuromuscular electrical stimulation. In: Therapeutic electrophysical agents: evidence behind practice. 3rd ed. Baltimore: Lippincott Williams & Wilkins; 2015.
3. Kittelson A, Stackhouse S, Stevens-Lapsley E. Neuromuscular electrical stimulation after total joint arthroplasty: a critical review of recent controlled studies. Eur J Phys Rehabil Med. 2013;49:909-20.
4. Hopkins JT, Ingersoll CD. Arthrogenic muscle inhibition: a limiting factor in joint rehabilitation. J Sport Rehabil. 2000;9:135-59.
5. Palmieri-Smith RM, Thomas AC, Wojtys EM. Maximizing Quadriceps Strength After ACL Reconstruction. Clin Sports Med Clin Sports Med. 2008;27:405-24.
6. Pietrosimone B, Blackburn JT, Harkey MS, Luc BA, Pamukoff DN, Hart JM. Clinical strategies for addressing muscle weakness following knee injury. Clin Sports Med. 2015;34:285-300.
7. Hasegawa S, Kobayashi M, Arai R, Tamaki A, Nakamura T, Moritani T. Effect of early implementation of electrical muscle stimulation to prevent muscle atrophy and weakness in patients after anterior cruciate ligament reconstruction. J Electromyogr Kinesiol. 2011;21:622-30.

8. Mizner RL, Petterson SC, Stevens JE, Vandenborne K, Snyder-Mackler L. Early quadriceps strength loss after total knee arthroplasty: The contributions of muscle atrophy and failure of voluntary muscle activation. J Bone Joint Surg Am. 2005;87(5):1047-53.
9. Stevens JE, Mizner RL, Snyder-Mackler L. Quadriceps strength and volitional activation before and after total knee arthroplasty for osteoarthritis. J Orthop Res. 2003;21:775-9.
10. Feil S, Newell J, Minogue C, Paessler HH. The effectiveness of supplementing a standard rehabilitation program with superimposed neuromuscular electrical stimulation after anterior cruciate ligament reconstruction: a prospective, randomized, single-blind study. Am J Sports Med. 2011;39:1238-47.
11. Imoto de Oliveira AM, Peccin S, Almeida GJM, Saconato H, Atallah ÁN. Effectiveness of electrical stimulation on rehabilitation after ligament and meniscal injuries: A systematic review. Sao Paulo Med J. 2011;129:414-23.
12. Kim KM, Croy T, Hertel J, Saliba S. Effects of neuromuscular electrical stimulation after anterior cruciate ligament reconstruction on quadriceps strength, function, and patient-oriented outcomes: A systematic review. J Orthop Sports Phys Ther. 2010;40:383-91.
13. Stevens-Lapsley JE, Balter JE, Wolfe P, Eckhoff DG, Kohrt WM. Early neuromuscular electrical stimulation to improve quadriceps muscle strength after total knee arthroplasty: a randomized controlled trial. Phys Ther. 2012;92:210-26.
14. Currier D, Mann R. Muscular strength development by electrical stimulation in healthy individuals. Phys Ther. 1983;63:915-21.
15. Massey B, Nelson R, Sharkey B, Comden T, Otott G. Effects of high frequency electrical stimulation on the size and strength of skeletal muscle. J Sports Med Phys Fitness. 1965;5(3):136-44.
16. Stefanovska A, Vodovnik L. Change in muscle force following electrical stimulation. Dependence on stimulation waveform and frequency. Scand J Rehabil Med. 1985;17(3):141-6.
17. Eriksson E, Haggmark T, Kiessling KH, Karlsson J. Effect of electrical stimulation on human skeletal muscle. Int J Sports Med. 1981;2:18-22.
18. Kramer J, Semple J. Comparison of selected strengthening techniques for normal quadriceps. Physiother Canada. 1983;35:300-4.
19. Wolf SL, Ariel GB, Saar D, Penny MA, Railey P. The effect of muscle stimulation during resistive training on performance parameters. Am J Sports Med. 1986;14:18-23.
20. Alon G, McCombe SA, Koutsantonis S. Comparison of the effects of electrical stimulation and exercise on abdominal musculature. J Orthop Sports Phys Ther. 1987;8:567-73.
21. Gould J, Donnermeyer D, Gammon G, Pope M, Ashikage T. Transcutaneous muscle stimulation to retard disuse atrophy after open meniscectomy. Clin Orthop. 1983;178:190-7.
22. Kots Y. Electrostimulation. Paper presented at symposium on electrostimulation of skelet muscles, Canadian Soviet Exchange Symposium, Concordia University. Quebec, Canada; December 1977, p. 6-15.
23. Kramer JF, Mendryk SW. Electrical stimulation as a strength improvement technique: a review. J Orthop Sports Phys Ther. 1982;4:91-8.
24. Snyder-Mackler L, Delitto A, Stralka S, Bailey S. Use of electrical stimulation to enhance recovery of quadriceps femoris muscle force production in patients following anterior cruciate ligament reconstruction. Phys Ther. 1994;74:901-7.
25. Snyder-Mackler L, Ladin Z, Schepsis A, Young J. Electrical stimulation of the thigh muscles after reconstruction of the anterior cruciate ligament. Effects of electrically elicited contraction of the quadriceps femoris and hamstring muscles on gait and on strength of the thigh muscles. J Bone Joint Surg Am. 1991;73:1025-36.
26. Eriksson E, Häggmark T. Comparison of isometric muscle training and electrical stimulation supplementing isometric muscle training in the recovery after major knee ligament surgery: A preliminary report. Am J Sports Med. 1979;7:169-71.
27. Kramer J, Lindsay D, Magee D. Comparison of voluntary and electrical stimulation contraction torques. J Orthop Sports Phys Ther. 1984;5:324-31.

28. Sisk TD, Stralka SW, Deering MB, Griffin JW. Effect of electrical stimulation on quadriceps strength after reconstructive surgery of the anterior cruciate ligament. Am J Sports Med. 1987;15:215-20.
29. Bax L, Staes F, Verhagen A. Does neuromuscular electrical stimulation strengthen the quadriceps femoris? A systematic review of randomised controlled trials. Sport Med. 2005;35:191-212.
30. Lynch ME, Lauber CA, Fenwick AT. Current evidence in anterior cruciate ligament rehabilitation: neuromuscular electrical stimulation combined with a strengthening program: A critically appraised topic. Int J Athl Ther Train. 2017;22:5-11.
31. Taradaj J, Halski T, Kucharzewski M, Walewicz K, Smykla A, Ozon M, et al. The effect of neuromuscular electrical stimulation on quadriceps strength and knee function in professional soccer players: return to sport after ACL reconstruction. Biomed Res Int. 2013;2013:802534.
32. Bellew J, Austin B, Jordan M, Templeton J. Repeated use of electrodes during NMES: Does muscle force change when using carbon or adhesive electrodes? American Physical Therapy Association - Combined Sections Meeting 2016.
33. Avramidis K, Karachalios T, Popotonasios K, Sacorafas D, Papathanasiades AA, Malizos KN. Does electric stimulation of the vastus medialis muscle influence rehabilitation after total knee replacement? Orthopedics. 2011 Mar 11;34(3):175.
34. Levine M, McElroy K, Stakich V, Cicco J. Comparing conventional physical therapy rehabilitation with neuromuscular electrical stimulation after TKA. Orthopedics. 2013 Mar;36(3):e319-24.
35. Petterson SC, Mizner RL, Stevens JE, Raisis LEO, Bodenstab A, Newcomb W, et al. Improved function from progressive strengthening interventions after total knee arthroplasty: A randomized clinical trial with an imbedded prospective cohort. Arthritis Care Res. 2009;61:174-83.
36. Bremner CB, Holcomb WR, Brown CD, Perreault ME. The effectiveness of neuromuscular electrical stimulation in improving voluntary activation of the quadriceps: a critically appraised topic. J Sport Rehabil. 2017;26:316-23.
37. Ratamess N, Alvar B, Evetoch T, Housh T, Kibler W, Kraemer W, Triplett N. Progression models in resistance training for healthy adults. Med Sci Sports Exerc. 2009;41:687-708.
38. Milner-Brown HS, Lee RG. Synchronization of human motor units: Possible roles of exercise and supraspinal reflexes. Electroencephalogr Clin Neurophysiol. 1975;38:245-54.
39. Henneman E, Somjen G, Carpenter DO. Functional significance of cell size in spinal motoneurons. J Neurophysiol. 1965;28:560-80.
40. Blair EA, Erlanger J. A comparison of the characteristics of axons through their individual electrical responses. Am J Physiol Content. 1933;106:524-64.
41. Solomonow M. External Control of the Neuromuscular System. IEEE Trans Biomed Eng. 1984;31:752-63.
42. Chris M Gregory, C Scott Bickel. Recruitment patterns in human skeletal muscle during electrical stimulation. Phys Ther. 2005;85:358-64.
43. Bickel CS, Gregory CM, Dean JC. Motor unit recruitment during neuromuscular electrical stimulation: a critical appraisal. Eur J Appl Physiol. 2011;111:2399-407.
44. Laufer Y, Ries D, Leininger P, Alon G. Quadriceps femoris muscle torques and fatigue generated by neuromuscular electrical stimulation with three different waveforms. Phys Ther. 2001;81:1307-16.
45. Lyons C, Robb J, Irrgang J, Fitzgerald G. Differences in quadriceps femoris muscle torque when using a clinical electrical stimulator versus a portable electrical stimulator. Phys Ther. 2005;85:44-51.
46. Bowman BR, Baker LL. Effects of waveform parameters on comfort during transcutaneous neuromuscular electrical stimulation. Ann Biomed Eng. 1985;13:59-74.

47. Laufer, Y. A brief interphase interval interposed within biphasic pulses enhances the contraction force of the quadriceps femoris muscle. Physiother. Theory Pract. 2013;29:461-468
48. Selkowitz D. Improvement in isometric strength of the quadriceps femoris muscle after training with electrical stimulation. Phys Ther. 1985;65:186-96.
49. Snyder-Mackler L, Garrett M, Roberts M. A comparison of torque generating capabilities of three different electrical stimulating currents. J Orthop Sports Phys Ther. 1989;10:297-301.
50. Scott WB, Causey JB, Marshall TL. Comparison of Maximum Tolerated Muscle Torques Produced by 2 Pulse Durations. Phys Ther. 2009;89:851-7.
51. Gregory CM, Dixon W, Bickel CS. Impact of varying pulse frequency and duration on muscle torque production and fatigue. Muscle Nerve. 2007;35:504-9.
52. Bellew JW, Beiswanger Z, Freeman E, Gaerte C, Trafton J. Interferential and burst-modulated biphasic pulsed currents yield greater muscular force than Russian current. Physiother Theory Pract. 2012;28:384-90.
53. Bellew JW, Sanders K, Schuman K, Barton M. Muscle force production with low and medium frequency burst modulated biphasic pulsed currents. Physiother Theory Pract. 2014;30:105-9.
54. Stevens-Lapsley JE, Balter JE, Wolfe P, Eckhoff DG, Schwartz RS, Schenkman M, *et al*. Relationship between intensity of quadriceps muscle neuromuscular electrical stimulation and strength recovery after total knee arthroplasty. Phys Ther. 2012;92:1187-96.
55. Maffiuletti NA. Physiological and methodological considerations for the use of neuromuscular electrical stimulation. Eur J Appl Physiol. 2010;110:223-34.
56. Alon G, Smith GV. Tolerance and conditioning to neuro-muscular electrical stimulation within and between sessions and gender. J Sports Sci Med. 2005 Dec 1;4(4):395-405. eCollection 2005 Dec.
57. Gibson JNA, Smith K, Rennie MJ. Prevention of disuse muscle atrophy by means of electrical stimulation: maintenance of protein synthesis. Lancet. 1988;332:767-70.
58. Bellew JW, Cayot T, Brown K, Blair C, Dishion T, Ortman B, Reel A. Changes in microvascular oxygenation and total hemoglobin concentration of the vastus lateralis during neuromuscular electrical stimulation (NMES). Physiother Theory Pract. 2019 Aug 12;1-9.
59. Bellew JW, Allen M, Biefnes A, Grantham S, Miglin J, Swartzell D. Efficiency of neuromuscular electrical stimulation: A comparison of elicited force and subject tolerance using three electrical waveforms. Physiother Theory Pract. 2018;34:551-8.
60. Delitto A, Strube M, Shulman A, Minor S. A study of discomfort with electrical stimulation. Phys Ther. 1992;72:410-21.
61. Doheny EP, Caulfield BM, Minogue CM, Lowery MM. Effect of subcutaneous fat thickness and surface electrode configuration during neuromuscular electrical stimulation. Med Eng Phys. 2010;32:468-74.
62. Maffiuletti NA, Morelli A, Martin A, Duclay J, Billot M, Jubeau M, *et al*. Effect of gender and obesity on electrical current thresholds. Muscle Nerve. 2011;44:202-7.
63. Petrofsky J. The effect of the subcutaneous fat on the transfer of current through skin and into muscle. Med Eng Phys. 2008;30:1168-76.
64. Scott W, Flora K, Kitchin BJ, Sitarski AM, Vance JB. Neuromuscular electrical stimulation pulse duration and maximum tolerated muscle torque. Physiother Theory Pract. 2014;30:276-81.
65. Abram SE, Asiddao CB, Reynolds AC. Increased skin temperature during transcutaneous electrical stimulation. Anesth Analg. 1980;59:22-5.
66. Bennie S, Petrofsky J, Nisperos J, Tsurudome M, Laymon M. Toward the optimal waveform for electrical stimulation of human muscle. Eur J Appl Physiol. 2002;88:13-9.
67. Downie WW, Leatham PA, Rhind VM, Wright V, Branco JA, Anderson JA. Studies with pain rating scales. Ann Rheum Dis. 1978;37:378-81.
68. Forrester B, Ptrofsky J. Effect of electrode size, shape, and placement during electrical stimulation. J Appl Res. 2004;4:346-54.

69. Fukuda TY, Marcondes FB, Dos Anjos Rabelo N, De Vasconcelos RA, Junior CC. Comparison of peak torque, intensity and discomfort generated by neuromuscular electrical stimulation of low and medium frequency. Isokinet Exerc Sci. 2013;21(2):167-73.
70. Dantas LO, Vieira A, Junior ALS, Salvini TF, Durigan JLQ. Comparison between the effects of 4 different electrical stimulation current waveforms on isometric knee extension torque and perceived discomfort in healthy women. Muscle Nerve. 2015;51:76-82.
71. Da Silva VZM, Durigan JLQ, Arena R, De Noronha M, Gurney B, Cipriano G. Current evidence demonstrates similar effects of kilohertz-frequency and low-frequency current on quadriceps evoked torque and discomfort in healthy individuals: A systematic review with meta-analysis. Physiother Theory Pract. 2015;31:533-9.
72. Aldayel A, Jubeau M, McGuigan M, Nosaka K. Comparison between alternating and pulsed current electrical muscle stimulation for muscle and systemic acute responses. J Appl Physiol. 2010;109:735-44.
73. Liebano RE, Alves LM. Comparison of the sensory discomfort index during neuromuscular electrical stimulation with low and medium excitomotor frequencies in healthy women. Rev Bras Med Esporte. 2009;15:50-3.
74. Laufer Y, Elboim M. Effect of burst frequency and duration of kilohertz-frequency alternating currents and of low-frequency pulsed currents on strength of contraction, muscle fatigue, and perceived discomfort. Phys Ther. 2008;88:1167-76.
75. O'Brien TD, Reeves ND, Baltzopoulos V, Jones DA, Maganaris CN. The effects of agonist and antagonist muscle activation on the knee extension moment-angle relationship in adults and children. Eur J Appl Physiol. 2009;106:849-56.
76. Pincivero DM, Salfetnikov Y, Campy RM, Coelho AJ. Angle- and gender-specific quadriceps femoris muscle recruitment and knee extensor torque. J Biomech. 2004;37:1689-97.
77. Shenoy S, Mishra P, Sandhu JS. Peak torque and IEMG activity of quadriceps femoris muscle at three different knee angles in a collegiate population. J Exerc Sci Fit. 2011;9:40-5.
78. Bremner CB, Holcomb WR, Miller MG. Recommendations to increase neuromuscular electrical stimulation training intensity during quadriceps treatments for orthopedic knee conditions. Clin J Sport Med. 2019 Feb 25.
79. Bremner CB, Holcomb WR, Brown CD, Miller MG. Assessment of comfort during nmes-induced quadriceps contractions at two knee joint angles. Athl Train Sport Heal Care. 2015;7:181-9.
80. Carpentier A, Duchateau J, Hainaut K. Motor unit behaviour and contractile changes during fatigue in the human first dorsal interosseus. J Physiol. 2001;534:903-12.
81. Jubeau M, Sartorio A, Marinone PG, Agosti F, Van Hoecke J, Nosaka K, et al. Comparison between voluntary and stimulated contractions of the quadriceps femoris for growth hormone response and muscle damage. J Appl Physiol. 2008;104:75-81.
82. Theurel J, Lepers R, Pardon L, Maffiuletti NA. Differences in cardiorespiratory and neuromuscular responses between voluntary and stimulated contractions of the quadriceps femoris muscle. Respir Physiol Neurobiol. 2007;157:341-7.
83. Pietrosimone BG, Selkow NM, Ingersoll CD, Hart JM, Saliba SA. Electrode type and placement configuration for quadriceps activation evaluation. J Athl Train. 2011;46:621-8.
84. Lieber R, Kelly M. Factors influencing quadriceps femoris muscle torque using transcutaneous neuromuscular electrical stimulation. Phys Ther. 1991;71:715-21.
85. Gobbo M, Maffiuletti NA, Orizio C, Minetto MA. Muscle motor point identification is essential for optimizing neuromuscular electrical stimulation use. J Neuroeng Rehabil. 2014 Feb 25;11:17.
86. Botter A, Oprandi G, Lanfranco F, Allasia S, Maffiuletti NA, Minetto MA. Atlas of the muscle motor points for the lower limb: Implications for electrical stimulation procedures and electrode positioning. Eur J Appl Physiol. 2011;111:2461-71.
87. Gobbo M, Gaffurini P, Bissolotti L, Esposito F, Orizio C. Transcutaneous neuromuscular electrical stimulation: Influence of electrode positioning and stimulus amplitude settings on muscle response. Eur J Appl Physiol. 2011;111:2451-9.

88. Mandrile F, Farina D, Pozzo M, Merletti R. Stimulation artifact in surface EMG signal: effect of the stimulation waveform, detection system, and current amplitude using hybrid stimulation technique. IEEE Trans Neural Syst Rehabil Eng. 2003;11:407-15.
89. Brooks ME, Smith EM, Currier DP. Effect of longitudinal versus transverse electrode placement on torque production by the quadriceps femoris muscle during neuromuscular electrical stimulation. J Orthop Sports Phys Ther. 1990;11:530-4.
90. Bellew J, Do K, Roark A, Tyler K. The effects of electrode placement and type on muscle force production during neuromuscular electrical stimulation. American Physical Therapy Association - Combined Sections Meeting. Indianapolis: 2015.
91. Alon G. High voltage stimulation. Effects of electrode size on basic excitatory responses. Phys Ther. 1985;65:890-5.
92. Lyons GM, Leane GE, Clarke-Moloney M, O'Brien JV, Grace PA. An investigation of the effect of electrode size and electrode location on comfort during stimulation of the gastrocnemius muscle. Med Eng Phys. 2004;26:873-8.
93. Naaman SC, Stein RB, Thomas C. Minimizing Discomfort with Surface Neuromuscular Stimulation. Neurorehabil Neural Repair. 2000;14:223-8.
94. Patterson RP, Lockwood JS. The current requirements and the pain response for various sizes of surface stimulation electrodes. Proceedings of the 13th Annual International Conference of the IEEE Engineering in Medicine and Biology Society. Orlando, FL: IEEE, 1991.
95. Crochetiere WJ, Vodovnik L, Reswick JB. Electrical stimulation of skeletal muscle-A study of muscle as an actuator. Med Biol Eng. 1967;5:111-25.
96. Gremeaux V, Renault J, Pardon L, Deley G, Lepers R, Casillas JM. Low-frequency electric muscle stimulation combined with physical therapy after total hip arthroplasty for hip osteoarthritis in elderly patients: a randomized controlled trial. Arch Phys Med Rehabil. 2008;89:2265-73.
97. Abdellaoui A, Préfaut C, Gouzi F, Couillard A, Coisy-Quivy M, Hugon G, et al. Skeletal muscle effects of electrostimulation after COPD exacerbation: a pilot study. Eur Respir J. 2011;38:781-8.
98. Jones S, Man WDC, Gao W, Higginson IJ, Wilcock A, Maddocks M. Neuromuscular electrical stimulation for muscle weakness in adults with advanced disease. Cochrane Database Syst Rev. 2016 Oct 17;10(10):CD009419.
99. Maddocks M, Gao W, Higginson IJ, Wilcock A. Neuromuscular electrical stimulation for muscle weakness in adults with advanced disease. Cochrane Database Syst Rev. 2013 Jan 31;(1):CD009419.
100. Sillen MJH, Franssen FME, Delbressine JML, Vaes AW, Wouters EFM, Spruit MA. Efficacy of lower-limb muscle training modalities in severely dyspnoeic individuals with COPD and quadriceps muscle weakness: results from the DICES trial. Thorax. 2014;69:525-31.
101. Sillen MJH, Speksnijder CM, Eterman RMA, Janssen PP, Wagers SS, Wouters EFM, et al. Effects of neuromuscular electrical stimulation of muscles of ambulation in patients with chronic heart failure or COPD: A systematic review of the english-language literature. Chest. 2009;136:44-61.
102. Vieira PJC, Güntzel Chiappa AM, Cipriano G, Umpierre D, Arena R, Chiappa GR. Neuromuscular electrical stimulation improves clinical and physiological function in COPD patients. Respir Med. 2014;108:609-20.
103. Bickel C, Gregory C, Bellew J. Electrotherapy for musculoskeletal disorders. In: Bellew JW, Michlovitz SL, Nolan TPJ. Michlovitz's modalities for therapeutic intervention. 6th ed. Philadelphia: FA Davis Company; 2016, p. 373-98.
104. Robinson A. Estimulação elétrica neuromuscular no controle da postura e do movimento. Eletrofisiologia clínica eletroterapia e teste eletrofisiológico. 2. ed. Porto Alegre: Artmed; 2001. p. 148-94.
105. Baker LL. Estimulação elétrica para aumentar a atividade funcional. In: Nelson RM, Hayes KW, Currier DP. Eletroterapia clínica. 3. ed. Barueri: Manole; 2003. p. 355-410.
106. Levine M, Knott M, Kabat H. Relaxation of spasticity by electrical stimulation of antagonist muscles. Arch Phys Med Rehabil. 1952;33:668-73.

107. Ada L, Foongchomcheay A. Efficacy of electrical stimulation in preventing or reducing subluxation of the shoulder after stroke: A meta-analysis. Aust J Physiother. 2002;48(4):257-67.
108. Mahmood A, Veluswamy SK, Hombali A, Mullick A, Manikandan N, Solomon JM. Effect of Transcutaneous Electrical Nerve Stimulation on Spasticity in Adults With Stroke: A Systematic Review and Meta-analysis. Arch Phys Med Rehabil. 2019;100:751-68.
109. Levine S, Kett R, Cederna P, Brooks S. Electric muscle stimulation for pressure sore prevention: tissue shape variation. Arch Phys Med Rehabil. 1990;71:210-5.
110. Stephenson R, Shelly E. Electrical stimulation and biofeedback for genitourinary dysfunction. In: Robinson AJ, Snyder-Mackler. Clinical electrophysiol electrother electrophysiol testing, 3rd ed. Baltimore: Lippincott Williams & Wilkins; 2008. p. 301-50.
111. Amarenco G, Sheikh Ismael S, Even-Schneider A, Raibaut P, Demaille-Wlodyka S, Parratte B, *et al.* Urodynamic effect of acute transcutaneous posterior tibial nerve stimulation in overactive bladder. J Urol. 2003;169:2210-5.
112. Svihra J, Kurca E, Luptak J, Kliment J. Neuromodulative treatment of overactive bladder-noninvasive tibial nerve stimulation. Bratisl Lek List. 2002;103:480-3.
113. Van Der Pal F, Van Balken MR, Heesakkers JPFA, Debruyne FMJ, Bemelmans BLH. Percutaneous tibial nerve stimulation in the treatment of refractory overactive bladder syndrome: is maintenance treatment necessary? BJU Int 2006;97(3):547-50.
114. Johnston T. NMES and FES in patients with neurological diagnoses. In: Bellew JW, Michlovitz SL, Nolan TPJ. Michlovitz's modalities for therapeutic intervention, 6th ed. Philadelphia: FA Davis Company; 2016.
115. Hausdorff JM, Ring H. Effects of a new radio frequency-controlled neuroprosthesis on gait symmetry and rhythmicity in patients with chronic hemiparesis. Am J Phys Med Rehabil. 2008;87:4-13.
116. Vuagnat H, Chantraine A. Shoulder pain in hemiplegia revisited: contribution of functional electrical stimulation and other therapies. J Rehabil Med. 2003;35:49-54.

ELETROESTIMULAÇÃO NAS CONDIÇÕES DE SAÚDE DA MULHER

Ana Jessica dos Santos Sousa
Patricia Driusso

INTRODUÇÃO

As mulheres representam cerca de 49,5% da população mundial[1] e são as principais usuárias do serviço de saúde.[2] A assistência à saúde da mulher deve contemplar todo o ciclo vital, por meio de práticas qualificadas norteadas pela humanização e integralidade do cuidado.[3] A assistência fisioterapêutica na saúde da mulher possui especificidades na avaliação e tratamento de condições clínicas nas áreas de uroginecologia, oncologia e obstetrícia.[4]

Nesse contexto, é inadmissível qualquer conduta do profissional de saúde que, fira o direito à autonomia ou a um atendimento digno a mulheres.[5] As condutas éticas dos fisioterapeutas são esclarecidas pelo código de ética e deontologia da Fisioterapia,[6] artigo 14, que consideram como deveres fundamentais dos profissionais na assistência ao cliente/paciente/usuário: Respeitar a vida; Prestar assistência ao ser humano; Respeitar o natural pudor e a intimidade do cliente/paciente/usuário; Respeitar o princípio bioético de autonomia, beneficência e não maleficência do cliente/paciente/usuário; Informar ao cliente/paciente/usuário quanto à consulta fisioterapêutica, diagnóstico e prognóstico fisioterapêuticos, objetivos do tratamento, condutas e procedimentos a serem adotados, esclarecendo-o ou o seu responsável legal.

Neste capítulo será abordado, especificamente, o uso da eletroestimulação em mulheres para tratamento da incontinência urinária, dismenorreia primária e durante o trabalho de parto.

INCONTINÊNCIA URINÁRIA

A Sociedade Internacional de Continência define a incontinência urinária como perda involuntária de urina durante o armazenamento vesical e possui três classificações (urgência, esforço e mista).[7] A incontinência urinária de esforço ocorre quando há perda involuntária de urina durante um esforço, incluindo atividades esportivas, espirro ou tosse; a incontinência urinária de urgência ocorre quando há vontade repentina de urinar e a perda involuntária de urina acontece antes da chegada ao banheiro; e a incontinência urinária mista é a perda involuntária de urina associada a sintomas de esforço e de urgência. O termo bexiga hiperativa se refere à condição clínica caracterizada pela: urgência urinária, aumento da frequência urinária diurna, noctúria, com ou sem incontinência urinária associada.[7]

A prevalência da incontinência urinária é maior em mulheres[8] do que em homens, podendo variar de 5 a 69%.[9] Essa grande variação da prevalência entre diferentes estudos pode ser justificada pelo fato de a incontinência urinária ser considerada uma condição de saúde subnotificada e negligenciada em razão do constrangimento que muitas mulheres sentem ao relatar estes sintomas.[10] Em geral a incontinência urinária de esforço é o tipo de incontinência mais comum, sendo mais frequente na quinta década de vida das mulheres, enquanto a prevalência de incontinência urinária mista e incontinência urinária de urgência tende a aumentar com o avanço da idade.[8]

A incontinência urinária é uma das principais disfunções do assoalho pélvico e é uma condição de saúde multifatorial. Entre os fatores de risco mais comuns destaca-se o avançar da idade;[11] obesidade;[12] paridade;[13] história ginecológica (prolapso de órgãos pélvicos, incontinência anal, disfunção sexual e infecção do trato urinário inferior);[11] histerectomia ou cirurgia por via pélvica;[14] doença pulmonar;[15] diabetes melito[6] e fatores associados a estilo de vida (tabagismo e sedentarismo).[8]

A primeira linha de tratamento de mulheres com incontinência urinária, para a redução de episódios de perda urinária, é o treinamento da musculatura do assoalho pélvico, realizado por contrações voluntárias e repetidas da musculatura do assoalho pélvico.[17,18] O uso da eletroestimulação é, possivelmente, mais eficaz para a redução de episódios de incontinência e na percepção de melhora ou cura do que utilizar nenhum tratamento.[19]

Em 2017, uma revisão sistemática recomenda, para o tratamento da incontinência urinária de esforço, que a eletroestimulação seja utilizada associada ao treinamento da musculatura do assoalho pélvico.[19] Tal recomendação também foi adotada em 2018 pelas diretrizes da Associação Europeia de Urologia da incontinência urinária,[18] que sugerem que a eletroestimulação não seja utilizada isoladamente para o tratamento de mulheres com sintomas de incontinência urinária de esforço e que o tratamento adotado pelo fisioterapeuta deva ser baseado no treinamento da musculatura do assoalho pélvico. Porém, em situações que mulheres apresentem desnervação incompleta e não consigam realizar a contração voluntária do assoalho pélvico, o uso da eletroestimulação pode ser uma opção de tratamento.[20]

Para o tratamento da bexiga hiperativa e da incontinência urinária de urgência existem evidências de que o uso da eletroestimulação possui efeitos promissores na percepção de cura e melhora sintomatológica dos episódios de incontinência e urgência miccional.[21] Em situações em que as mulheres com bexiga hiperativa e incontinência urinária de urgência não se beneficiam ou não podem utilizar medicamentos antimuscarínicos, o uso da estimulação elétrica transcutânea do nervo tibial é recomendado.[18]

Porém, deve-se ressaltar que a baixa qualidade metodológica dos ensaios clínicos presentes na literatura dificultam realizar conclusões exatas de quais os efeitos do uso da eletroestimulação no tratamento da incontinência urinária em mulheres.[19,21] Nesse contexto, a eletroestimulação é apresentada na literatura científica como um recurso promissor e amplamente utilizado na prática clínica para o tratamento da incontinência urinária de urgência, porém, é considerado recurso coadjuvante para o tratamento da incontinência urinária de esforço.

Em resumo, deve-se destacar que as evidências científicas ainda são inconsistentes sobre quais os efeitos da eletroestimulação na cura, melhora dos sintomas ou na qualidade de vida de mulheres com incontinência urinária. Porém, sabe-se que a eletroestimulação é uma opção de tratamento conservador considerado como segunda linha de tratamento para a incontinência urinária de esforço, urgência e mista.[22]

O tratamento da incontinência urinária com eletroestimulação consiste no uso de corrente elétrica que estimula as fibras nervosas periféricas, sensitivas e do sistema nervoso autônomo,[23] embasado em três diferentes mecanismos de ação. No primeiro mecanismo os estímulos das fibras motoras do nervo pudendo provocam a contração dos músculos do assoalho pélvico auxiliando no mecanismo de fechamento do esfíncter uretral.[24,25] Um segundo mecanismo de ação indica que a eletroestimulação estimula a conscientização muscular do assoalho pélvico durante a contração e o relaxamento, podendo auxiliar no treinamento da musculatura do assoalho pélvico.[26] Por último, a eletroestimulação pode estimular as fibras aferentes do nervo pudendo, por via medular, inibindo a atividade parassimpática a nível central da micção, assim, haverá a diminuição reflexiva das contrações involuntárias do detrusor, o que reduzirá a sensação de urgência miccional.[27,28] Deve-se ressaltar que no manejo clínico da bexiga hiperativa a eletroestimulação é usada com o intuito de inibir as contrações do músculo detrusor, reduzindo a frequência e a urgência urinária.[21]

Nesse contexto, Barbosa *et al.* (2018) recomendam a padronização nos relatos dos parâmetros e procedimentos em estudos de eletroterapia para disfunção do assoalho pélvico. O intuito dessas orientações é facilitar a replicação dos parâmetros na prática clínica e científica, auxiliando profissionais que atuam no tratamento das disfunções do assoalho pélvico e pesquisadores que tentam esclarecer os benefícios da eletroestimulação.[29]

Os modos de administração mais reportados na literatura são: (Tabela 10-1)

1. Estimulação elétrica transcutânea do nervo tibial (Fig. 10-1).
2. Estimulação elétrica percutânea do nervo tibial.
3. Estimulação elétrica intravaginal.
4. Estimulação elétrica transcutânea sobre a região suprapúbica[19,21].
5. Estimulação elétrica transcutânea parassacral[9,30].

Não há definido, na literatura, um consenso sobre os melhores parâmetros da eletroterapia adotados no tratamento da incontinência urinária, mas iremos reportar, a seguir, os parâmetros mais utilizados em revisões sistemáticas que abordam o tema. Os parâmetros adotados para a estimulação elétrica transcutânea do nervo tibial para tratamento da incontinência urinária de urgência são a duração de pulso, que varia de 200-220 μs, e uma

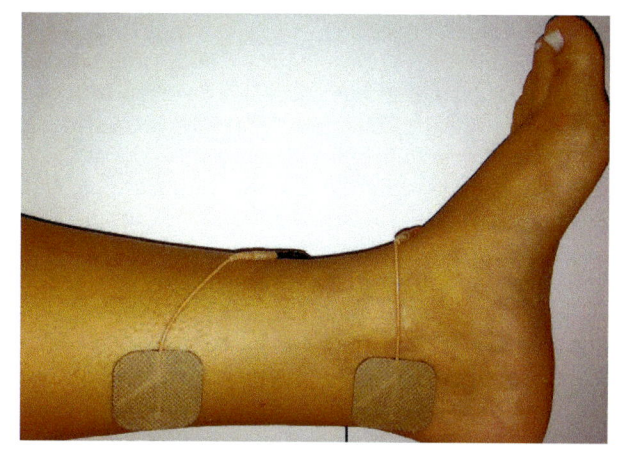

Fig. 10-1. Eletroestimulação do nervo tibial.

Tabela 10-1. Modos de Administração da Eletroestimulação na Incontinência Urinária

Método	Posicionamento
Estimulação elétrica transcutânea do nervo tibial[21,31-33]	São utilizados dois eletrodos de superfície (silicone ou adesivo) acoplados com gel condutor: um eletrodo deve ser aplicado ao lado do maléolo medial, e um segundo deve ser colocado 10 cm acima. Para confirmar se os eletrodos foram posicionados corretamente sobre o nervo tibial, uma corrente com frequência de 1 Hz pode ser aplicada e o posicionamento estará correto se houver um movimento rítmico do hálux[23]
Estimulação elétrica percutânea do nervo tibial[21,34-36]	Um eletrodo de agulha percutâneo é posicionado três dedos acima do maléolo medial e em seguida é acoplado a um eletrodo de superfície colocado próximo à agulha[37]
Estimulação elétrica intravaginal[21,34-36]	Paciente em decúbito dorsal com 45° de flexão do quadril e joelho. A introdução do eletrodo é realizada com uma pequena quantidade de gel condutor neutro. A passagem da corrente acontece apenas nos anéis metálicos, por isso é necessário que o eletrodo esteja posicionado no terço médio da vagina (próximo ao músculo levantador do ânus)[37]
Estimulação elétrica transcutânea na região suprapúbica[38]	As pacientes devem ser posicionadas em decúbito dorsal com 45° de flexão do quadril e joelho, dois eletrodos de superfície devem ser fixados na região suprapúbica e dois devem ser cruzados e fixados medialmente na região da tuberosidade isquiática
Estimulação elétrica transcutânea parassacral[39-41]	Dois eletrodos devem ser posicionados sobre a região sacral no nível vertebral S2/S3 em lados opostos da coluna lombar[39-41]

frequência de 10 Hz.[21,31-33] No tratamento da incontinência urinária de urgência utilizando a estimulação elétrica percutânea do nervo tibial, a duração de pulso varia de 200-320 µs e a frequência 10-20 Hz.[21,34-36] Para a estimulação elétrica intravaginal, os parâmetros frequentemente reportados são a duração de pulso de 300-700 µs, frequência de 10 ou 50 Hz para incontinência urinária de urgência e de esforço, respectivamente.[21,34-36] Para o tratamento da incontinência urinária de esforço, o uso da estimulação transcutânea na região suprapúbica, a duração de pulso é de 700 µs e a frequência de 50 Hz.[38] Frequentemente é reportado na literatura que seja utilizada uma frequência de 10-25 Hz e uma duração de pulso de 700 µs ao optar-se pela estimulação elétrica transcutânea com eletrodos de superfície sobre a região parassacral para o tratamento da hiperatividade do detrusor.[9,30,39-41] Em todos os modos de aplicação de tratamento em qualquer tipo de incontinência urinária, a intensidade de corrente é o nível máximo tolerado pelo paciente.[21,31-36,38]

O uso da eletroestimulação no tratamento da incontinência urinária parece oferecer poucos riscos; apesar disto, devem-se adotar alguns cuidados com pessoas com diabetes melito ou distúrbios de sensibilidade de membros inferiores, alterações vasculares ou lesões cutâneas nos membros inferiores, redução da sensibilidade e déficit cognitivo. Em situação de obstrução intravesical, o uso da eletroestimulação é contraindicado, além de outras contraindicações específicas da eletroestimulação já discutidas nos demais capítulos deste livro.[23]

No caso do uso da eletroestimulação intracavitária, sabe-se que este é um método que pode causar dor, sensações desagradáveis, infecção e irritação no canal vaginal. São contraindicadas para o uso da eletroestimulação intracavitária: gestação, criança, virgindade, infecção/lesão vaginal, percepção sensorial da vagina reduzida, prolapso de órgão pélvico superior ao grau II, mulheres incapazes de contrair voluntariamente a musculatura do assoalho pélvico, com a capacidade cognitiva reduzida e/ou presença de implantes metálicos.[21,23,38]

Podemos concluir que o uso da eletroestimulação é um recurso terapêutico amplamente utilizado na clínica, porém, a baixa qualidade metodológica dos atuais estudos torna o seu embasamento científico inconclusivo para o tratamento da incontinência urinária feminina. Apesar disso, seu uso é promissor no tratamento da perda urinária de urgência, e no tratamento da perda urinária em situações de esforço é recomendado que a eletroestimulação seja utilizada como um recurso coadjuvante associado ao treinamento da musculatura do assoalho pélvico.

DISMENORREIA PRIMÁRIA

A dismenorreia primária é uma das condições ginecológicas mais comuns em mulheres de todas as idades e raças. É caracterizada pela presença de dor, sem associação à doença pélvica; pode estar associada a sintomas como dor pélvica ou abdominal inferior, dor nas costas, diarreia ou náusea, que duram entre 8 e 72 horas durante período da menstruação.[42-44] Estes sintomas impactam negativamente a qualidade de vida das mulheres afetadas, pois comprometem o desempenho acadêmico e profissional e as atividades sociais.[45]

Estima-se que a prevalência da dismenorreia primária varie de 45 a 95% da população feminina.[46-48] Sabe-se que esta condição de saúde está relacionada com alguns fatores de risco como história familiar de dismenorreia,[49] o índice de massa corporal elevado,[47] tabagismo,[50] consumo de bebida alcoólica,[50] menarca precoce,[47] fluxo menstrual prolongado[47] e nuliparidade.[51] Comumente o tratamento da dismenorreia primária está associado à administração de medicamentos anti-inflamatórios não esteroides e pílulas contraceptivas orais.[43,44] Entretanto, sabe-se que o uso dessa opção de tratamento está associado ao desenvolvimento de vários efeitos adversos, como náusea, sangramento entre os ciclos menstruais e aumento da sensibilidade mamária.[44] Logo, o uso de um tratamento com efeito analgésico e não farmacológico, como a Estimulação Elétrica Nervosa Transcutânea (TENS), pode auxiliar no manejo dessa dor.

O efeito fisiológico da analgesia da TENS no tratamento da dismenorreia primária é explicado na literatura pela teoria das comportas da dor. Tal teoria afirma que o estímulo não doloroso pode reduzir as sensações dolorosas. Esse mecanismo ocorre quando os estímulos da eletroestimulação (não dolorosos) são direcionados à fibra nervosa A-beta, que transmitem os sinais para a medula espinal, onde ocorre o bloqueio temporário do estímulo nociceptivo e consequente redução da dor.[52,53]

Uma revisão Cochrane[54] sugere que a TENS é eficaz no tratamento da dismenorreia primária e é uma alternativa apropriada para mulheres que preferem não usar, não podem ou desejam reduzir o uso de medicamentos anti-inflamatórios não esteroides.[54] Tais resultados são corroborados por uma recente revisão sistemática de 2020,[55,56] que afirma que existem evidências promissoras que indicam a eficácia de intervenções com o uso de TENS no tratamento da dismenorreia primária. Os estudos sugerem que o uso da TENS com frequência entre 50-120 Hz pode reduzir a dor relacionada com a dismenorreia primária, melhorar a qualidade de vida e diminuir o uso de medicamentos anti-inflamatórios não esteroides.[54,55]

São elegíveis a realizarem esse tratamento mulheres com dismenorreia primária, sem diagnóstico de doença ginecológica, como ovário policístico, endometriose, adenomiose uterina e neoplasia benigna ou maligna. Apesar de o uso da eletroestimulação oferecer poucos riscos, deve-se adotar alguns cuidados com as contraindicações específicas da eletroestimulação, como com pessoas com distúrbios de sensibilidade no abdome, alterações vasculares ou lesões cutâneas, e déficit cognitivo.[23]

O modo de administração de eletroestimulação frequentemente reportado na literatura para o manejo da dismenorreia primária é a TENS, os parâmetros adotados são uma duração de pulso que varia de 40-200 µs, frequência 50-100 Hz e uma intensidade de corrente até o mais alto nível tolerável. Podem ser utilizados eletrodos adesivos ou eletrodos de silicone acoplados com gel condutor. Os eletrodos podem ser posicionados sobre a área da dor de acordo com cada ciclo menstrual, no nível T10-L1[2] (Fig. 10-2), ou na parte inferior do abdome[54,55,57-61] (Fig. 10-3).

Por fim, utilizar a eletroestimulação como um recurso terapêutico no tratamento da dismenorreia primária pode ser uma alternativa no manejo da dor destas mulheres. Entretanto, torna-se necessário que estudos, com melhor qualidade metodológica sejam desenvolvidos a fim de comprovar a eficácia do o uso da eletroestimulação como terapia alternativa no alívio das dores causadas por dismenorreia primária. Desta forma, seu uso na prática clínica poderá ser amplamente difundido.

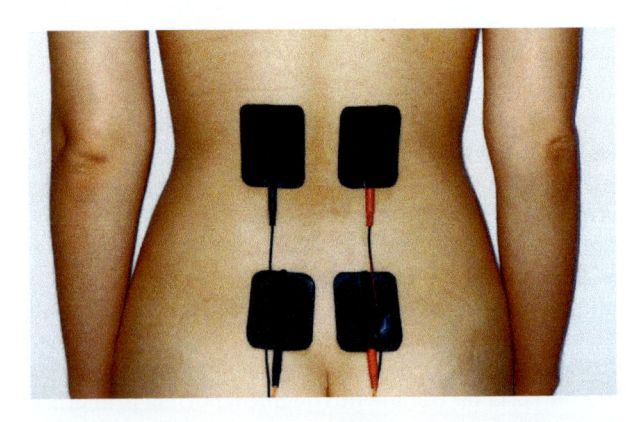

Fig. 10-2. Posicionamento dos eletrodos para tratamento da dismenorreia e trabalho de parto.

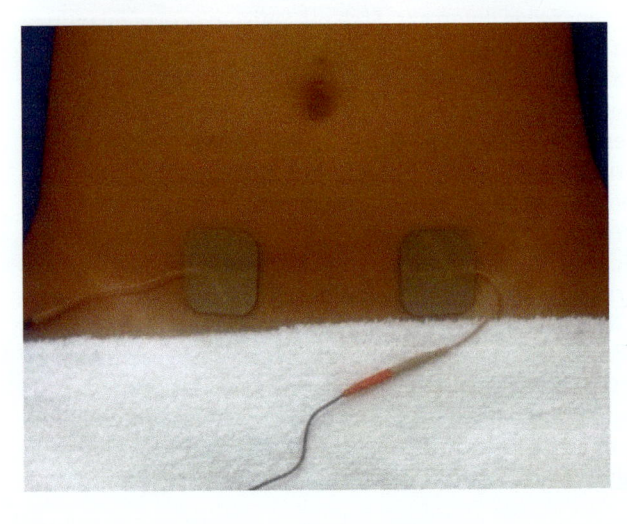

Fig. 10-3. Eletroestimulação na região inferior do abdome.

TRABALHO DE PARTO

O trabalho de parto é caracterizado por alterações mecânicas e hormonais com o intuito de promover as contrações uterinas, dilatação do colo uterino e expulsão do feto.[62] A dor é decorrente da distensão dos tecidos uterinos e dilatação do colo do útero. No primeiro estágio do trabalho de parto, a dor é transmitida pelos nervos espinhais T10-L1, causada pela ativação de quimiorreceptores no útero que são estimulados pela liberação de neurotransmissores em resposta às contrações uterinas.[63] A dor uterina e cervical é transmitida por meio de nervos aferentes nos plexos hipogástricos inferiores, hipogástricos médios, aórticos e pélvicos superiores, podendo ser referida à parede abdominal, região lombossacral, cristas ilíacas, áreas glúteas e coxas. No segundo estágio do trabalho de parto, a dor também ocorre pela distensão da vagina e musculatura do assoalho pélvico.[64]

Diversos métodos farmacológicos são utilizados no trabalho de parto com alívio efetivo da dor, com baixa dose anestésica sem bloqueio motor significativo,[65] permitindo a mobilidade materna durante o trabalho de parto. Os recursos não farmacológicos mais comuns e utilizados são para amenizar a dor durante o trabalho de parto incluem suporte contínuo,[66,67] mobilidade durante o trabalho de parto,[68] uso da bola,[69] termoterapia[70] (banho de aspersão e banho de imersão),[71] massagem[72] e TENS.[73]

O mecanismo exato para o alívio de dor durante o trabalho de parto com o uso da TENS ainda não está bem estabelecido. Uma das teorias mais citadas é a teoria das comportas,[74] em que se acredita que a dor é inibida pela estimulação de fibras nervosas aferentes que transmitem impulsos ao sistema nervoso central; nesse sentido, a estimulação dos nervos aferentes fecha o caminho nociceptivo na medula espinal que, por sua vez, controla as transmissões da nocicepção para o cérebro. A aplicação durante o trabalho de parto estimulará os nervos aferentes e promoverá a inibição dos estímulos nociceptivos do útero, vagina e musculatura do assoalho pélvico.[75] Outra teoria seria que os estímulos nociceptivos resultam em mudanças químicas no cérebro e promovem a liberação de endorfinas.[76]

Uma revisão sistemática[73] concluiu que a utilização da TENS na redução da dor não causa impacto positivo ou negativo nos desfechos maternos e fetais, dessa forma, por se tratar de um método amplamente utilizado, e pela percepção subjetiva de diminuição da sensação dolorosa durante o trabalho de parto, as mulheres devem ter a opção de usá-la em trabalho de parto. A TENS pode diminuir ou atrasar a solicitação de analgesia farmacológica.[77]

Os eletrodos devem ser colocados nas áreas dos dermátomos responsáveis pela inervação nociceptiva do útero, canal do parto e períneo de T10-L1 e S2-S4[78] (Fig. 10-2). Apesar de não haver um consenso sobre os parâmetros para utilização da TENS, para alcançar a ativação do sistema de opioides os parâmetros sugeridos são baixas frequências e altas intensidades e para bloqueio neural, alta frequência e baixa intensidade,[79] podendo ainda aumentar a frequência no momento da contração e reduzir no intervalo entre as contrações.[80]

Conclui-se que há evidência limitada sobre o uso da TENS durante o trabalho de parto, entretanto, estudos demonstram que a TENS pode diminuir ou atrasar a solicitação de analgesia farmacológica, e com isso pode diminuir a chance de parto instrumental.

RECOMENDAÇÕES DE HIGIENE

Em decorrência do histórico mundial de surtos por doenças virais transmissíveis e para garantir a segurança da paciente, do profissional de saúde e minimizar os possíveis riscos de contaminação/infecção cruzada ambulatorial, medidas protetivas devem ser adotadas. O profissional da saúde deve realizar a assepsia das mãos no início e no fim de cada atendimento e utilizar equipamentos de proteção individual durante todo o período de avaliação e tratamento em ambientes hospitalares, como: máscara cirúrgica/N95 descartável, luvas de procedimento não estéreis, bata/avental/jaleco e proteção ocular.[81]

Também devem ser adotadas ações protetivas na higienização dos equipamentos que serão utilizados na avaliação e tratamento das pacientes. Em eletrodos de superfície deve ser utilizada uma solução hidroalcoólica específica para higienização entre cada atendimento. Os equipamentos/sondas endocavitários, em razão do contato com mucosas, são considerados dispositivos semicríticos, assim torna-se necessário um cuidado ainda maior. Recomenda-se que entre cada exame/avaliação/tratamento seja regularmente realizada a esterilização ou desinfecção de alto nível com, por exemplo, peróxido de hidrogênio.[82,83]

CONSIDERAÇÕES FINAIS

A eletroestimulação é um dos recursos terapêuticos mais utilizados por fisioterapeutas e objeto de estudo de inúmeras pesquisas que tentam comprovar sua eficácia no tratamento de condições clínicas femininas. Entretanto, seu uso ainda possui evidências científicas limitadas, sendo, portanto, recomendado seu uso como um recurso adjuvante para o tratamento da incontinência urinária feminina, dismenorreia e manejo da dor durante o trabalho de parto.

REFERÊNCIAS BIBLIOGRÁFICAS

1. United Nations, Department of Economic and Social Affairs, Population Division. World Population Prospects 2019, Online Edition. 2019, Rev. 1. [cited 2020 May 15]. Available from: https://population.un.org/wpp/Download/Standard/Population/
2. Organização Mundial da Saúde. Mulheres e saúde: evidências de hoje agenda de amanhã. Genebra; OMS; 2011. 92 p. Livrotab, graf.
3. Brasil. Ministério da Saúde. Secretaria de Atenção à Saúde. Departamento de Ações Programáticas Estratégicas. Política nacional de atenção integral à saúde da mulher: princípios e diretrizes. Ministério da Saúde; 2004.
4. de Fisioterapia CF, Ocupacional T. Resolução Coffito nº 372, de 6 de novembro de 2009. Reconhece a Saúde da Mulher como especialidade do profissional Fisioterapeuta e dá outras providências. Diário Oficial da União. Brasília: 101, 2009.
5. Driusso P, Beleza ACS. Avaliação fisioterapêutica da musculatura do assoalho pélvico feminino. São Paulo: Manole; 2018.
6. Coffito. Código de Ética e Deontologia da Fisioterapia. [cited 2020 Apr 9]. Available from: https://www.coffito.gov.br/nsite/?page_id=2346.
7. D'Ancona C, Haylen B, Oelke M, Abranches-Monteiro L, Arnold E, Goldman H, *et al.* The International Continence Society (ICS) report on the terminology for adult male lower urinary tract and pelvic floor symptoms and dysfunction. Neurourol Urodyn. 2019;38(2):433-77.
8. Aoki Y, Brown HW, Brubaker L, Cornu JN, Daly JO, Cartwright R. Urinary incontinence in women. Nat Rev Dis Prim. 2017 July 6;3:17042.
9. Abrams P. Preface i 6 th ICI Group Photo ii Faculty iii Evidence-Based Medicine Overview of the Main Steps for Developing and Grading Guideline Recommendations x [Internet]. 2016 [cited 2020 Mar 11]. Available from: www.icud.info.
10. Elstad EA, Taubenberger SP, Botelho EM, Tennstedt SL. Beyond incontinence: The stigma of other urinary symptoms. J Adv Nurs. 2010;66:2460-70.
11. Ruby CM, Hanlon JT, Boudreau RM, Newman AB, Simonsick EM, Shorr RI, *et al.* The Impact of Medication Use on Urinary Incontinence in Community Dwelling Elderly Women. J Am Geriatr Soc. 2010;58:1715-20.
12. Gyhagen M, Bullarbo M, Nielsen T, Milsom I. The prevalence of urinary incontinence 20 years after childbirth: a national cohort study in singleton primiparae after vaginal or caesarean delivery. BJOG An Int J Obstet Gynaecol. 2013;120:144-51.

13. Ebbesen MH, Hunskaar S, Rortveit G, Hannestad YS. Prevalence, incidence and remission of urinary incontinence in women: Longitudinal data from the Norwegian HUNT study (EPINCONT). BMC Urol. 2013;13:27.
14. Minassian VA, Stewart WF, Wood GC. Urinary incontinence in women: Variation in prevalence estimates and risk factors. Obstet Gynecol. 2008;111:324-31.
15. Zhu L, Lang J, Liu C, Han S, Huang J, Li X. The epidemiological study of women with urinary incontinence and risk factors for stress urinary incontinence in China. Menopause. 2009;16:831-6.
16. Helen Ebbesen M, Hannestad YS, Midthjell K, Hunskaar S. Diabetes and urinary incontinence – prevalence data from Norway. Acta Obstet Gynecol Scand. 2007;86(10):1256-62.
17. Dumoulin C, Cacciari LP, Hay-Smith EJC. Pelvic floor muscle training versus no treatment, or inactive control treatments, for urinary incontinence in women. Cochrane Database Syst Rev. 2018;10:CD005654.
18. Nambiar AK, Bosch R, Cruz F, Lemack GE, Thiruchelvam N, Tubaro A, et al. EAU Guidelines on Assessment and Nonsurgical Management of Urinary Incontinence. Eur Urol. 2018;73:596-609.
19. Stewart F, Berghmans B, Bø K, Glazener CMA. Electrical stimulation with non-implanted devices for stress urinary incontinence in women. Cochrane Database Syst Rev. 2017 Dec 22;12(12):CD012390.
20. Abrams P, Cardozo L, Khoury S, Wein A. Incontinence: 5th International Consultation on Incontinence. Epidemiol. Urin. faecal pelvic organ prolapsed (POP). 2012.
21. Stewart F, Gameiro LF, El Dib R, Gameiro MO, Kapoor A, Amaro JL. Electrical stimulation with non-implanted electrodes for overactive bladder in adults. Cochrane database Syst Rev. 2016;12:CD010098.
22. Shamliyan TA, Kane RL, Wyman J, Wilt TJ. Systematic review: Randomized, controlled trials of nonsurgical treatments for urinary incontinence in women. Ann Intern Med. 2008 Mar 18;148(6):459-73.
23. Marques AA, Silva MPP, Amaral MTP. Tratado de fisioterapia em saúde da mulher. 1 ed. São Paulo: Rocca, 2011.
24. Fall M, Lindstrom S. Electrical stimulation: A physiologic approach to the treatment of urinary incontinence. Urol Clin North Am. 1991;18(2):393-407.
25. Scheepens WA. Progress in sacral neuromodulation of the lower urinary tract. University of Maastricht; 2003. [cited 2020 Mar 30]. Available from: https://cris.maastrichtuniversity.nl/en/publications/progress-in-sacral-neuromodulation-of-the-lower-urinary-tract.
26. Sand PK, Richardson DA, Staskin DR, Swift SE, Appel RA, Whitmore KE, et al. Pelvic floor electrical stimulation in the treatment of genuine stress incontinence: A multicenter, placebo-controlled trial. Am J Obstet Gynecol. 1995;173:72-9.
27. Berghmans B, Van Waalwijk van Doorn E, Nieman F, De Bie R, Van den Brandt P, Van Kerrebroeck P. Efficacy of physical therapeutic modalities in women with proven bladder overactivity. Eur Urol. 2002;41:581-7.
28. Weil EHJ, Ruiz-Cerdá JL, Eerdmans PHA, Janknegt RA, Bemelmans BLH, Van Kerrebroeck PEV. Sacral root neuromodulation in the treatment of refractory urinary urge incontinence: A prospective randomized clinical trial. Eur Urol. 2000;37:161-71.
29. Barbosa AMP, Parizotto NA, Pedroni CR, Avila MA, Liebano RE, Driusso P. How to report electrotherapy parameters and procedures for pelvic floor dysfunction. Int Urogynecol J. 2018;29:1747-55.
30. Abrams P, et al. Incontinence Paris: Chairman of the 5th International Consultation on Incontinence.; 2013 [cited 2020 Apr 4]. Available from: www.smart-dot.com.
31. Alves AT, Jácomo RH, Bontempo APS, Gomide LB, Botelho TL, Rett MT, et al. Randomized trial of Tibial Nerve Stimulation (TNS) in Motor and Sensory Thresholds for Treating Overactive Bladder (OAB) in Older Women–Pilot Study. Neurourol Urodyn. 2015;S227-8.
32. Gaspard L, Tombal B, Opsomer RJ, Castille Y, Van Pesch V, Detrembleur C. Kinésithérapie et symptômes du bas appareil urinaire chez des patients atteints de la sclérose en plaques: Étude contrôlée randomisée. Randomized Controlled Trial. 2014;24(11):697-707.

33. Monteiro ÉS, De Carvalho LBC, Fukujima MM, Lora MI, Do Prado GF. Electrical stimulation of the posterior tibialis nerve improves symptoms of poststroke neurogenic overactive bladder in men: a randomized controlled trial. Urology. 2014;84:509-14.
34. Chen G, Liao L, Li Y. The possible role of percutaneous tibial nerve stimulation using adhesive skin surface electrodes in patients with neurogenic detrusor overactivity secondary to spinal cord injury. Int Urol Nephrol. 2015;47:451-5.
35. Finazzi-Agr E, Petta F, Sciobica F, Pasqualetti P, Musco S, Bove P. Percutaneous tibial nerve stimulation effects on detrusor overactivity incontinence are not due to a placebo effect: a randomized, double-blind, placebo controlled trial. J Urol. 2010;184:2001-6.
36. Olmo Carmona MV, Molleja ÁMG, Ríos IL, Torronteras AR, Tamajón VMC, Obreroc IG. Neuroestimulación percutánea del nervio tibial posterior frente a neuroestimulación de B 6 (Sanyinjiao) en incontinencia urinaria de urgencia. Rev Int Acupunt. 2013;7:124-30.
37. ICS. ICS 2019 Standards. The 2019 compilation of the International Continence Society Standardisations , Consensus statements , Educational modules, Terminology and Fundamentals documents, with the International Consultation on Incontinence algorithms. 2019.
38. Correia GN, Pereira VS, Hirakawa HS, Driusso P. Effects of surface and intravaginal electrical stimulation in the treatment of women with stress urinary incontinence: Randomized controlled trial. Eur J Obstet Gynecol Reprod Biol. 2014;173:113-8.
39. Jacomo RH, Alves AT, Lucio A, Garcia PA, Lorena DCR, de Sousa JB. Transcutaneous tibial nerve stimulation versus parasacral stimulation in the treatment of overactive bladder in elderly people: a triple-blinded randomized controlled trial. Clinics. 2020;75:1-5.
40. Mallmann S, Ferla L, Rodrigues MP, Paiva LL, Sanches PRS, Ferreira CF, *et al.* Comparison of parasacral transcutaneous electrical stimulation and transcutaneous posterior tibial nerve stimulation in women with overactive bladder syndrome: a randomized clinical trial. Eur J Obstet Gynecol Reprod Biol. 2020;250:203-8.
41. De Oliveira LF, De Oliveira DM, Da Silva De Paula LI, De Figueiredo AA, De Bessa J, De Sá CA, *et al.* Transcutaneous parasacral electrical neural stimulation in children with primary monosymptomatic enuresis: a prospective randomized clinical trial. J Urol. 2013;190:1359-63.
42. Abu Helwa HA, Mitaeb AA, Al-Hamshri S, Sweileh WM. Prevalence of dysmenorrhea and predictors of its pain intensity among Palestinian female university students. BMC Womens Health. 2018;18:18.
43. Osayande AS, Mehulic S. Diagnosis and Initial Management of Dysmenorrhea. Am Fam Physician. 2014 Mar 1;89(5):341-6.
44. Proctor M, Farquhar C. Diagnosis and management of dysmenorrhoea. BMJ. 2006 May 13;332(7550):1134-8.
45. Iacovides S, Avidon I, Baker FC. What we know about primary dysmenorrhea today: A critical review. Hum Reprod Update Oxford University Press. 2015;21:762-78.
46. Grandi G, Ferrari S, Xholli A, Cannoletta M, Palma F, Romani C, *et al.* Prevalence of menstrual pain in young women: What is dysmenorrhea? J Pain Res Dove Press. 2012;5:169-74.
47. Harlow SD, Park M. A longitudinal study of risk factors for the occurrence, duration and severity of menstrual cramps in a cohort of college women. BJOG An Int J Obstet Gynaecol. 1996;103:1134-42.
48. Kural M, Noor NN, Pandit D, Joshi T, Patil A. Menstrual characteristics and prevalence of dysmenorrhea in college going girls. J Family Med Prim Care. 2015;4(3):426-431.
49. Messing K, Saurel-Cubizolles M-J, Bourgine M, Kaminski M. Factors associated with dysmenorrhea among workers in French poultry slaughterhouses and canneries. J Occup Med. 1993 May;35(5):493-500.
50. Parazzini F, Tozzi L, Mezzopane R, Luchini L, Marchini M, Fedele L. Cigarette smoking, alcohol consumption, and risk of primary dysmenorrhea. Epidemiology. 1994 July;5(4):469-72.
51. Juang CM, Yen MS, Horng HC, Cheng CY, Yuan CC, Chang CM. Natural progression of menstrual pain in nulliparous women at reproductive age: an observational study. J Chinese Med Assoc. 2006;69:484-8.

52. Rushton DN. Electrical stimulation in the treatment of pain. Disabil Rehabil. 2002;24:407-15.
53. Smith RP, Heltzel JA. Interrelation of analgesia and uterine activity in women with primary dysmenorrhea: a preliminary report. J Reprod Med Obstet Gynecol. 1991;36:260-4.
54. Proctor M, Farquhar C, Stones W, He L, Zhu X, Brown J. Transcutaneous electrical nerve stimulation for primary dysmenorrhoea. Cochrane Database Syst Rev. 2002;(1):CD002123.
55. Elboim-Gabyzon M, Kalichman L. Transcutaneous electrical nerve stimulation (TENS) for primary dysmenorrhea: an overview. Int J Womens Health. 2020;12:1-10.
56. Igwea SE, Tabansi-Ochuogu CS, Abaraogu UO. TENS and heat therapy for pain relief and quality of life improvement in individuals with primary dysmenorrhea: a systematic review. Complement Ther Clin Pract. 2016;24:86-91.
57. Dawood MY, Ramos J. Transcutaneous electrical nerve stimulation (TENS) for the treatment of primary dysmenorrhea: a randomized crossover comparison with placebo TENS and ibuprofen. Obstet Gynecol. 1990;75:656-60.
58. Lundeberg T, Bondesson L, Lundströom V. Relief of primary dysmenorrhea by transcutaneous electrical nerve stimulation. Acta Obstet Gynecol Scand. 1985;64(6):491-7.
59. Mannheimer JS, Whalen EC. The efficacy of transcutaneous electrical nerve stimulation in dysmenorrhea. Clin J Pain. 1985;1:75-84.
60. Milsom I, Hedner N, Mannheimer C. A comparative study of the effect of high-intensity transcutaneous nerve stimulation and oral naproxen on intrauterine pressure and menstrual pain in patients with primary dysmenorrhea. Am J Obstet Gynecol. 1994;170:123-9.
61. Thomas M, Lundeberg T, Björk G, Lundström-Lindstedt V. Pain and discomfort in primary dysmenorrhea is reduced by preemptive acupuncture or low frequency TENS. Eur J Phys Med Rehabil. 1995;5:71-6.
62. Simkin P, Bolding A. Update on nonpharmacologic approaches to relieve labor pain and prevent suffering. J Midwifery Womens Health. Nov-Dec 2004;49(6):489-504.
63. Jurna I. [Labor pain-causes, pathways and issues.]. Schmerz. 1993;7:79-84.
64. Ward ME. Acute pain and the obstetric patient: Recent developments in analgesia for labor and delivery. Int Anesthesiol Clin. Spring 1997;35(2):83-103.
65. Schrock SD, Harraway-Smith C. Labor analgesia. Am Fam Physician. 2012 Mar 1;85(5):447-54.
66. Bohren MA, Hofmeyr GJ, Sakala C, Fukuzawa RK, Cuthbert A. Continuous support for women during childbirth Cochrane Database Syst Rev. 2017 July 6;7(7):CD003766.
67. Gallo RBS, Santana LS, Marcolin AC, Ferreira CHJ, Duarte G, Quintana SM. Recursos não-farmacológicos no trabalho de parto: protocolo assistencial. Femina. 2011;39(1):41-8.
68. Lawrence A, Lewis L, Hofmeyr GJ, Styles C. Maternal positions and mobility during first stage labour Cochrane Database Syst Rev. 2013 Oct 9;(10):CD003934.
69. Delgado A, Maia T, Melo RS, Lemos A. Birth ball use for women in labor: a systematic review and meta-analysis. Complement Ther Clin Pract. 2019;35:92-101.
70. Fahami F, Behmanesh F, Valiani M, Ashouri E. Effect of heat therapy on pain severity in primigravida women. Iran J Nurs Midwifery Res. 2011;16:113-6.
71. Simkin P. Nonpharmacologic relief of pain during labor: systematic reviews of five methods. Am J Obstet Gynecol. 2002;186:S131-59.
72. Smith CA, Levett KM, Collins CT, Jones L. Massage, reflexology and other manual methods for pain management in labour. Cochrane Database Syst Rev. 2012;(2):CD009290.
73. Dowswell T, Bedwell C, Lavender T, Neilson JP. Transcutaneous electrical nerve stimulation (TENS) for pain relief in labour. Cochrane Database Syst Rev. 2009 Apr 15;(2):CD007214.
74. Melzack R, Wall PD. Pain Mechanisms: a new theory. Science. 1965;150(3699):971-9.
75. Augustinsson LE, Bohlin P, Bundsen P, Carlsson CA, Forssman L, Sjöberg P, et al. Pain relief during delivery by transcutaneous electrical nerve stimulation. Pain. 1977;4:59-65.
76. Lechner W, Jarosch E, Sölder E, Waitz-Penz A, Mitterschiffthaler G. [Beta-endorphins during childbirth under transcutaneous electric nerve stimulation]. Zentralbl Gynakol. 1991;113(8):439-42.

77. Santana LS, Gallo RBS, Ferreira CHJ, Duarte G, Quintana SM, Marcolin AC. Transcutaneous electrical nerve stimulation (TENS) reduces pain and postpones the need for pharmacological analgesia during labour: a randomized trial. J Physiother. 2016;62:29-34.
78. Lowe NK. The nature of labor pain. Am J Obstet Gynecol. 2002;186:S16-24.
79. van der Spank JT, Cambier DC, De Paepe HM, Danneels LA, Witvrouw EE, Beerens L. Pain relief in labour by transcutaneous electrical nerve stimulation (TENS). Arch Gynecol Obstet. 2000;264(3):131-6.
80. Bavaresco GZ, Souza RSO de, Almeica B, Sabatino JH, Dias M. O fisioterapeuta como profissional de suporte à parturiente. Cien Saude Colet. 2011;16(7):3259-66.
81. Honda H, Iwata K. Personal protective equipment and improving compliance among healthcare workers in high-risk settings. Curr Opin Infect Dis. 2016;29(4):400-6.
82. Miyague AH, Mauad FM, Martins W de P, Benedetti ACG, Ferreira AEG de MT, Mauad-Filho F, *et al.* Ultrasound scan as a potential source of nosocomial and cross-infection: a literature review. Radiol Bras. 2015;48:319-23.
83. Rutala WA, Weber DJ and the Healthcare Infection Control Practices Advisory Committee (HICPAC). Guideline for disinfection and sterilization in healthcare facilities, 2008.

ÍNDICE REMISSIVO

Entradas acompanhadas por um *f* ou *t* em itálico
indicam figuras e tabelas, respectivamente.

A

Abdome
  região inferior do, 158*f*
    eletroestimulação na, 158*f*
Afecção(ões)
  iontoforese nas, 26
    do sistema, 26, 28
      musculoesquelético, 26
      tegumentar, 28
Alessandro Volta
  a pilha de Volta, 4*f*
AMF (Frequência de Modulação da Amplitude/
  Amplitude-Modulated Frequency), 115
Amplitude
  curvas de, 13*f*
    representações gráficas das, 13*f*
  da corrente elétrica, 11
Analgesia
  mecanismo de, 120
    pela IFC, 120
  neurobiologia da, 63-83
    dor e, 63-83
Aumento
  de fluxo sanguíneo, 140
    NMES para, 140

B

BMACs (Correntes Alternadas Moduladas em
  Burst/Burst Modulated Alternating Currents),
  129
Burst (TENS em Trens de Pulso), 97

C

Canal(is)
  iônicos, 71
    dor e, 71

Catfish
  peixe elétrico terapêutico, 1*f*
CDB (Correntes Diadinâmicas de Bernard), 15,
  31-42
  aplicabilidade, 36, 38
    prática, 38
      eletrodos, 38
      intensidade da corrente, 41
      locais de aplicação, 39
      tempo de aplicação, 41
  CP, 32
  DF, 31
  efeitos fisiológicos das, 33
    galvanismo, 33
      eletrólise, 34
    galvanotaxia, 35
      estimulação, 35
        motora, 35
        sensitiva, 35
    evidências científicas, 36
  LP, 32
  MF, 32
  RS, 33
Célula(s)
  gliais, 76
Cicatrização
  de feridas, 43-59
    estimulação elétrica para, 43-59
      aplicabilidade prática, 58
      cicatrização, 44
      contraindicações, 59
      ensaios clínicos, 51*t*
      feridas, 44
      precauções, 59
      tecido cutâneo, 43
      tipos de correntes elétricas, 50
  fases da, 45*f*

fatores que podem afetar a, 47
   locais, 47f
   sistêmicos, 47f
Contração Muscular
   estimulação elétrica para, 123-146
      correntes usadas, 127
         BMACs, 129
         pulsada bifásica simétrica, 127
         VMS®, 128
         VMS-burst, 129
      eletrodos, 135
         para ativação muscular, 135
      fadiga, 135
      FES, 141
         avaliação da eficácia, 145
         formas de onda, 142
         indicações para, 144
         parâmetros de, 142
      forma de onda, 130
         seleção dos parâmetros, 130
      NMES, 123, 133
         avaliação da eficácia, 145
         eficiência, 133
         indicações para, 138
         posicionamento do paciente, 134
         recomendações, 138t
         tolerância, 133
      número de contrações, 135
      tempo de repouso, 135
Contratura(s)
   controle de, 139
   NMES no, 139
Controle
   NMES no, 139
      de contraturas, 139
      de espasticidade, 139
Corrente(s)
   alternadas, 14
      de media frequência, 14
   de lesão, 44f
   direta, 49f
      de baixa intensidade, 49f
   nomes de, 15
   pulsada(s), 49f, 55
      bifásicas, 55
         assimétricas, 55
         simétricas, 55
      de alta voltagem, 9f
      monofásica retangular, 49f
   russa, 15
Corrente(s) Elétrica(s)
   conceitos básicos da, 7
   para contração muscular, 127

BMACs, 129
pulsada bifásica, 127
   simétrica, 127
VMS®, 128
VMS-burst, 129
possíveis modulações, 8
   amplitude, 11
   características, 12
      dos pulsos elétricos, 12
      dos trens de pulso, 12
   forma da onda, 9
   polaridade, 8
   significados, 8
      fisiológicos, 8
      terapêuticos, 8
   tipo de, 8
representações gráficas, 10f, 12f
   das curvas de amplitude, 13f
   dos parâmetros da, 12f
tipos de, 50
   direta, 50
      de baixa intensidade, 50
   em feridas crônicas, 55
   HVPC, 50
   pulsada(s), 50, 55
      bifásicas, 55
      monofásica retangular, 50
Córtex, 76
CP (Modulação em Curtos Períodos), 32
Curva(s)
   de amplitude, 13f
      representações gráficas das, 13f

D

DF (Corrente Difásica Fixa), 31
Disfunção(ões)
   urinárias, 141
   NMES para, 140
Dismenorreia
   posicionamento para, 158f
      dos eletrodos, 158f
   primária, 157
      eletroestimulação na, 157
Doença(s)
   crônicas, 138
      NMES nas, 138
Dor
   controle da, 105t
      eficácia da TENS para, 105t
         revisões sistemáticas, 105t
   medidas de, 82
      mecanismos neurais, 82
         subjacentes às, 82

neurobiologia da, 63-83
    aguda, 67
    conceito da, 64
    crônica, 67, 80
        princípios, 80
    dimensões da, 64f
        representação das, 64f
    e analgesia, 63-83
    epidemiologia da, 63
    mecanismos biológicos da, 69
        ativação do nociceptor, 73
            consequências da, 73
        inibição endógena, 78
            GABA, 79
            norepinefrina, 80
            opioides endógenos, 79
            serotonina, 80
        mediadores, 70, 77
            químicos, 70
        neurotransmissores, 77
            glutamato, 77
            mensageiros intracelulares, 78
            neuropeptídeos, 78
        sensibilização, 70, 76
            central, 76
            periférica, 70
        SNC, 74
            vias nociceptivas, 74
        SNP, 69
    modelo biopsicossocial da, 65f
    modelos de tratamento, 69
    teorias da, 68
Dorsiflexão
    assistida de tornozelo, 144
        durante a marcha, 144
            FES em, 144
Duchenne de Boulogne
    estimulação elétrica, 5f
        facial, 5f

E

Eletrodo(s)
    na aplicação, 101, 118f
        da IFC, 118f
            posicionamento dos, 118f
        da TENS, 101
            configurações dos, 101
            posicionamentos dos, 102f
            tamanho dos, 101
    nas CDBs, 38
    para ativação muscular, 135
        local de aplicação, 136
        tamanho, 136

tipo, 135
uso repetitivo dos, 137
resistência dos, 40f
    verificação da, 40f
Eletroestimulação
    do nervo tibial, 155f
    na região inferior, 158f
        do abdome, 158f
    nas condições de saúde, 153-160
        da mulher, 153-160
            dismenorreia primária, 157
            incontinência urinária, 153
            recomendações de higiene, 159
            trabalho de parto, 159
Eletroterapia
    história da, 1-6
        relato sobre os antepassados, 1-6
    prática de, 7-15
        princípios elétricos básicos, 7-15
            corrente elétrica, 7
                possíveis modulações, 8
            correntes alternadas, 14
                de média frequência, 14
            nomes de correntes, 15
Espasticidade
    controle de, 139
    NMES no, 139
Estimulação Elétrica
    facial, 5f
        Duchenne de Boulogne, 5f
    para cicatrização de feridas, 43-59
        aplicabilidade prática, 58
        cicatrização, 44
            fatores que podem afetar a, 47
        contraindicações, 59
        ferida, 44
            avaliação da, 47
            princípios para tratamento de, 48
        parâmetros recomendados, 57t
        precauções, 59
        tecido cutâneo, 43
        tipos de correntes elétricas, 50
            direta de baixa intensidade, 50
            em feridas crônicas, 55
            HVPC, 50
            metanálises, 57
            pulsada(s), 50, 55
                bifásicas, 55
                monofásica retangular, 50
            revisões sistemáticas, 57
    para contração muscular, 123-146
        correntes usadas, 127
            BMACs, 129

pulsada bifásica simétrica, 127
VMS®, 128
VMS-burst, 129
eletrodos, 135
para ativação muscular, 135
fadiga, 135
FES, 141
avaliação da eficácia, 145
formas de onda, 142
indicações para, 144
parâmetros de, 142
forma de onda, 130
seleção dos parâmetros, 130
NMES, 123, 133
avaliação da eficácia, 145
eficiência, 133
indicações para, 138
posicionamento do paciente, 134
recomendações, 138t
tolerância, 133
número de contrações, 135
tempo de repouso, 135
Exercício(s)
funcionais, 145
de membros superiores, 145
FES no auxílio de, 145
Experimento(s)
com rãs, 3f
Luigi Galvani e, 3f

F

Facilitação
neuromuscular, 140
NMES para, 140
Fármaco(s)
vias de permeação de, 20f
FEM (Força Eletromotriz), 7
Ferida(s)
avaliação da, 47
exame físico, 48
história do paciente, 47
cicatrização de, 43-59
estimulação elétrica para, 43-59
aplicabilidade prática, 58
contraindicações, 59
ensaios clínicos, 51t
precauções, 59
tecido cutâneo, 43
tipos de correntes elétricas, 50
princípios para tratamento de, 48
estimulação elétrica, 48

FES (Estimulação Elétrica Funcional), 141
avaliação da eficácia, 145
desfechos clínicos, 145
formas de onda, 142
parâmetros de, 142
pulso, 142
amplitude de, 143
duração do, 143
frequência de, 143
tempos, 143
de rampa, 143
on-off, 143
indicações para, 144
em lesados medulares, 144
para marcha, 144
para ortostatismo, 144
na realização de exercícios funcionais, 145
de membros superiores, 145
para dorsiflexão assistida de tornozelo, 144
durante a marcha, 144
para prevenção da subluxação inferior, 145
de ombro, 145
para redução da subluxação inferior, 145
de ombro, 145
FES (*Functional Electrical Stimulation*), 15, 123
Fluxo
sanguíneo, 140
aumento de, 140
NMES para, 140
Força Muscular
diminuição da, 124t
após a cirurgia, 124t
ou lesão, 124t
Frequência
de IFC, 114, 115
de varredura, 115
portadora, 114

G

GABA (Ácido Gama-Aminobutírico)
inibição endógena e, 79
Galvanismo
na CDB, 33
eletrólise, 34
Galvanotaxia
na CDB, 35
estimulação, 35
motora, 35
sensitiva, 35
Glutamato
como neurotransmissor, 77
dor e, 71

H

Higiene
  recomendações de, 159
    eletroestimulação nas, 159
HVPC (Corrente Pulsada de Alta Voltagem/*High Voltage Pulsed Current*), 49f, 50
  na cicatrização de feridas, 52t
    ensaios clínicos, 52t

I

IFC (Corrente Interferencial/*Interferential Current*), 113-121
  analgesia, 120
    mecanismo de, 120
  contraindicações, 120
  definição, 113
  parâmetros ajustáveis, 114
    AMF, 115
    aplicação, 118, 119
      forma de, 118
      tempo de, 119
    frequência, 114, 115
      de varredura, 115
      portadora, 114
    padrão de varredura, 116, 117f
  vantagens, 113
Incontinência
  urinária, 153, 156t
    eletroestimulação na, 153, 156t
      modos de administração da, 156t
Inibição
  endógena, 78
    GABA, 79
    norepinefrina, 80
    opioides endógenos, 79
    serotonina, 80
Iontoforese, 19-29
  aplicação(ões), 22, 23f, 26
    clínicas, 26
      afecções do sistema, 26, 28
        musculoesquelético, 26
        tegumentar, 28
    técnica de, 22, 23f
  contraindicações, 29
  desvantagens, 20
  dose, 24
  eletrodos, 22f, 23f
    tipos de, 22f, 23f
      patches, 23f
  indicações, 25
  íons mais utilizados em, 26t
    concentração, 26t
    fonte, 26t

indicações, 26t
polaridade, 26t
prática clínica da, 21f
  tomada de decisão para, 21f
    fluxograma, 21f
precauções, 29
procedimentos, 21
tratamento para, 25t
  duração do, 25t
    amplitude da corrente e, 25t
vantagens, 20

L

Le Duc
  experimento de, 19f
Lesado(s)
  medulares, 144
    FES em, 144
      para marcha, 144
      para ortostatismo, 144
Lesão(ões)
  no sistema musculoesquelético, 27
    iontoforese nas, 27
      agudas, 27
      crônicas, 27
LP (Modulação em Longos Períodos), 32
Luigi Galvani
  experimentos com rãs, 3f

M

Manutenção
  de ADM, 139
    NMES na, 139
Marcha
  dorsiflexão assistida durante a, 144
    de tornozelo, 144
      FES, 144
  em lesados medulares, 144
    FES, 144
Mecanismo(s)
  biológicos, 69
    da dor, 69
      ativação do nociceptor, 73
        consequências da, 73
      inibição endógena, 78
        GABA, 79
        norepinefrina, 80
        opioides endógenos, 79
        serotonina, 80
      mediadores, 70, 77
        químicos, 70

neurotransmissores, 77
    glutamato, 77
    mensageiros intracelulares, 78
    neuropeptídeos, 78
  sensibilização, 70, 76
    central, 76
    periférica, 70
  SNC, 74
    vias nociceptivas, 74
  SNP, 69
Mediador(es)
  da dor, 70
    ativação do nociceptor, 73
      consequências da, 73
    químicos, 70
      canais iônicos, 71
      glutamato, 71
      neuropeptídios, 70
      NGF, 73
  dor e, 77
Medula
  espinal, 74
MENS (*Microcurrent Electrical Nerve Stimulation*/Estimulação Elétrica Nervosa por Microcorrente), 37
Mensageiro(s)
  intracelulares, 78
    como neurotransmissores, 78
MF (Corrente Monofásica Fixa), 32
Mulher
  condições de saúde da, 153-160
    eletroestimulação nas, 153-160
      dismenorreia primária, 157
      incontinência urinaria, 153
      recomendações de higiene, 159
      trabalho de parto, 159

N

Nervo
  tibial, 155*f*
    eletroestimulação do, 155*f*
Neurobiologia
  da dor, 63-83
    aguda, 67
    conceito da, 64
    crônica, 67, 80
      princípios da, 80
    dimensões da, 64*f*
      representação das, 64*f*
    e analgesia, 63-83
    epidemiologia da, 63
    mecanismos da, 69
      biológicos, 69

modelo, 65*f, 69*
  biopsicossocial da, 65*f*
  de tratamento, 69
  teorias da, 68
Neuropeptídeo(s)
  como neurotransmissor, 78
  dor e, 70
Neurotransmissor(es)
  glutamato, 77
  mensageiros intracelulares, 78
  neuropeptídeos, 78
NGF (Fator de Crescimento Nervoso/*Nerve Growth Fator*), 73
NMES (Estimulação Elétrica Neuromuscular/ *Neuromuscular Electrical Stimulation*), 123
  avaliação da eficácia, 145
  eficiência, 133
  fadiga, 135
  indicações para, 138
    nas doenças crônicas, 138
    para aumento, 140
      de fluxo sanguíneo, 140
    para controle, 139
      de contraturas, 139
      de espasticidade, 139
    para disfunções urinárias, 141
    para facilitação, 140
      neuromuscular, 140
    para manutenção, 139
      de ADM, 139
    para prevenção, 140
      de úlceras de pressão, 140
    para reeducação, 140
      neuromuscular, 140
  número de contrações, 135
  por que funciona?, 126
  posicionamento do paciente, 134
  tempo de repouso, 135
  tolerância, 133
  utilização da, 138*t*
    recomendações para, 138*t*
Nociceptor(es)
  ativação do, 73
    consequências da, 73
  estímulos, 71*f*
    diversidade de, 71*f*
    que ativam os, 72*f*
  receptores, 71*f*
    diversidade de, 71*f*
    que ativam os, 72*f*
Norepinefrina
  inibição endógena e, 80

O

Ombro
  subluxação inferior de, 145
    FES para, 145
      prevenção, 145
      redução, 145
Onda
  forma da, 9, 130
    da corrente elétrica, 9
    para contração muscular, 130
      seleção dos parâmetros, 130
Opioide(s)
  endógenos, 79
    inibição endógena e, 79
Ortostatismo
  em lesados medulares, 144
    FES para, 144

P

Parâmetro(s)
  da corrente, 12*f*
    representações gráficas dos, 12*f*
  da forma da onda, 130
    para contração muscular, 130
      frequência de pulso, 130
Patches
  eletrodos tipo, 23*f*
    aplicabilidades clínicas, 24*f*
    para fins cosmecêuticos, 24*f*
Peixe
  torpedo, 1*f*
    peixe elétrico terapêutico, 1*f*
Pilha
  de Volta, 4*f*
Polaridade
  da corrente, 8
Prática
  de eletroterapia, 7-15
    princípios elétricos básicos, 7-15
      correntes alternadas, 14
        de média frequência, 14
      corrente elétrica, 7
        possíveis modulações, 8
      nomes de correntes, 15
Prevenção
  de úlceras de pressão, 140
    NMES para, 140
Princípio(s) Elétrico(s)
  básicos, 7-15
    na prática de eletroterapia, 7-15
      correntes alternadas, 14
        de média frequência, 14
      corrente elétrica, 7
        possíveis modulações, 8
      nomes de correntes, 15
Pulso(s)
  características dos, 12
    elétricos, 12
    trens de, 12
  na contração muscular, 130
    duração, 131
    frequência de, 130

R

Rã(s)
  experimentos com, 3*f*
    Luigi Galvani e, 3*f*
Reeducação
  neuromuscular, 140
    NMES para, 140
RS (Ritmo Sincopado), 33

S

Sensibilização
  central, 76
    dor e, 76
Serotonina
  inibição endógena e, 80
Sistema
  musculoesquelético, 26
    iontoforese nas afecções do, 26
      lesões, 27
        agudas, 27
        crônicas, 27
    tegumentar, 28
      iontoforese nas afecções do, 28
      , 28
SNC (Sistema Nervoso Central)
  dor e, 74
    vias nociceptivas, 74
      células gliais, 76
      córtex, 76
      medula espinal, 74
      tronco encefálico, 74
SNP (Sistema Nervoso Periférico)
  dor e, 69
STT (Trato Ascendente Espinotalâmico), 75*f*
Subluxação
  inferior de ombro, 145
    FES para, 145
      prevenção, 145
      redução, 145

T

TENS (*Transcutaneous Electrical Nerve Stimulation*/Estimulação Elétrica Nervosa Transcutânea), 15, 33, 95-107
  aplicação na clínica, 101
    eletrodos, 101
      configurações dos, 101
      posicionamentos dos, 102*f*
      tamanho dos, 101
    tempo de tratamento, 103
  consumo de cafeína e, 100
  contraindicações, 104
  definição, 95
  eficácia da, 105*t*
    para controle da dor, 105*t*
      revisões sistemáticas, 105*t*
  equipamentos de, 96*f*
  evidências científicas, 105
  intensidade do estímulo, 99
    importância da, 99
  mecanismos analgésicos e, 98
    de alta frequência, 98
    de baixa frequência, 99
  modalidades de, 96
    acupuntura, 97
    Burst, 97
    convencional, 96
    parâmetros, 97*t*
  modos de, 96
    breve, 98
    intenso, 98
  parâmetros da, 95
    importantes, 95
  precauções, 104
  tolerância analgésica e, 100

Tornozelo
  dorsiflexão assistida de, 144
    durante a marcha, 144
    FES em, 144
Trabalho
  de parto, 158*f*, 159
    eletroestimulação no, 159
    posicionamento para, 158*f*
      dos eletrodos, 158*f*
Tronco
  encefálico, 74

U

Úlcera(s)
  de pressão, 140
    prevenção de, 140
      NMES para, 140

V

Varredura
  da IFC, 115, 116
    frequência de, 115
    padrão de, 116, 117*f*
Via(s)
  nociceptivas, 66*f*, 74
    células gliais, 76
    córtex, 76
    diagrama das, 66*f*
    medula espinal, 74
    tronco encefálico, 74
VMS® (*Variable Muscle Stimulator*)
  para contração muscular, 128
VMS-burst(*Variable Muscle Stimulator* Modulada em *Burst*), 129, 130*f*